Hippokrates

Die Autoren:

Dr. med. Norbert G. Rang,

geb. 1955 in Essen. Medizinstudium 1974–1980 in Bochum, Essen und Frankfurt/M. Promotion 1981. 1980–1986 Weiterbildung zum Allgemeinarzt. 1982 Zusatzbezeichnung Naturheilverfahren, 1983 Chirotherapie und 1986 Homöopathie. Seit 1986 niedergelassen in eigener Praxis. Weiterbildungsermächtigungen für Allgemeinmedizin und Naturheilverfahren. Lehrtätigkeit für Manuelle Medizin in der FAC (DGMM) von 1983–1993, seit 1993 an der Gottfried-Gutmann-Akademie, angeschlossen an die Deutsche Klinik für Manuelle Therapie, Hamm/Westf., Lehrauftrag für Naturheilverfahren/Manuelle Medizin an der Ruhr-Universität Bochum. Ausbildung in verschiedenen Schulen der Manuellen Medizin (auch Atlastherapie nach Arlen, Chirotherapie nach Meridiandiagnostik Dr. Brand), Craniosacralosteopathie (u. a. bei Upledger, D. O., West Palm Beach), Viszeralen Osteopathie (u. a. bei Barral, D. O.), MET, Craniomandibulärer Dysfunktion, Fascial Balancing, Myofascial Release, Applied Kinesiology und Kinästhetik. Seit 1995 Lehrtätigkeit in Craniosacralosteopathie.

Stefan Höppner,

geb. 1962 in Essen. Abitur 1983. 1983–1986 Ausbildung zum Krankengymnasten. Seit 1988 niedergelassen in eigener Praxis in Essen in Gemeinschaft der Praxis Dr. Rang. Ausbildung u. a. in Craniosacraler Therapie, Cranialer Manipulation, Craniomandibulärer Funktionsdiagnostik, Fascial Balancing, Manueller Therapie, Kinästhetik, Viszeraler Osteopathie, Reflextherapien. International zertifizierter Lehrer des Upledger Institutes, Florida, Mitglied der American Cranio Sacral Therapy Association ACSTA und des Verbandes der Craniosacral Therapeuten nach Upledger in Deutschland. Lehrer am Upledger Institut Deutschland sowie am Institut für Holistische Integration (Leiter: G. Groot Landeweer), Lübeck. Lehrtätigkeit in Craniosacralosteopathie seit 1995.

CSO
CranioSacralOsteopathie

Kurzlehrbuch für Ärzte und Physiotherapeuten

Norbert G. Rang · Stefan Höppner

3., überarbeitete Auflage

Hippokrates Verlag · Stuttgart

Die Deutsche Bibliothek
– CIP-Einheitsaufnahme

Ein Titelsatz für diese Publikation ist
bei Der Deutschen Bibliothek erhältlich.

1. Auflage 1997
2. Auflage 1998

Wichtiger Hinweis: Wie jede Wissenschaft ist die Medizin ständigen Entwicklungen unterworfen. Forschung und klinische Erfahrung erweitern unsere Erkenntnisse, insbesondere was Behandlung und medikamentöse Therapie anbelangt. Soweit in diesem Werk eine Dosierung oder eine Applikation erwähnt wird, darf der Leser zwar darauf vertrauen, dass Autoren, Herausgeber und Verlag große Sorgfalt darauf verwandt haben, dass diese Angabe genau **dem Wissensstand bei Fertigstellung des Werkes** entspricht.

Für Angaben über Applikationsformen kann vom Verlag jedoch keine Gewähr übernommen werden. **Jeder Benutzer ist angehalten,** durch sorgfältige Prüfung und gegebenenfalls nach Konsultation eines Spezialisten festzustellen, ob die dort gegebene Empfehlung für Applikationen oder die Beachtung von Kontraindikationen gegenüber der Angabe in diesem Buch abweicht. Jede Applikation erfolgt auf eigene Gefahr des Benutzers. Autoren und Verlag appellieren an jeden Benutzer, ihm etwa auffallende Ungenauigkeiten dem Verlag mitzuteilen.

Unsere Homepage: http://www.hippokrates.de

Printed in Germany

Anschrift der Verfasser:

Dr. med. Norbert G. Rang
Rüttenscheider Straße 135
45130 Essen

Stefan Höppner
Rüttenscheider Straße 135
45130 Essen

Satz und Reproduktion: Fotosatz Sauter GmbH, Donzdorf
Druck: Rondo Druck, Ebersbach

ISBN 3-8304-5229-2   1 2 3 4 5 6

Inhaltsverzeichnis

Vorwort zur 1. Auflage

Es ist uns wichtig, Anatomie und Be*hand*lung praxisnah und anschaulich darzustellen. Die nicht leichte Aufgabe des Lesers wird es sein, die CranioSacralOsteopathie in der Praxis nachzuvollziehen und die notwendigen taktilen Fertigkeiten zu entwickeln. Wir raten, bei der Arbeit mit diesem Leitfaden auf praktische Anleitung und Selbsterfahrung nicht zu verzichten.

Der vorliegende kurzgefaßte Leitfaden über die CSO hat das Anliegen, trotz seiner knappen Darstellung neue Lösungswege zu zeigen. Die CSO ist eine sanfte, nichtinvasive Behandlungsmethode; die Strukturen des Patienten werden sowohl funktionell als auch morphologisch beachtet. Barrieren oder Grenzen des Patienten (auch des Therapeuten) können bestimmt und ihre Bedeutung kann erfahren werden. Wichtige Leitlinien sind dabei das fasziale System und der craniosacrale Rhythmus.

Wird ein Buch geschrieben, so ist dies nicht ohne Hilfe möglich. So möchten wir uns an dieser Stelle besonders bedanken bei unseren Frauen Ulla und Angela, dem Verlag, den Mitarbeitern unserer Praxen (A. Stecker, W. Teuscher, G. Vos-Ammon, M. Zimmermann), für unermüdliches Korrigieren (W. Steinhoff), für die Herstellung der Knochenbilder (C. Geist, F. Sander), bei unseren Patienten und nicht zuletzt bei unseren Lehrern (M. Allen, D. O., D. D. S., J.-P. Barral, D. O., G. Groot Landeweer, Dr. G. Marx, J. E. Upledger, D. O., F. A. A. O. und seinem Lehrerteam), die uns erst in die Lage versetzt haben, diesen Leitfaden vorzulegen. Das gilt auch für die vielen nicht genannten größeren und kleineren Hilfen und Anregungen.

Da zwangsläufig Fehler gemacht werden und stets etwas zu verbessern ist, möge uns der geneigte Leser Fehler nachsehen und uns helfen, diesen Leitfaden zu verbessern.

Dem Leser wünschen wir, dass er die CSO erfolgreich anwendet und sich Freude und Bereicherung an den neuen diagnostischen und therapeutischen Möglichkeiten einstellen. In unseren Praxen hat die CSO einen festen Platz eingenommen.

Essen, im Winter 1996

Norbert G. Rang
Stefan Höppner

Vorwort zur 2. Auflage

Die erfreulich gute Aufnahme unseres Buches zeigt, dass ein Bedürfnis nach Erweiterungen und neuen bisher nicht so geläufigen Ansätzen besteht. So konnten wir in der nun vorliegenden zweiten Auflage auch Hinweise und Korrekturen einarbeiten, für die wir uns an dieser Stelle bei unseren Lesern und Kursanten bedanken möchten.

Essen, im Frühjahr 1998

Norbert G. Rang
Stefan Höppner

Vorwort zur 3. Auflage

Die Entwicklung geht weiter.

Essen, im Frühjahr 2002

Norbert G. Rang
Stefan Höppner

Einleitung

Geschichte der CSO

Das Craniosacrale System wurde entdeckt von William Garner Sutherland (1873–1954), einem Schüler des Begründers der Osteopathie Andrew Taylor Still (1828–1917). Er übertrug die Prinzipien der Gelenkbeweglichkeit bzw. der Osteopathie auf die Schädelsuturen. Da ein Schädel ohne Frakturen in den Suturen gesprengt werden kann, postulierte er, dass eine Bewegung in den Suturen möglich ist. Bei seinen Untersuchungen entdeckte er, dass sich der Schädel nicht nur innerhalb seiner Flexibilität bewegt, sondern rhythmisch sich weitet und verkleinert. Er nannte diese rhythmische Bewegung – wieder im Analogieschluss – Primären Respiratorischen Mechanismus. Die Bewegung des Os temporale an der Sutura squamosa erinnerte ihn an eine Kiemenbewegung. Er nahm an, dass diese Bewegung durch den Liquor cerebrospinalis vermittelt wird und auf rhythmischen Kontraktionen des Gehirns beruht. (Es wird diskutiert, ob sich die Gliazellen kontrahieren können. Der Effekt einer solchen Kontraktion wäre aber für sich allein zu schwach, um den craniosacralen Rhythmus zu erklären.) Diese Pulsationen würden sich auf die »Schlüsselknochen« Os sphenoidale und Os occipitale übertragen, die dann diese rhythmische Bewegung im Körper weiterleiten. Sutherland fand heraus, dass die Bewegungen des Viscerocraniums unmittelbar von den Bewegungen des Os sphenoidale abhängig sind. Das Os occipitale übertrug für ihn mittelbar die Bewegungen auf Teile des Neurocraniums und den übrigen Körper. Er beschrieb wesentliche funktionelle gegenseitige Abhängigkeiten und entwickelte Therapieregeln. So kam es ihm nicht nur darauf an, fehlende Flexibilitäten in den Suturen zu behandeln, sondern auch durch Beeinflussung der Schädelforamina entlastend auf die durchtretenden Strukturen einzuwirken im Sinne einer verbesserten Innervation, motorischen Leistung, Durchblutung und eines verbesserten Lymphabflusses. Sutherland nannte das von ihm beschriebene Behandlungssystem Craniale Osteopathie. Wegen der engen funktionellen Beziehung des Schädels zu dem Os sacrum wurde sie später in Craniosacralosteopathie umbenannt. Je nach Betonung einzelner Aspekte findet man auch als Bezeichnung Craniosakrale Therapie, Craniosacral Work, Craniosakrale Integration, Craniomandibuläres System, Craniomandibuläre Funktionsdiagnostik, Craniopathie oder ähnliches.

Frymann, Magoun und Retzlaff haben einen wesentlichen Beitrag zur Grundlagenarbeit geleistet. Viele klinische Studien über die Effektivität der Craniosacralosteopathie wurden von ihnen durchgeführt.

Upledger hat zur Erklärung des Rhythmus das **Liquordruckmodell** entwickelt. Es bietet die derzeit plausibelste Erklärung des craniosacralen Rhythmus. Bereits im 17. Jahrhundert veröffentlichte Baglivi, ein Schüler von Borelli, dass sich die Meningen rhythmisch kontrahieren und so den Liquor cerebrospinalis über die Nerven in die Peripherie drücken. Upledger wies zudem auf die Wichtigkeit des Bindegewebes bzw. der Faszien und die Beziehung zum craniosacralen Rhythmus hin. Die bereits von Sutherland gemachte Erfahrung, Affekte innerhalb der Therapie auszulösen, baute Upledger aus (SER, Somatoemotional Release) und schlug somit die Brücke zu den körperorientierten Psychotherapieverfahren.

Liquordruckmodell

Das Liquordruckmodell geht davon aus, dass die Liquorproduktion nicht gleichmäßig, sondern rhythmisch erfolgt. Ein Erwachsener hat ca. 120–180 ml Liquor, davon im Ventrikelsystem etwa 30 ml, im intracranialen Subarachnoidalraum bis zu 50 ml. Täglich werden 450–650 ml Liquor aus dem Blut gefiltert, d. h. innerhalb 6–7 Stunden findet ein völliger Austausch statt. Ein Säugling hat 40–60 ml Liquor.

Wird Liquor cerebrospinalis in den Plexus chorioidei (art. Plexus in allen vier Ventrikeln) gebildet, steigt der Schädelinnendruck an. Es kommt zu einer Weitung des Schädels innerhalb der Grenzen der Flexibilität der Knochen, der Meningen einschließlich der Falx cerebri und cerebelli, des Tentorium cerebelli und der Suturen. Durch die Weitung der Suturen werden Dehnungsrezeptoren in den Suturen erregt, die eine negative Rückkopplung veranlassen, sodass die Liquorproduktion abnimmt. Der Liquor cerebrospinalis wird während des ganzen Zyklus in den Pacchionischen Granulationen, die in die Sinus durae matris und in die Venen der Foramina intervertebralia hineinragen, resorbiert. So fließen ca. 60–70 % des Liquor cerebrospinalis über die Vv. jugulares ab. Da sich die subdurale Arachnoidea in die Perineuralscheiden und in das perivaskuläre Bindegewebe fortsetzt, wird der Rest über diesen Weg dräniert. Bei Sistieren der Liquorproduktion sinkt der Schädelinnendruck, die Weitung des Schädels nimmt wieder ab. Die Suturen sind dann nicht mehr gespannt, die Rezeptoren geben keine Information für die negative Rückkopplung mehr, die Liquorproduktion steigt wieder.

Es entsteht so eine Weitung und Verkleinerung des Schädels (auch im Sinne eines Gestaltwechsels) in einem Rhythmus von 6–10 Zyklen pro Minute. Dieser Rhythmus ist deutlich am Schädel und am Os sacrum zu spüren. Er wird durch die Dura mater spinalis (s. S. 47) auf das Os sacrum übertragen. Man nennt ihn craniosacralen Rhythmus. Er teilt sich dem gesamten Körper mit.

Rhythmus und Restriktion

Die Phase des Rhythmus, in der die Liquorproduktion die Resorption überwiegt und sich der Schädel weitet, wird **Flexion** (Inspiration, Füllung) genannt, die Phase, in der die Produktion sistiert bei erhaltener Resorption und der Schädel sich verkleinert, **Extension** (Exspiration, Entleerung). Die Bezeichnungen gehen auf Sutherland zurück: das Os sphenoidale führt in der Weitungsphase eine Flexionsbewegung aus. Da das Os occipitale eine gegenläufige Bewegung ausführt, kommt es zu einer scheinbaren Unsicherheit in der Nomenklatur. Die craniosacrale Flexionsbewegung des Os occipitale darf nicht mit einer Reklination (Extensionsbewegung) in C_0/C_1 verwechselt werden.

Wegen der in den Suturen vorhandenen Kollagen-und Elastinfasern können sich die Schädelknochen in den Suturen bewegen und separieren. Der Körper bedient sich dabei des gleichen Bauplanes wie der Zahnhalteapparat (Gomphosis). Ein Zahn ist gleichzeitig fest und flexibel eingebunden. So fest, dass er bei einem Schlag eher frakturiert, so flexibel, dass er seinen Aufgaben beim Kauen gerecht wird. Analog frakturiert ein Schädel nicht in den Suturen.

Die Form der Suturen gibt die möglichen Bewegungen vor bzw. beim Schluss der Nähte und Fontanellen hat sich die Form der Suturen den physiologischen Bedürfnissen der Schädelknochenbewegung angepasst. Da eine Sprengung des Schädels möglich ist, ohne dass die Zacken der Suturen frakturieren, kann es keine knöcherne Struktur geben, die die Separation in den Suturen behindert.

Die Synchondrosis sphenooccipitalis lässt als knorpelige Verbindung Bewegung zu. Eine gewisse Flexibilität behält sie auch dann, wenn im Alter eine knöcherne Durchbauung erfolgt.

Die Bewegungsmöglichkeiten der Suturen und der Synchondrosis sphenooccipitalis erklären für sich allein nicht die Weitung des Schädels. Es bedarf zusätzlich der Flexibilität der Knochen.

Der Rhythmus hat eine **Frequenz** von durchschnittlich 6–10 Zyklen pro Minute. Die Frequenz unterliegt Schwankungen: Bei hyperkinetischen Kindern oder bei Fieber können bis zu 20 Zyklen gemessen werden, bei kranken oder komatösen Patienten kann die Zykluszahl bis auf 3–4 absinken. Die Amplitude (Bewegungsausschlag) verhält sich ähnlich. Das hat dazu geführt, dass der Rhythmus gelegentlich als »Vitalitätsspiegel« benutzt wird. Die beiden Phasen (Flexion und Extension) sind normalerweise ausgeglichen und gleich lang.

Der Rhythmus teilt sich dem gesamten Körper mit. In der Flexionsphase führen Arme und Beine eine Außenrotation, in der Extensionsphase eine Innenrotation aus. Dasselbe gilt für alle nicht in der

Medianebene vorhandenen Strukturen. Normalerweise sind die Bewegungen auf beiden Seiten zur Medianebene symmetrisch.

Die **Faszien** des Körpers stellen ein zusammenhängendes System dar. Sie sind überall im Körper zu finden und formen für jeden Bestandteil eine eigene Hülle. Sie bestehen aus Kollagen- und Elastinfasern, Myofibroblasten und Grundsubstanz. Sie verbinden, trennen, stützen und schützen Gewebe. Sie lassen Diffusion zu und sorgen wegen ihrer viskoelastischen und viskoplastischen Eigenschaften für Elastizität und Formerhalt der Gewebe. Eine Kollagenfaser von 1 mm^2 hat eine Zugfestigkeit von 10–40 kg, eine Dehnbarkeit von 5%; elastische Fasern dagegen haben eine Dehnbarkeit von 150%, wofür nur eine Kraft von 200 bis 300 g/mm^2 notwendig ist. So sind die Faszien am chemischen, physikalischen und stützenden Gleichgewicht des Körpers wesentlich beteiligt.

Zwei der härtesten Faszien im Körper sind die Dura mater encephali und die Dura mater spinalis. Die **Hirnhäute** bestehen aus drei Schichten: der Dura mater, der Arachnoidea und der Pia mater. Die Dura mater ist mit vielen kollagenen Fasern durchsetzt, die Pia mater enthält viele elastische Fasern, die Arachnoidea ist mit beiden Schichten verbunden. Die Arachnoidea und die arachnoidalen Balken des Subarachnoidalraumes enthalten beide Fasertypen. Die Dura mater ist bei Kindern durchschimmernd, bei Erwachsenen gelblich und fingernageldick. Im Subarachnoidalraum befindet sich der Liquor cerebrospinalis. Der Liquor hat eine Schutzfunktion für das Gehirn bzw. das Rückenmark und wirkt wie eine Gleitschicht zwischen den Hirnhäuten.

In der Flexionsphase weitet sich der Schädel. Die Art der Weitung des Schädels wird von den Strukturen beeinflusst, die die Bewegung begrenzen. Die geringste Flexibilität hat dabei das intracraniale Membransystem. So müssen sich die Bewegungen der Schädelknochen bzw. die Bewegungen im Rahmen der Flexibilität der Knochen (intraossäre Bewegungen) an diesen Membranen ausrichten.

Diagnostische Möglichkeiten

In der Osteopathie geht es u. a. darum, Bewegungseinschränkungen zu bestimmen und zu behandeln. In vielen manualmedizinischen Schulen wie auch in der Chiropraktik beschränkt man sich dabei auf die Gelenke bzw. den Bewegungsapparat. Bewegungseinschränkungen heißen Restriktionen. Sie können reversibel oder irreversibel sein. Restriktionen können in den Gelenken Blockierungen (Osteopathic Lesion, Chiropractic Subluxation, arthrogene Dysfunktion), in den Faszien Verklebungen oder Narben, in Knochen ein Umbau im Rahmen einer Frakturheilung, an den visceralen Gleitflächen Anschoppungen sein. Hypermobilitäten oder verminderte Spannung in den

Geweben sind häufig dadurch zu bessern, dass benachbarte Restriktionen gelöst werden.

Die **Restriktionen** können entstehen durch physische (z. B. Trauma, Fehlbelastung), psychische (z. B. unterdrückte Gefühle) und chemische (z. B. Ernährung, Hormone) Reize. Abhängig von der Reizstärke und der Regulationsbreite des Organismus ist eine Restriktion anfänglich meist reversibel und funktionell. Bei einer Restriktion kommt es zu einer Änderung der viskoplastischen und viskoelastischen Eigenschaften der Gewebe. Damit wird die Regulationsfähigkeit der Gewebe bzw. des Körpers schlechter oder geht verloren. Je weniger eine Restriktion kompensiert werden kann, desto wichtiger wird sie klinisch. Dies kann sich in lokalen oder häufiger in nicht lokalen Symptomen äußern. Restriktionen oder ihre Folgen müssen überschwellig werden, um Symptome zu verursachen; auf Summationseffekte sei hingewiesen.

Palpatorisch finden sich bei einer Restriktion zunächst eine Spannungszunahme und Verquellung der betroffenen Gewebe. Bei den **Bewegungsprüfungen** verändern sich die Barrieren, das Endgefühl und die aktuelle Ruhelage (bei allen »Gleitflächen« zwischen und innerhalb der Gewebe). Zur Beschreibung einer Läsion wird die leichter ausführbare Bewegungsrichtung und/oder die aktuelle Ruhelage (Stellungsdiagnostik) benutzt.

Besteht eine Restriktion über längere Zeit, verändern sich die Gewebe morphologisch. Durch die vermehrte Aktivität der Myofibroblasten nehmen die Kollagenfasern zu, die Elastinfasern werden verformt (»Chaosstruktur«). Die Fasern verkürzen sich, sie verlieren ihre Anpassungsfähigkeit und Dynamik, die Restriktion wird irreversibel und im Gewebe festgeschrieben. Das Gewebe »altert vor«. Funktionsverluste werden so formbestimmend. (A. T. Still: Form und Funktion bedingen sich gegenseitig.)

Auf das umliegende Gewebe übt eine Restriktion eine zentripetale Kraft aus. So werden alle Faszien im Körper von solchen Kräften beeinflusst (s. Abb. auf S. 6). Es können Folgerestriktionen entstehen. Die ursprüngliche Restriktion in einer solchen Kette wird primäre Restriktion genannt.

Die von einer Restriktion ausgehenden zentripetalen Kräfte können so stark werden, dass der Patient die Fähigkeit verliert, zu entspannen. Der Muskelgrundtonus ist dann deutlich erhöht. Dieser Effekt kann reflektorisch und über eine erhöhte Efferenz des χ-Systems über das limbische System verstärkt werden. In diesem Fall steigert sich der Anpressdruck bzw. die Kompression in den Gelenken um ein Vielfaches. Überlastungen sämtlicher beteiligter Gewebestrukturen sind die Folge, häufig auch Destruktionen (z. B. Arthrosen in den Gelenken, Zahnabrasionen beim Bruxismus).

Modell 1

Eine fasziale Restriktion

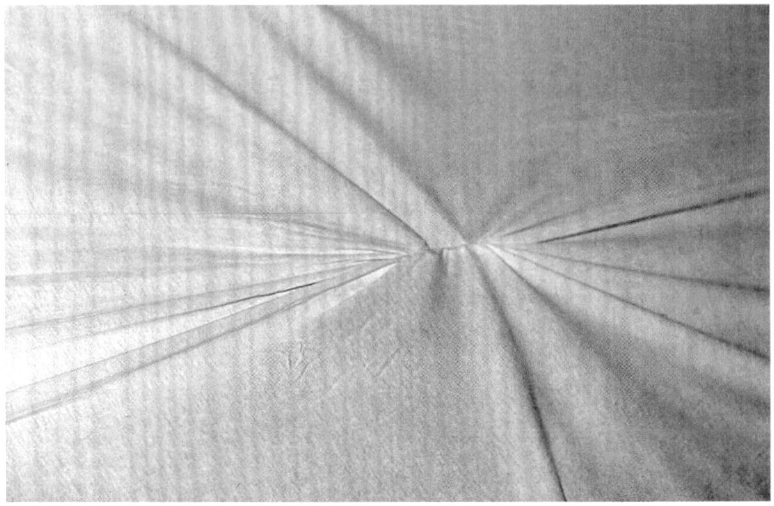

Modell 2

Mehrere fasziale Restriktionen

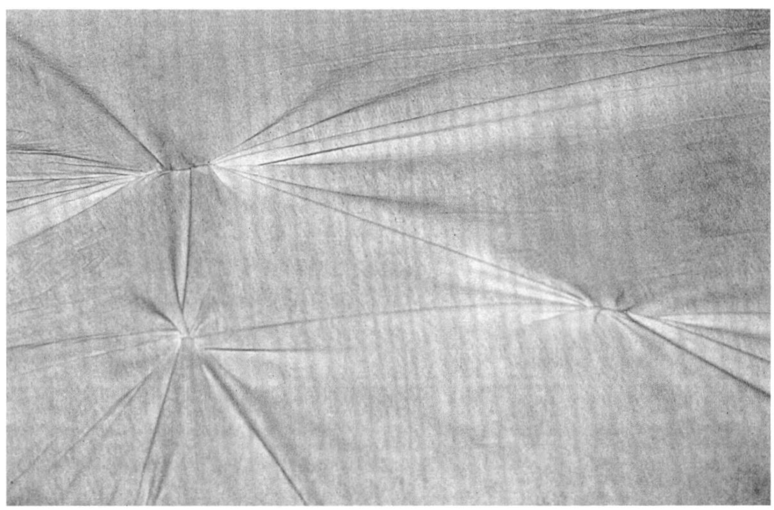

Anmerkung

Welche Restriktion ist die älteste?

Bei der Diagnostik unterscheiden wir zwischen der Kontaktaufnahme und der Perzeption des aktuellen craniosacralen Rhythmus bzw. der Faszienspannung und weiterer Qualitäten (Wärme etc.).

Die **Kontaktaufnahme** beinhaltet die Griffstärke, d. h. den Auflagedruck in der Hand des Therapeuten, um die Technik auszuführen. Sie kann durch Auflegen der Therapeutenhand auf den Patienten genauso erfolgen wie z. B. bei einem Halten einer Extremität oder wenn die Hand unter dem Os sacrum des Patienten platziert wird. Das Gefühl für die Kontaktaufnahme erfolgt vorwiegend über Druckrezeptoren.

Die **Diagnostik** des craniosacralen Rhythmus und von Faszienspannungen erfolgt unabhängig davon über Propriozeptoren. Sie werden erfahren durch Änderung von Gelenkstellungen oder durch Verschiebungen der Haut- bzw. Gewebeschichten. So gehen diese Bewegungen oder Ablenkungen auf den Therapeuten über und resonieren dort.

Mit einer **faszialen Diagnostik** kann die Lage von Restriktionen bestimmt werden. Dazu wird das Gewebe danach »abgefragt«, in welche Richtung die Faszien durch Restriktionen von ihrem physiologischen Spannungsverlauf abgelenkt werden (Local Listening [»Hineinhören«], Vektorenbestimmung). Die Summe aller Faszienzüge findet man z. B. an der Synchondrosis sphenooccipitalis, was sich aus dem faszialen Bauplan des Körpers ergibt.

Die Auswirkungen faszialer Restriktionen können überprüft werden. Wird ein Faszienzug von außen neutralisiert, kann unmittelbar festgestellt werden, welchen pathologischen Einfluss er hat. Besteht z. B. eine Restriktion im Magen mit der Folge einer Rotationseinschränkung der HWS, kann durch fasziale Entlastung (z. B. Anheben des Magens im Sitzen) unmittelbar die verbesserte Rotationsfähigkeit der HWS getestet und damit der innere Zusammenhang nachgewiesen werden.

Eine Restriktion hat direkt oder reflektorisch je nach Aktualität und Aktivität eine vermehrte oder verminderte **Wärmeabstrahlung**. Auch die **elektrische Leitfähigkeit** und die **Kapazität** des Gewebes ändern sich.

Da der **Rhythmus** durch Restriktionen modifiziert wird, kann durch eine Rhythmusanalyse auf Restriktionen zurückgeschlossen werden. Bei der Exploration des Rhythmus muss die Frequenz, die Amplitude und eine evtl. unterschiedliche Ausprägung der Flexions- und Extensionsphase beurteilt werden. Neben den bisher genannten physikalisch definierten Bedingungen geht es bei der Rhythmusqualität zusätzlich um ein Gefühl von viel oder wenig Energie/Kraft (»inhärente Energie«), aber auch um ein »Gegenübertragungsgefühl«. Es besteht eine überraschende Kongruenz zu allen Vorgängen im Körper (somatisch wie psychisch).

Bei der Untersuchung eines Patienten wird der Rhythmus an verschiedenen Stellen des Körpers beurteilt. Seitendifferenzen oder Differenzen zwischen einem mehr zentralen oder mehr peripheren Punkt geben Hinweise auf Restriktionen und können zu deren Lokalisation genutzt werden. Typisch sind dabei Phasenverschiebungen, Frequenzänderungen, die Verkleinerung der Amplitude und eine Änderung der Rhythmusqualität im Sinne einer Abschwächung, da Restriktionen meist wie eine Bremse wirken (s. S. 24ff.).

Bei der Schädeluntersuchung imponieren Spannungsänderungen der Faszien, insbesondere des intracranialen Membransystems, als Mobilitätsveränderungen der Schädelknochen (auch intraossär durch eine andere Vorspannung im Rahmen der Knochenflexibilität). Die Rhythmuswelle bzw. die Weitung des Schädels passt sich den jeweils bestehenden Bewegungsmöglichkeiten an.

Dazu ein Beispiel als Modell: Eine Schüssel wird mit Wasser gefüllt. Die Wasseroberfläche wird mit Korken bedeckt. Durch Bewegen der außen liegenden Korken kann auf die Beweglichkeit der innen liegenden geschlossen werden. Wird durch einen Impuls von außen eine Welle erzeugt, kann durch »Beobachten« der Welle (auch palpatorisch auf den einzelnen Korken) bestimmt werden, wie sich die Korken zueinander bewegen oder ob z. B. zwei miteinander verklebt sind.

Was hier für den craniosacralen Rhythmus beschrieben wurde, gilt auch für die Atem- und die Pulswelle. Middendorf hat darauf ihr atemtherapeutisches Behandlungssystem aufgebaut. Da die Atem- und Pulswelle im ganzen Körper zu tasten sind, muss man sie von der craniosacralen Rhythmuswelle unterscheiden. Zur Vorübung ist das Ertasten dieser Wellen sinnvoll.

Da regelmäßig durch mehrere Schichten palpiert werden muss, muss der Therapeut wissen, in welcher Schicht er sich mit seiner Perzeption befindet. Fehlinformationen oder ungewünschte Fokussierung von therapeutischen Maßnahmen sind sonst leicht möglich. Wird die **Schichtenpalpation** (Greenman) auf die Schädeluntersuchung der Craniosacralosteopathie übertragen, muss sich der Therapeut darüber im Klaren sein, ob er sich mit seiner Perzeption in den Haaren, der Haut, der Galea, im Knochen, in der Sutur oder im intracranialen Membransystem befindet.

Wird z. B. die Längenprüfung von Muskeln um die fasziale Diagnostik erweitert, bedeutet dies, dass drei physiologische **Endgefühle** auftreten: das fasziale Endgefühl (auch »Anfangsgefühl«; Faszie, die den Muskel umschließt), das Endgefühl der kontraktilen Strukturen (auch ein »Anfangsgefühl«) und das Endgefühl der nicht kontraktilen Strukturen (ein »Anfangsgefühl« am Ende des Gesamtbewegungsausmaßes).

Da die Wahrnehmbarkeit eines Reizes bzw. Reizunterschiedes von dem unmittelbar vorhergehenden Reiz abhängt (Weber-Fechnersches Gesetz), können Druck- oder Spannungsdifferenzen von 5 zu 10 g deutlich, von 1000 zu 1005 g nicht unterschieden werden. Dasselbe gilt für Gelenkstellungen bzw. Winkelgeschwindigkeiten. Bei der Diagnostik empfiehlt sich daher ein sehr geringer Palpationsdruck/-zug von etwa 2–5 g/cm^2. Er entspricht maximal dem Gewicht eines 10-Cent-Stückes auf einer Fingerkuppe. Auch mit diesem kleinen Auflagedruck ist eine Schichtenpalpation möglich. Allerdings dauert es dann länger, bis die jeweils tiefere Schicht perzipiert wird, weil Viskositätsänderungen abgewartet werden müssen. Außerdem werden so neben dem Vermeiden von Spitzendrücken durch flächiges Fassen möglichst wenig palpationsbedingte zusätzliche Abwehrreaktionen des Patienten ausgelöst. Da bei einer Kontaktaufnahme immer auch Information in das Gewebe gegeben wird, fördert ein niedriger Input bzw. Auflagedruck also insgesamt die Differenzierungsfähigkeit bei der Beurteilung der Reaktion und Regulationsfähigkeit der Gewebe auf diese Information.

Therapieprinzipien

Restriktionen können lokal oder nicht lokal behandelt werden. Eine Behandlung ist z. B. möglich über Faszien, Ketten oder durch Ganzkörpertherapie. Immer ist die Reizstärke dem therapeutischen Ziel und der Regulationsfähigkeit des Patienten anzupassen.

Als **therapeutische Techniken** stehen innerhalb der Craniosacralosteopathie zur Verfügung:

- Arbeit mit Faszien (s. S. 17ff.),
- Arbeit mit Rhythmus als Still-Point-Technik (s. S. 56) oder als Rhythmus »Leiten« (s. S. 61),
- Arbeit mit Druckwellen (z. B. V-Spread, s. S. 59, 2. Ausführung),
- Arbeit mit stehenden Wellen (z. B. V-Spread, s. S. 59, 3. Ausführung),
- Arbeit mit »Energie« (z. B. V-Spread, s. S. 58).

Alle diese Techniken sind an jeder Stelle des Körpers anwendbar. Die Kunst besteht darin, die adäquate Technik adäquat anzuwenden. Der Therapeut wird so nicht mehr zum »Macher«, sondern lässt sich leiten von den Geweben des Körpers des Patienten; er stellt sich so in den Dienst des Patienten.

Eine besondere Bedeutung haben Doppelbotschaften. Der Körper des Patienten kann etwas anderes »sagen« als der Patient. Der Ausdruck des Körpers stellt sich in Mimik, Gestik, Haltung und Restriktionen dar, die eine enge wechselseitige Beziehung haben. Doppelbotschaften bieten die therapeutische Möglichkeit einer Konfrontation und Klärung ihrer Bedeutung für den Patienten.

Löst sich eine Restriktion, entspannt das Gewebe, die Faszien sind wieder frei beweglich, eine vermehrte Durchblutung, ein verbesserter Lymphabfluss möglich, eine verringerte Afferenz die Folge. Bei den Bewegungstests verändern sich die Barrieren, das Endgefühl und die aktuelle Ruhelage. Eine dyskinetische Bewegung wird wieder möglich. Der Rhythmus wird nicht mehr »gebremst«, er kann sich entwickeln. Dieser Entspannungsvorgang wird **Release** genannt.

Vor bzw. bei einem Release können verschiedene Phänomene auftreten, z. B.:

- Sistieren des craniosacralen Rhythmus (Still Point),
- Wärmeentwicklung (bis zum »Dampfen«, Patienten liegen dann schweißgebadet auf der Behandlungsbank),
- Abkühlung (bis zum Frieren des Patienten oder unter der Hand des Therapeuten entsteht ein Gefühl von Kälte, manchmal auch ähnlich einem Gefühl eines kalten Windes),
- therapeutischer Puls (rhythmische Kontraktionen des Gewebes, unabhängig vom Puls des Therapeuten oder Patienten),
- Wobbling (das Gefühl eines Kreisens oder eines »Wackelns« des Gewebes, es entsteht meist kurz vor einer Gewebeentspannung),
- Verschiebung von Rhythmuswellen,
- Affekte (s. S. 161ff.),
- vegetative Umschaltung im Sinne einer Sympathikolyse (allg. Entspannung, Müdigkeit, Anregung der Darmperistaltik [Geräusche]),
- Beeinflussung von Lymphstauungen.

Eine Restriktion wird als passiv oder stumm bezeichnet, wenn sie weder den craniosacralen Rhythmus beeinflusst, noch eine zentripetale Kraft ausübt, noch eine vermehrte oder verminderte Wärmeabstrahlung nachzuweisen ist.

Die Craniosacralosteopathie bietet Möglichkeiten, Restriktionen zu bestimmen und zu behandeln. Sie ist ein Teil der Manuellen Medizin. Sie bietet übergeordnete Ordnungssysteme an; die wichtigsten sind der craniosacrale Rhythmus und die Faszien. Diese Systeme sind ubiquitär und können sowohl zur Therapie als auch zur Therapiekontrolle anderer Behandlungssysteme herangezogen werden.

Wissenschaftliche Grundlagen

Die wesentlichen Thesen der Craniosacralosteopathie bzw. des Liquordruckmodells sind mittlerweile nachgewiesen, die klinische Wirksamkeit ist in vielen Studien belegt.

Seit längerem sind rhythmische Liquorbewegungen durch den Herzschlag und die Atmung bekannt (Benninghoff/Goerttler) und fanden ihre Bestätigung in NMR-Artefaktstudien (z. B. Schroth et al.). Benninghoff/Goerttler beschreiben die Dura mater encephali und den Schädel als eine konstruktive Einheit, in der von außen eintreffende mechanische Einwirkungen durch die Dura mater encephali im Schädel verteilt werden. Aus der Faserrichtung und -stärke der Dura mater encephali schließt man auf »eine funktionelle Struktur, die die von dem umgebenden Liquor cerebrospinalis übernommenen Stöße der Hirnoberfläche (durch die Puls- und Atemwelle, Anm.) auffängt und in Zugspannungen umsetzt«. (In der CSO geht es auch um die Beurteilung dieser Zugkräfte.)

Der craniosacrale Rhythmus kann palpatorisch (genauso wie der Pulsschlag oder die Atemwelle) an jeder Stelle des Körpers nachgewiesen werden. Interpersonelle Vergleiche schließen eine subjektive Beurteilung weitgehend aus. (Norton ließ einen verdeckten Schalter am Beginn der Flexionsphase von mehreren Untersuchern betätigen, während diese zur gleichen Zeit bei einem Probanden den craniosacralen Rhythmus palpierten.)

In einer Studie ergab sich eine signifikante Übereinstimmung bei der Beurteilung von Restriktionen des Schädels bei verschiedenen Untersuchern (Upledger, Gastman, Ward, Mitchell). Greenman wies zudem auf die Übereinstimmung von Röntgenanalysen der Schädelbasis mit Palpationsbefunden an der Synchondrosis sphenooccipitalis hin. In einer Versuchsanordnung mit einem in sich beweglichen Schädelmodell beschrieb Roppel, dass Exkursionen von 0,25 bis 0,5 mm mit einer Rate von 85% palpatorisch richtig erkannt wurden.

Instrumentell konnte der Rhythmus ebenfalls festgestellt werden. So wiesen Frymann, Rommeveaux und Tettambel ihn unabhängig voneinander mit Hilfe von Drucksensoren in unterschiedlichen Anordnungen nach. Frymann maß, dass der Schädelumfang sich während eines Zyklus um 1–3 mm verändert. Retzlaff schraubte Dipole in den Schädel von Totenkopfäffchen und wies Änderungen von elektromagnetischen Feldern und damit eine rhythmische Bewegung nach. Wallace et al. berichten über eine mit Ultraschall feststellbare intracraniale Pulsation mit einer Frequenz von 9 Zyklen pro Minute, Jenkins von 7 pro Min. Gunnergaard wies über den Hall-Effekt eine Spreizung des Oberkieferzahnbogens um etwa 1,5 mm 12mal pro Minute nach, Baker in einer anderen Anordnung ebenfalls 1,5 mm bei 9 Zyklen. Allen und Burn wiesen eine rhythmische Kontraktion der ersten drei Ventrikel bis zu 40% der Tomographieschnittfläche mit einer Frequenz von 8 pro Minute nach. Karni et al. beschrieben spannungsplethysmographisch, mittels dehnbarer elektrischer Widerstandszugspannungsmeßgeräte an Armen und Beinen, den craniosacralen Rhythmus. Upledger und Karni zeigten in derselben Messanordnung, dass typische, während der craniosacralen Diagnostik und Therapie palpable Phänomene reproduzierbar aufgezeichnet werden können. Bei den meisten Studien wurden gleichzeitig der Puls und die Atemwelle registriert. Es wurde festgestellt, dass der beobachtete craniosacrale Rhythmus unabhängig davon besteht. Auch Norton wies diese Unabhängigkeit nach.

Für den **negativen Rückkopplungsmechanismus** (Suturdehnung/Liquorproduktion) sind Rezeptoren in den Suturen und eine nervale Verbindung zu den Plexus chorioidei notwendig. Pritchard (1956) und Retzlaff (1976) wiesen in den Suturen neben Kollagen-(Sharpey-), Elastinfasern, Arteriolen, retikulärem Gewebe auch nichtmyelinisierte Nervenfasern nach. Eine Kalzifizierung wurde nicht gesehen. Retzlaff fand zusätzlich Nervenaxone, welche sich von der Sutura sagittalis durch die Meningealmembran bis an die Wand des 3. Ventrikels erstrecken.

Herniou wies an der Sagittalsutur von lebenden Schafen mittels piezoelektrischer Sensoren ein rhythmisches Öffnen und Schließen in der Frequenz von 12 pro Min. nach. Die Amplitude wurde nie größer als 0,5 mm gemessen. Eine Frequenz von 11 pro Min. wies Adams an der Sutura sagittalis einer Katze nach. Da eine Sprengung des Schädels möglich ist, ohne dass die Zacken der Suturen frakturieren, kann es keine knöcherne Struktur geben, die die Separation in den Suturen behindert.

Woods und Woods untersuchten manuell 102 psychiatrische Patienten mit einer Kontrollgruppe von 62 Probanden. Sie fanden bei den Patienten eine durchschnittliche Frequenz von 6,7, in der Kontrollgruppe 12,47 pro Minute. Karni, Upledger und Mizrahi konnten bei schweren neurologischen Fällen sich wiederholende Modifikationen des craniosacralen Rhythmus beobachten.

Eine These der Craniosacralosteopathie ist, dass das intracraniale Membransystem beurteilt und behandelt werden kann. Diese These wird gestützt durch die in der von Kostopoulos und Keramidas vorgestellten Versuchsanordnung. Piezoelektrische Dehnungsrezeptoren wurden an der Falx cerebri befestigt. Zwischen 140 und 642 p Zugkraft am Os frontale konnte ein elastisches Dehnungsverhalten, über 642 p Zugkraft ein Verhalten im Sinne einer viskoplastischen Änderung festgestellt werden. Bei einer Zugkraft von 642 p betrug die gemessene Verlängerung der Falx cerebri 1,097 mm auf einer Distanz von 5 cm.

Upledger und Rowe filmten die Bewegungen des intracranialen Membransystems von zwei frischen Leichen, deren Os parietale fixiert wurde. Ab einer Traktion von 48,2 p am Os frontale konnte eine Bewegung an der Falx cerebri, von 60 p am Os temporale (Ear Pull) am Tentorium cerebelli gezeigt werden. Weiter konnte die Falx bewegt werden, wenn am Os sacrum eine leichte Gegennutationsbewegung initiiert wurde.

Neben der unmittelbar in der Therapie für den Untersucher spürbaren Entspannung bzw. Tonusregulation der Gewebe geben die folgenden Studien einen Überblick über die **Anwendungsmöglichkeiten** und Brauchbarkeit der CSO:

Bei 1250 Neugeborenen wies Frymann eine Korrelation von Schädelrestriktionen mit respiratorischen und Kreislauf-Symptomen nach. Upledger wies auf eine enge Korrelation zwischen der Häufigkeit und Schwere von Schädelrestriktionen und der von Verhaltensauffälligkeiten, Lern- und Koordinationsproblemen hin. Er fand in einer anderen Studie mit autistischen und schizophrenen Kindern bei 85% typische Befunde von Schädelrestriktionen, die eine Unterscheidung beider Krankheitsgruppen voneinander erlaubten. In einer Studie mit 41 autistischen Kindern wies er darüber hinaus die Wirksamkeit der CSO als Therapeutikum nach.

Bei 20 lernbehinderten Kindern beschrieb Gilmore einen Entwicklungsfortschritt nach der Anwendung des Ten Step Protocol (s. S. 166).

Chadwick wies nach, dass durch eine Therapiesitzung mit Craniosacralosteopathie das elektrische Verhalten von (Ryodoraku-)Meridianen sich verbesserte.

Libin berichtet über Änderungen der Weite des Oberkieferzahnbogens auf Höhe der Zähne 17/27 um 2–3 mm durch die Anwendung von CSO. (So urteilte ein Apellate Court in Colorado, dass CSO eine effektive Methode ist, das Kiefergelenk zu behandeln.)

In der Literaturliste finden sich klinische Berichte und Therapieanleitungen über Kopfschmerzen, LWS-Syndrom und Dysfunktion (Weiselfish, Upledger, Retzlaff), Erb-Duchenne-Lähmung (Pronsati, Weiselfish), Myoarthropathiesyndrome der Kiefergelenke (Heinrich), chronische Schmerzpatienten (Danese), ICP (Weiselfish) u. a. m.

Auch wenn man die Studien, die den craniosacralen Rhythmus belegen, nicht gelten lässt und postuliert, dass der palpatorische Eindruck eines Rhythmus z. B. auf Grund von Resonanzphänomenen entsteht, ist dies letztendlich unerheblich. **Es geht darum, fehlende Beweglichkeiten oder Flexibilitäten zu diagnostizieren und zu behandeln, wozu der Rhythmus benutzt wird – egal wie er entsteht.** Dem von Unerfahrenen in der CSO gerne benutzten Beispiel, dass bei der Untersuchung einer Vase ein Rhythmus gespürt werden kann, kann zudem entgegengehalten werden, dass es einiger Übung bei der Palpation des A.-radialis-Pulses eines Patienten mit einer Vita minima bedarf, um sicher zu unterscheiden, ob der Puls des Patienten oder der des Untersuchenden gerade perzipiert wird.

Technik

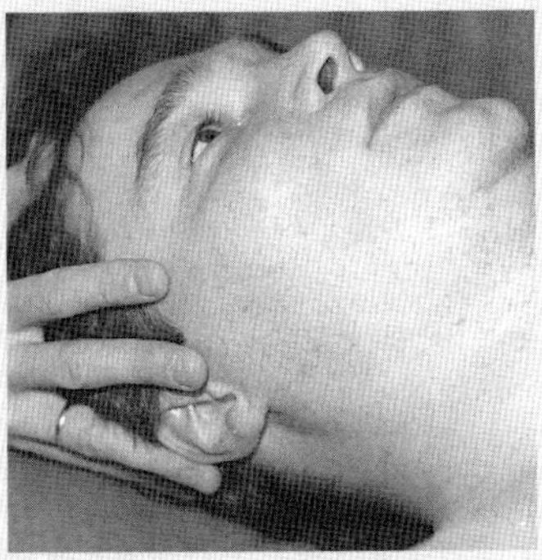

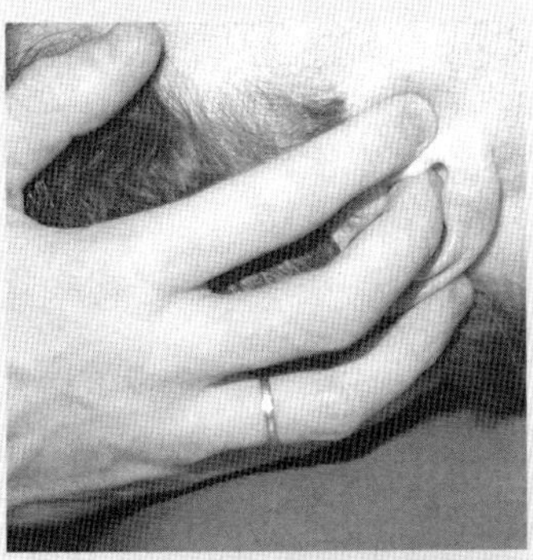

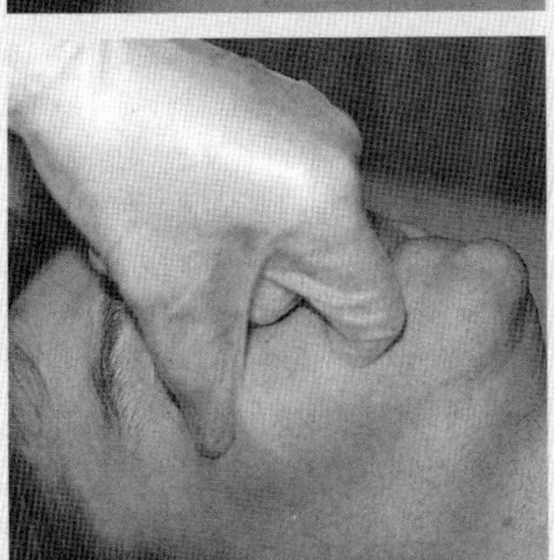

Praktische Grundlagen 17 bis 62

Systematik der Schädelbehandlung 63 bis 150

Praktische Grundlagen

Faszienzüge

Technik
Untersuchung/Behandlung
Fasziale Restriktionen
auch der Haut

Befund und Indikation
Unterschiedliche
Verschiebespannung

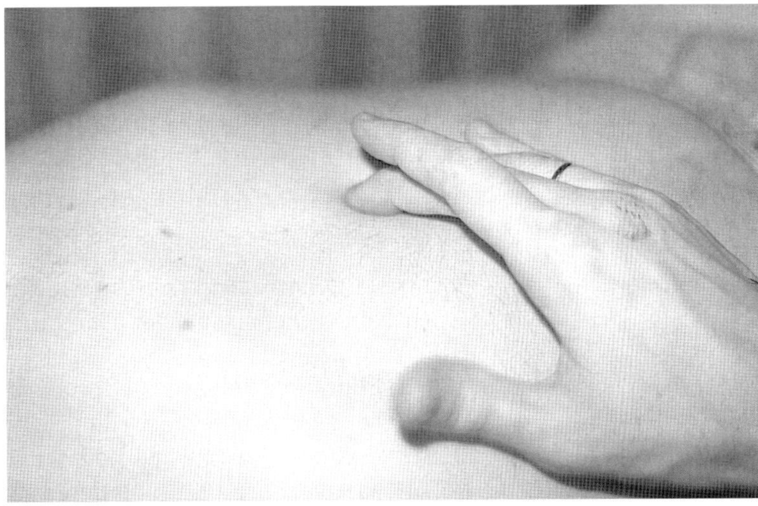

Ausführung

Untersuchung

Die Untersuchung stützt sich auf das Phänomen, dass eine Restriktion die Spannungsverläufe der Faszien verändert. Jeder noch so kleine Druck, den der Therapeut mit seiner Hand in das Gewebe gibt, wird in Zugspannung umgewandelt. Dies gewährleistet den plastischen Formerhalt des Körpers (ähnlich einem Trampolin). Der Verlauf der Zugspannungen wird beurteilt und es wird untersucht, wo der Körper die Fähigkeit verloren hat, Druck in Zugspannung umzusetzen (Änderung des Endgefühls oder besser »Anfangsgefühls«).

▷ **Koordinatenkreuz**
Mit dem Finger oder der Hand wird mit unterschiedlichem Auflagedruck Kontakt aufgenommen. Unterschiedliche Gewebeschichten in Abhängigkeit von der jeweiligen Fokussierung werden mit unterschiedlichen Verschiebekräften innerhalb eines Koordinatenkreuzes bewegt. Durch den zentripetalen Zug einer Restriktion zeigt die leichtere Bewegungsrichtung in die Richtung der Restriktion, die härtere Barriere von ihr weg. In Höhe bzw. im Zentrum der Restriktion ist das Gewebe in alle Richtungen gleich verschiebbar.
Auch ein direktes Vorgehen ist möglich (z. B. Dural Tube, s. S. 49).

▷ **Local Listening**
Nach einer Kontaktaufnahme mit einem Auflagedruck von 5 g als Induktion wird beobachtet, ob das Gewebe den Finger oder die Hand ablenkt. Die Ablenkung ist die Resultierende in einem Kräfteparallelogramm. Sie setzt sich zusammen aus der Kraft der Induktion und der Verschiebespannung im Gewebe.

▷ **General Listening**

Nach einer Kontaktaufnahme mit einem Auflagedruck von 5 g als Induktion auf dem Kopf eines sitzenden oder stehenden Patienten wird beobachtet, wohin der Kopf abgelenkt wird. Andere Formen des General Listening sind das Anheben des Kopfes, einer oder zweier Extremitäten in Rückenlage. Focussiert wird jeweils auf die Ablenkung durch die faszialen Züge und evtl. anderer Störungen.

▷ **Vektorenbestimmung**

Eine Bewegung wird initiiert, evtl. auch als Impuls. Der Ablauf dieser Bewegung wird beobachtet und seine Modifikationen werden beurteilt.

Behandlung

Die Grenze zwischen Untersuchung und Behandlung ist fließend, beide gehen ineinander über.

▷ **Unipolarer Release**

Die zentripetale Kraft einer Restriktion wird hervorgerufen durch gespannte Elastin- und Kollagenfasern. Die Spannung dieser beiden Fasertypen ist auf Grund unterschiedlicher Viskosität und Elastizität und unmittelbarer Nachbarschaft gegenseitig abhängig und selbsterhaltend. Werden in einer therapeutischen Position die Elastinfasern entspannt, können die kollagenen Fasern ebenfalls »entspannen«, wenn sie die dafür nötige Zeit haben. Die Neutralisierung des Zugs von außen ist für eine Neuorganisation nötig. Werden die Elastinfasern wieder auf die normale Länge gebracht, besteht für sie nicht mehr die Notwendigkeit einer Vorspannung durch evtl. gespannte Kollagenfasern. So bleiben auch die Elastinfasern entspannt, die Restriktion ist gelöst. Zusätzlich verringert sich die Viskosität der Grundsubstanz und die Spannung in den Myofibroblasten.

Praktisch wird zuerst der Faszienzug einer Restriktion (und ihre Lokalisation) bestimmt. Indem dieser Zug durch den Therapeuten fortwährend aufgenommen wird (»Follow the Leasion«), werden die Elastinfasern entspannt. Die dann eingenommene Einstellung des Gewebes wird bis zum Release gehalten. Bei muskulären Strukturen bewirkt die langsame Annäherung von Ansatz und Ursprung eine verminderte Efferenz aus den Muskelspindeln und damit eine Erniedrigung des Aktivitätsniveaus der α-Motoneurone. Das Hinführen zur Restriktion erfolgt bis zum Spannungsneutralpunkt im Gewebe, gelegentlich noch eine Spur darüber hinaus (Exaggeration): Typisch ist, dass der Rhythmus in dieser Situation sistiert (Still Point oder »Ruhepunkt«).

Die genannte Ausführung ist ein indirektes Vorgehen. Wenn z. B. die Gegenzugkräfte im zur Restriktion peripheren Gewebe eine Eigendynamik erhalten haben, kann es sinnvoll sein, auch direkt bis zur dann neuen Spannungsneutralität des Gewebes (und evtl. noch eine Spur darüber hinaus) einzustellen.

▷ **Kompression, Auffädeln**
Durch Annäherung von »Anfang« (bei Muskeln entsprechend dem Ursprung) und »Ende« (entsprechend dem Ansatz) der betroffenen Struktur/en gemäß den Faszienzügen entsteht bei zirkulären Zügen eine Kompression, bei mehrgelenkigen Verbindungen der Eindruck des »Auffädelns«.

▷ **Unwinding**
Die Spannungsverhältnisse in einem Gewebe ändern sich bereits, wenn ein Release beginnt. Wird fortlaufend jeweils an die aktuellen Spannungsverhältnisse (entsprechend der sich ändernden »aktuellen Ruhelage« [»Point of Ease«]) nachgestellt, kann es zu einer Bewegung auf der gesamten Bewegungsbahn, über mehrere Gelenke oder des gesamten Körpers kommen. Diese kombinierte diagnostische und therapeutische Bewegung wird Unwinding genannt.

▷ **Kombinationen**
Kombinationen mit allen Techniken je nach Ziel der Behandlung (Behandlungstyp, Zielstruktur, Zeit) sind möglich.

Anmerkungen

▷ Alle diese Techniken haben einen weiteren Aspekt. Durch ein vorbehaltloses, abwartend empathisches Abnehmen bzw. Aufnehmen einer Spannung, einer abgebrochenen Bewegung (z. B. bei einem Affekt), einer dem Patienten häufig nicht bewussten, aber im Gewebe vorhandenen Information wird der Patient unterstützt, entlastet, ihm Raum gegeben. Der Blickwinkel ändert sich, die Wahrnehmung wird geschult, vertieft und erweitert, Zusammenhänge können von außen reflektierend im Hier und Jetzt betrachtet werden. So besteht z. B. für Muskeln auf rationaler Ebene die Notwendigkeit einer Anspannung nicht mehr, wenn der Therapeut durch Abnehmen »die Arbeit für den Patienten macht«. Dies ist eine Möglichkeit oder Freiheit zu einer weiteren Entwicklung; der Patient entscheidet, ob er die Spannung loslassen kann.

▷ Bei der Untersuchung und Behandlung soll möglichst wenig Information durch den Therapeuten in das Gewebe gegeben werden. An der Kontaktgrenze zum Patienten wartet der Therapeut auf Reaktionen bzw. Informationen, die vom Patienten ausgehen. Abwehrreaktionen sind zu beachten. Der Patient bestimmt verbal oder non-verbal den Kontakt, das Wo und Wieviel. Kleidung kann Schutz bedeuten. Als Grundhaltung nicht nur auf der Gewebeebene empfiehlt es sich, den Patienten zu beobachten und zu beachten, anstatt sich als Therapeut aufzudrängen.

▷ Bei den hier beschriebenen Techniken und auch bei allen folgenden Techniken gilt für die Untersuchung und Behandlung, dass unterschiedliche Körperhaltungen (z. B. Stehen, Sitzen, Liegen) möglich sind. Dem Patienten werden Angebote für die Behandlungsposition gemacht, Lagerungshilfen (z. B. Kopfunterlage, Knierolle) bei Bedarf bereitgestellt. Lagerungsbedingte Schmerzreaktionen oder Muskel- und Faszienspannungen können zu Informationen führen, die eine Untersuchung bzw. Behandlung erheblich beeinflussen. Die Behandlungsposition wird auf Wunsch des Patienten oder je nach therapeutischem Ziel geändert.

▷ Ungünstige Voraussetzungen für eine Behandlung sind ein nach Tabakrauch riechender Therapeut (inkl. der Kleidung und Finger), Mundgeruch (Knoblauch, Erkrankungen), ein Zuviel an Parfüm, ein schlecht belüfteter, ein zu kalter oder zu warmer Behandlungsraum und Störungen bei der Behandlung.

▷ Eine ergonomische, für den Therapeuten entspannte Haltung ist Voraussetzung, die Sensibilität für den Patienten zu erhöhen. Eine erhöhte Körperspannung, aus welchem Grunde auch immer, verringert die Sensibilität. Hilfen können z. B. ein höhenverstellbarer Tisch oder das Ablegen der Unterarme sein.

▷ Bei der Untersuchung wird das häufige Problem des »nicht locker lassen Könnens« oder des »Helfen Wollens« offenbar und ist auf körperlicher wie auch auf psychischer Ebene zu beachten.

▷ Bei der Entspannung des Gewebes treten typische Gewebereaktionen auf (s. S. 10 und S. 162ff.). Diese können zusammen mit dem Patienten wahrgenommen und besprochen werden.

▷ Wie ein Release genau stattfindet, ist bisher nicht geklärt. Dargestellt wird ein wahrscheinliches Erklärungsmodell.

▷ Der unipolare Release ist die Übertragung des von Jones beschriebenen Behandlungssystems »Strain and Counterstrain« auf eine fasziale Restriktion. Durch diese Übertragung wird dieses Behandlungsprinzip überall anwendbar. Jones gab eine Zeit von 90 sec. für seine Einstellungen vor, in der ein Release stattfindet. Bei einer Restriktion kann schon nach Sekunden ein Release stattfinden, sie kann jedoch auch durch eine lang dauernde Behandlung sich nicht lösen lassen. Der Vorteil der hier beschriebenen Techniken liegt im *fließenden Übergang zwischen Untersuchung und Behandlung*, da die Änderung im Gewebe unmittelbar an den geänderten Faszienzügen gespürt werden kann.

▷ Das Prinzip der Kompression als therapeutische Technik wird sowohl von Jones als auch von Pauls (Ortho-Bionomy, Phase-4-Techniken) angegeben. Die Phase-5-Techniken der Ortho-Bionomy entsprechen weitgehend dem Unwinding.

▷ Das Prinzip des unipolaren Release bzw. des Auffädelns wird in sehr ähnlicher Form von Rywerant, einem Mitarbeiter von Feldenkrais, als negativer Reflexbogen beschrieben.

▷ Bei der Untersuchung ist das Stacking eine Sonderform des Koordinatenkreuzes, bei der Behandlung eine Sonderform des unipolaren Release (s. S. 52ff.).

Schlüsselknochen (Key Bones)

Os sphenoidale und Os occipitale von lateral

1 Os sphenoidale
2 Ala major ossis sphenoidalis
3 Proc. pterygoideus
4 Os occipitale
5 Condylus occipitalis
6 Proc. jugularis
7 Synchondrosis sphenooccipitalis
X Bewegungsachsen des Os sphenoidale
X' Bewegungsachsen des Os occipitale
→ Flexionsrichtung

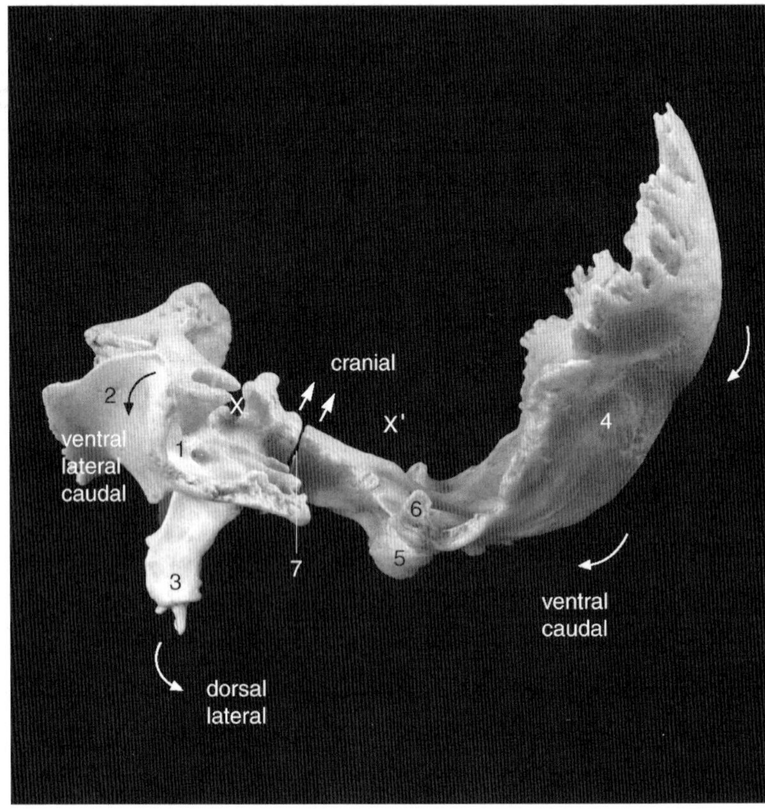

Os sphenoidale und Os occipitale von cranial

1 Ala major ossis sphenoidalis
2 Proc. clinoideus ant.
3 Proc. clinoideus post.
4 Synchondrosis sphenooccipitalis
5 Proc. jugularis
6 Foramen magnum
7 Squama occipitalis
AA' Bewegungsachse des Os sphenoidale
BB' Bewegungsachse des Os occipitale
→ Flexionsrichtung

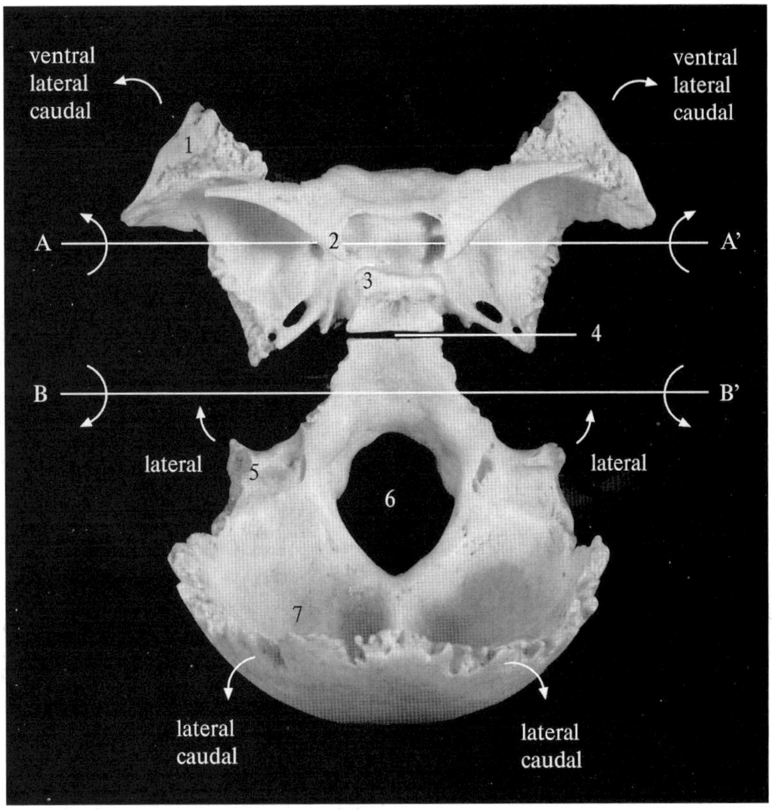

Anatomie

Die Schlüsselknochen in der CSO sind das Os sphenoidale und das Os occipitale. Sie werden später einzeln dargestellt (s. S. 84 und S. 80).

Bewegungsphysiologie

Das Os sphenoidale ist über die Synchondrosis sphenooccipitalis mit dem Os occipitale verbunden. In der Flexionsphase, d. h. in der Füllungsphase, bewegt sich das Os sphenoidale ventral und caudal um die Achse X bzw. AA'. Es überträgt seine Bewegung auf die Knochen des Viscerocraniums und Teile des Neurocraniums. Das Os occipitale führt eine Bewegung um die Achse X' bzw. BB' caudal aus. Es überträgt seine Bewegung auf das Os sacrum und Teile des Neurocraniums. Es kommt zu einer relativen cranialen Hebung der Synchondrosis sphenooccipitalis. Die lateralen Anteile beider Knochen führen durch eine intraossäre Spreizung eine Lateralbewegung aus. In der Extensionsphase, d. h. in der Entleerungsphase, finden gegenläufige Bewegungen statt.

Dargestellt werden idealtypische Bewegungen, wenn keine Restriktion sie behindert.

Palpation

Technik
Generelle Handhaltung am Schädel

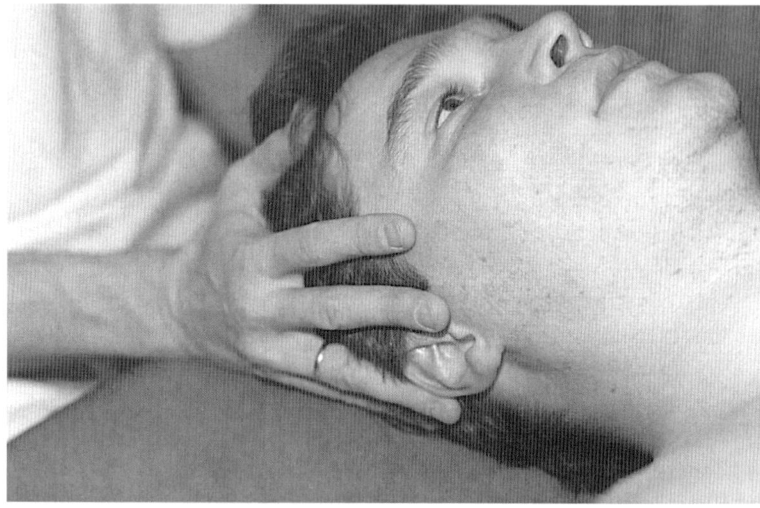

Befund und Indikation

- Rhythmus (Frequenz, Amplitude, Qualität, Symmetrie)
- Stellung und Funktion der palpierten Knochen (des Knochens in sich und zueinander)
- Faszienzüge
- Komprimierbarkeit und Dehnbarkeit

Ausführung

Daumen:	Os frontale
Zeigefinger:	Ala major ossis sphenoidalis (Höhe lateraler Augenwinkel)
Mittelfinger:	Os temporale, präaurikulär
Ringfinger:	Os temporale, retroaurikulär
Kleiner Finger:	Os occipitale
Handfläche:	Os parietale

Technik
Generelle Handhaltung am Schädel
Darstellung am Präparat

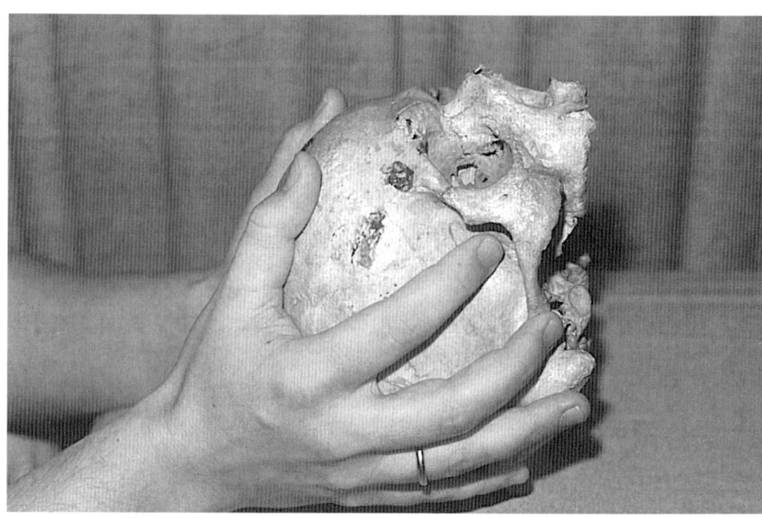

Technik
Periphere Palpation/ Behandlung Schultern

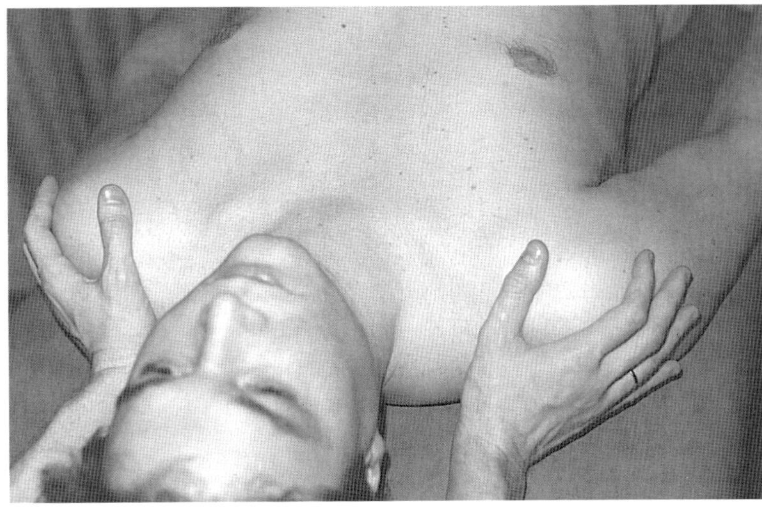

Befund und Indikation
- Rhythmus (Frequenz, Amplitude, Qualität, Symmetrie)
- Faszienzüge

Ausführung

Therapeut nimmt Kontakt mit den Patientenschultern auf.

Technik
Periphere Palpation/ Behandlung Schultern
Alternative Handhaltung

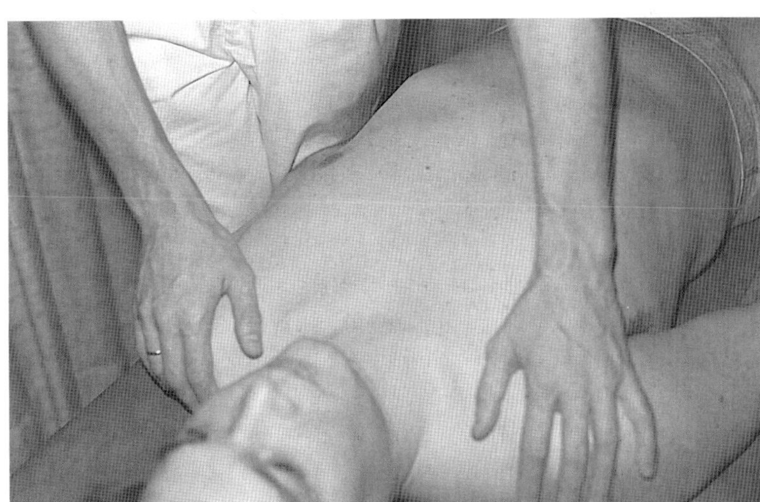

Technik
Periphere Palpation/ Behandlung Arme

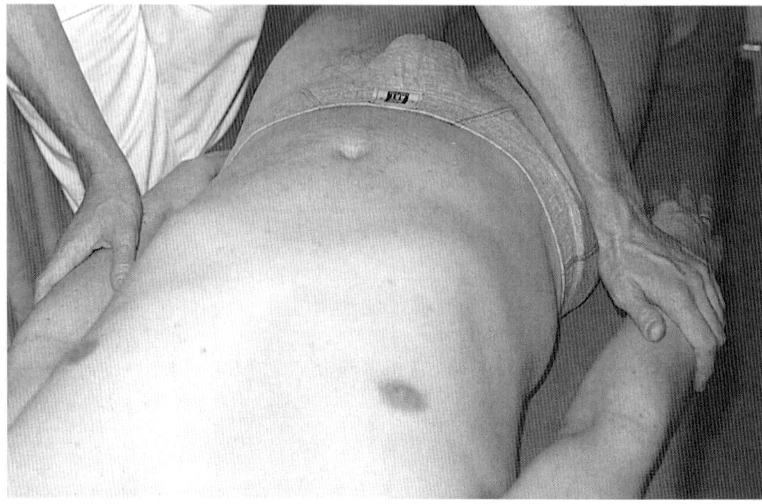

Befund und Indikation
- Rhythmus (Frequenz, Amplitude, Qualität, Symmetrie)
- Faszienzüge

Ausführung

Hände auf Patientenarme

Technik
Periphere Palpation/ Behandlung Diaphragma (Zwerchfell)

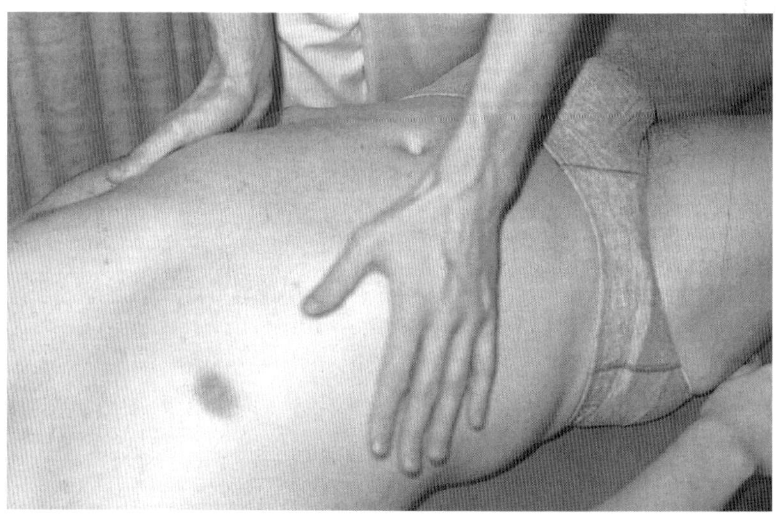

Befund und Indikation
- Rhythmus (Frequenz, Amplitude, Qualität, Symmetrie)
- Faszienzüge

Ausführung

Hände auf Patiententhoraxapertur

Technik

Periphere Palpation/ Behandlung Becken

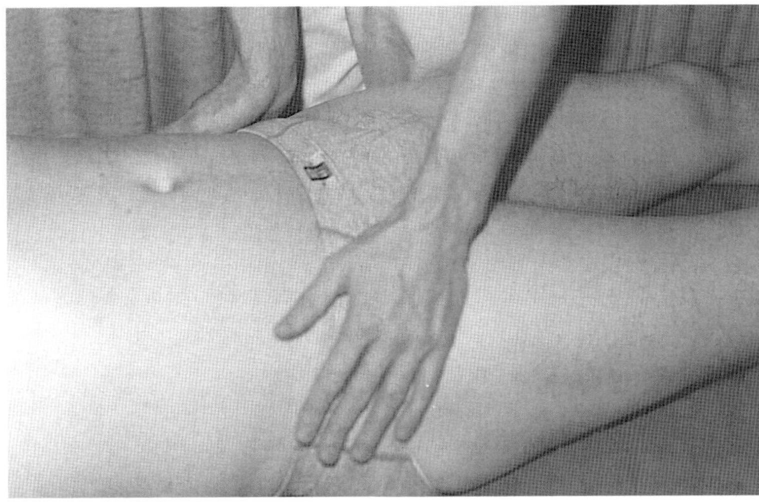

Befund und Indikation

- Rhythmus (Frequenz, Amplitude, Qualität, Symmetrie)
- Faszienzüge

Ausführung

Hände auf Patientenbecken

Technik

Periphere Palpation/ Behandlung Beine

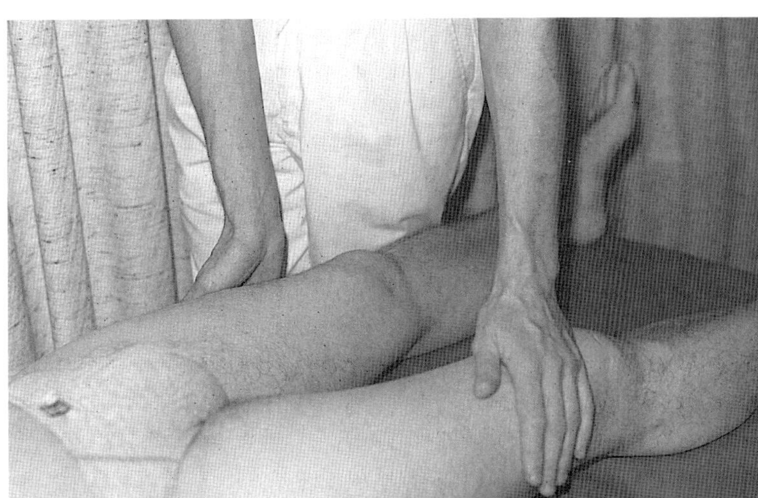

Befund und Indikation

- Rhythmus (Frequenz, Amplitude, Qualität, Symmetrie)
- Faszienzüge

Ausführung

Hände auf Patientenbeine

Technik
Periphere Palpation/ Behandlung Füße

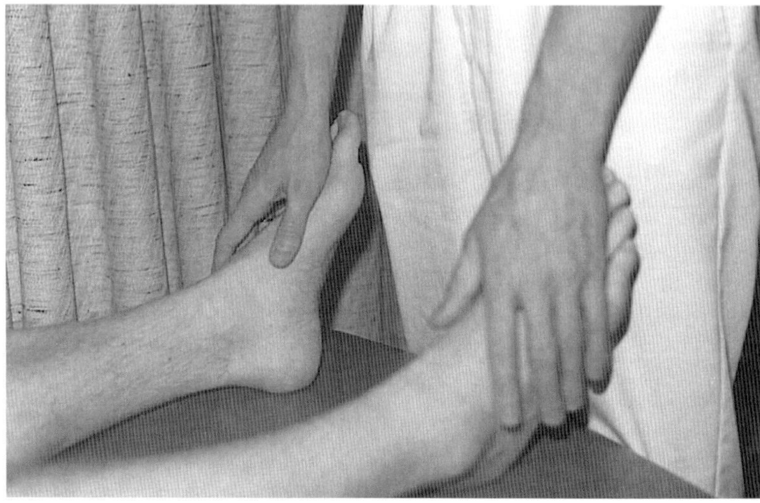

Befund und Indikation
- Rhythmus (Frequenz, Amplitude, Qualität, Symmetrie)
- Faszienzüge

Ausführung
Hände auf Patientenfüße

Occipital Release

Funktionelle Störungen, z. B. Blockierungen (Osteopathic Lesion, Chiropractic Subluxation, arthrogene Dysfunktion) des occipitocervicalen Überganges haben eine übergeordnete Bedeutung. Klinische Zeichen können neben lokalen Schmerzen, Schmerzen im Bereich des ganzen Körpers, allgemeiner muskulärer Hypertonus, Koordinationsstörungen und vegetative Störungen sein (bei Kindern z. B. »Dreimonatskoliken«, »Schreikinder«, Schluckauf bis zum Erbrechen). Wichtig für die Craniosacralosteopathie ist, dass bei einer Restriktion im occipitocervicalen Übergang (condyläre Kompression) eine Verminderung des Liquorflusses auftreten kann. Damit wird auch der Rhythmus als Ausdruck des Abflusses aus dem Schädel verändert bzw. gebremst. Daneben wird durch eine Restriktion grundsätzlich der Rhythmus modifiziert bzw. es treten Rhythmussprünge auf. Beides zusammen ist von dem Untersucher bei der Rhythmusexploration deutlich zu spüren. Eine verkleinerte Amplitude findet sich regelmäßig, die Qualität des Rhythmus ändert sich.

Grund für eine funktionelle Restriktion kann eine Blockierung sein. Die dafür gängigsten Modelle sind eine Meniskoideinklemmung oder eine segmentale muskuläre Störung. Zur Beurteilung des gewebespezifischen Befundes ist neben den segmentalen Funktionstests und den Tests auf Länge und Kraft der Muskulatur die Palpation notwendig. Von der Mittellinie (Crista occipitalis externa) lateral bis zum Processus mastoideus ossis temporalis finden sich zuerst (meist zwei Querfinger breit) die Ansätze der Mm. trapezius, semispinalis und rectus capitis posterior minor (übereinanderliegend von dorsal ventral). Es folgen (meist auf der Breite von weiteren zwei Querfingern von dorsal ventral) die Ansätze der Mm. obliquus capitis superior, rectus capitis posterior major und lateral am Foramen magnum der M. rectus capitis lateralis. Weiter folgen (meist fünf Querfinger lateral der Mittellinie am Proc. mastoideus von lateral medial) die Ansätze der Mm. sternocleidomastoideus, splenius capitis, Venter posterior m. digastrici. Die durchschnittliche Dicke von der äußeren Faszie des M. trapezius bis zum Foramen magnum beträgt 4 cm.

Wegen der zentralen Bedeutung von Störungen im occipitocervicalen Übergang eignet sich die im folgenden beschriebene Technik sehr gut als Einstieg in eine Behandlung, insbesondere der hypomobilen Funktionsstörung. Der Occipital Release wird in drei Phasen ausgeführt. Es werden dabei verschiedene Techniken kombiniert: Pressing, Querdehnung und segmentale Traktion mit dem Unwinding als fasziale Technik und/oder einer Rhythmustechnik. Diese Kombination erklärt deren hohe Effizienz.

Besondere Vorsicht ist geboten bei Hypermobilitäten bzw. Instabilitäten im occipitocervicalen Übergang. Diese können angeboren, traumatisch oder entzündlich (z. B. cP, Grisel-Syndrom) sein.

Technik
Occipital Release
Phase 1/2/3

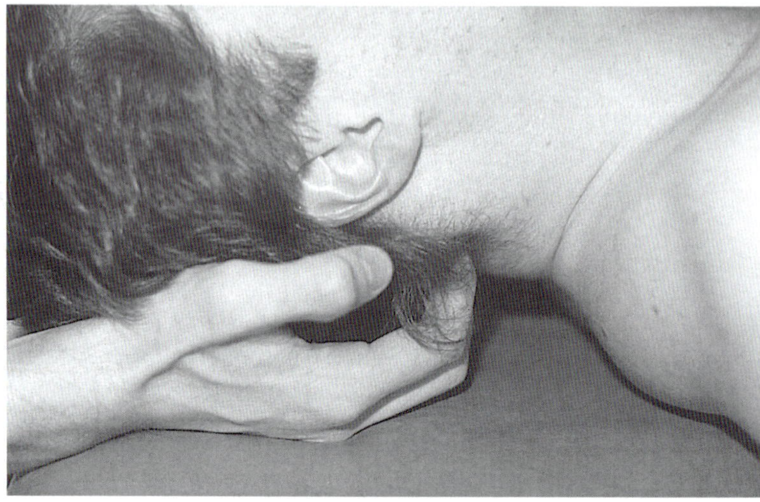

Befund und Indikation

- Restriktionen Os occipitale, C_1, Nackenstrecker, Dura mater spinalis, Os temporale
- Ansatztendinosen am Os occipitale und C_1
- Liquor- und venöse Abflussstörungen

Ausführung

Phase 1

Die Langfinger werden senkrecht nebeneinander auf der Unterlage aufgestellt. Am liegenden Patienten nehmen die Finger Kontakt in Richtung hinterer Atlasbogen auf. Dann Unwinding, bis sich der Atlas »freigeschwommen« hat.

Phase 2

Die Langfinger beschreiben eine Auswärtsdrehbewegung, sodass eine Querdehnung der Nackenstrecker erfolgt. Gleichzeitig kann Einfluss auf das Os temporale und modellierend auf das Foramen magnum genommen werden (s. dazu auch Lösung einer intraossären Läsion S. 142).

Phase 3

Die 2.–4. Finger werden senkrecht nebeneinander auf der Unterlage aufgestellt, der 5. Finger hakt sich an der Protuberantia occipitalis externa ein und gibt etwas craniale Traktion als Induktion. Alle Langfinger beteiligen sich am Unwinding bis zum Release.

Technik
Occipital Release
Phase 1
Fingerhaltung

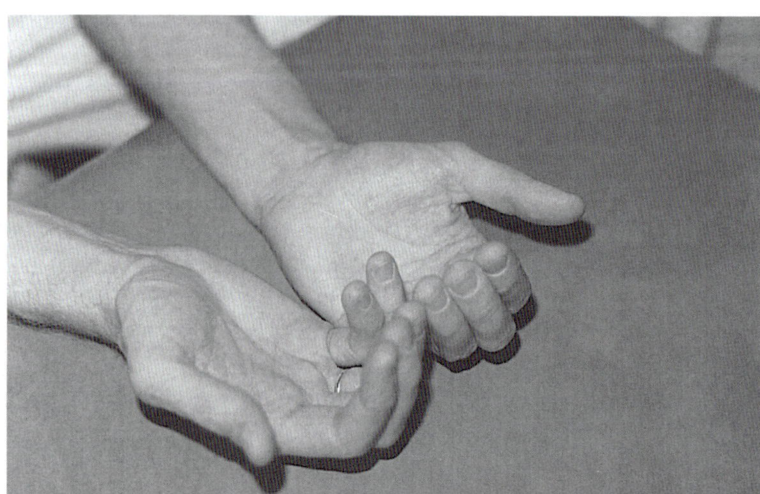

Ausführung

Langfinger werden senkrecht nebeneinander auf der Unterlage aufgestellt.

Technik
Occipital Release
Phase 1
Darstellung am Präparat

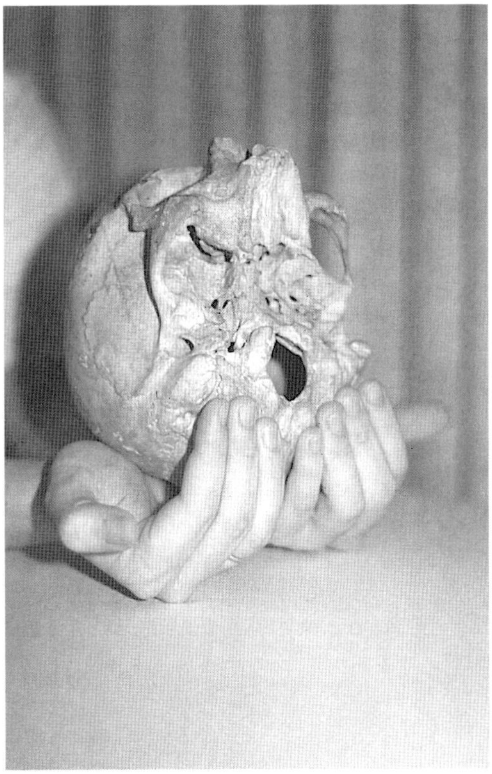

Ausführung

Alle Langfinger werden senkrecht nebeneinander auf der Unterlage aufgestellt.

Technik
Occipital Release
Phase 1
Darstellung am Modell

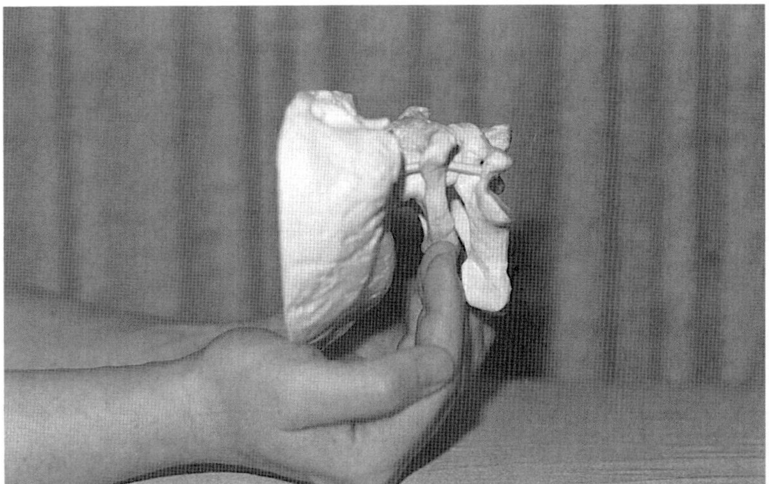

Ausführung

Alle Langfinger werden senkrecht nebeneinander auf der Unterlage aufgestellt. Bei liegendem Patienten nehmen die Finger Kontakt in Richtung hinterer Atlasbogen auf.

Technik
Occipital Release
Phase 3
Fingerhaltung

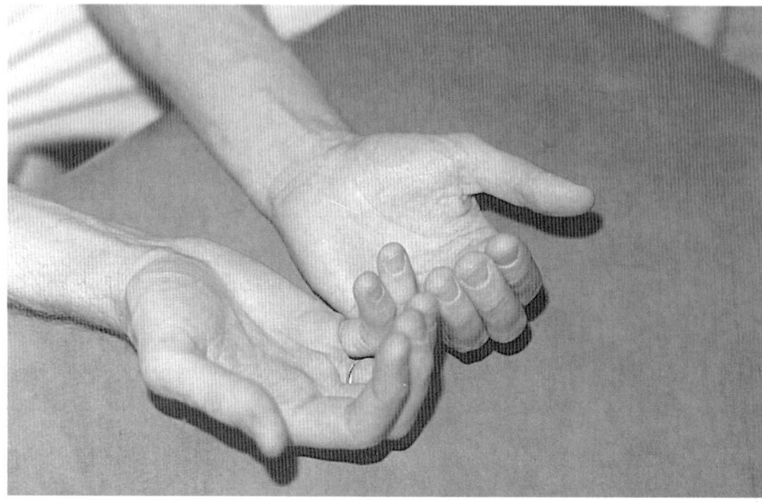

Ausführung

2.–4. Finger werden senkrecht nebeneinander auf der Unterlage aufgestellt, 5. Finger hakt sich an der Protuberantia occipitalis externa ein und gibt etwas craniale Traktion.

Technik
Occipital Release
Phase 3
Darstellung am Präparat

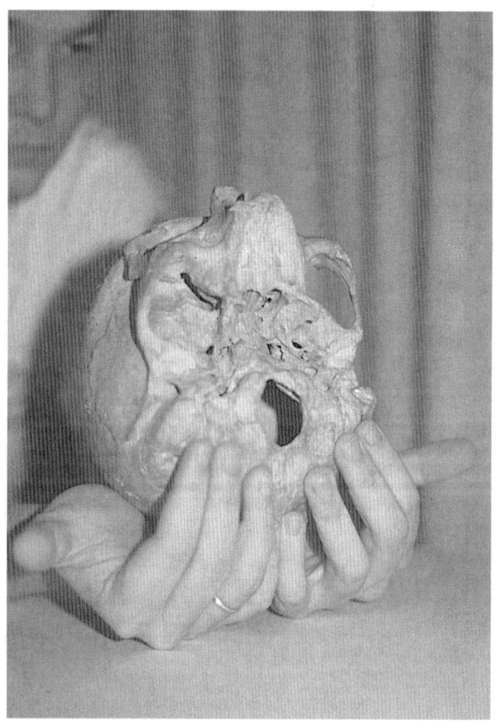

Anmerkung

In der Phase 3 kann es sinnvoll sein, mit den 2.–4. Fingern eine Bewegung zentripetal bzw. zentrifugal am Os occipitale zu initiieren. Die Condyli occipitales und das Foramen magnum können so zusätzlich gelöst und eine intraossäre Läsion behandelt werden (s. S. 142).

Körperquertechniken (Diaphragmenuntersuchung und -behandlung)

ohne Occipital Release

Im Körper finden sich Strukturen, die vorwiegend in craniocaudaler Richtung als Körperlängsstrukturen und Strukturen, die in vorwiegend horizontaler Richtung als Körperquerstrukturen verlaufen. Diese Strukturen sind formgebend und geben dem Körper eine innere Ordnung und damit auch eine äußere Form.

Beispiele für Körperlängsstrukturen sind die Falx, die Dura mater spinalis, der Ösophagus oder die Trachea, der N. ischiadicus, die Aorta, V. cava, Ductus thoracicus, die oberflächliche Muskelfaszie der Extremitäten, der M. iliopsoas.

In der Craniosacralosteopathie werden Körperquerstrukturen **Diaphragmen** genannt. Diese sind von cranial nach caudal:

- die Galea aponeurotica,
- das Tentorium cerebelli,
- der occipitocervicale Übergang,
- die Höhe Os hyoideum/C_3,
- der cervicothorakale Übergang (Thoracic Outlet),
- das Diaphragma thoracale,
- das Diaphragma pelvis mit dem Diaphragma urogenitale,
- periphere Gelenke, wie z. B. das Kniegelenk mit seinen Menisci,
- die Plantar-und Palmaraponeurose.

In der faszialen bzw. bindegewebigen Ordnung im Körper spielen daneben Strukturen eine Rolle, die Gegenstand der Untersuchung und ggf. der Behandlung in der Visceralen Osteopathie sind. Dazu gehören z. B. das Lig. suspensorium pleurae, das Pericard, die Aufhängung der Leber und der Colonflexuren, das Treitz-Band, die Faszie nach Toldt, Radix mesenterica, Plica umbilicalis mediana (Chorda urachi), Plica umbilicalis lateralis, das Lig. suspensorium ovarii, Lig. teres uteri. In der Visceralen Osteopathie werden zusätzlich auch viscerale Gleitflächen (Mobilität), muskuläre Situationen der Hohlorgane und Intrinsic-Bewegungen (Motilität) beurteilt und behandelt. Störungen all dieser Strukturen bzw. Funktionen können reflektorisch oder direkt den craniosacralen Rhythmus verändern.

In diesem Kapitel wird die Behandlung von Körperquerstrukturen beschrieben. Ziel ist es, ihre Komprimierbarkeit und Dehnbarkeit wiederherzustellen. Dadurch werden die betroffenen Gewebe gedehnt bzw. entspannt. Begonnen wird mit dem Beckenboden. Dazu wird das Os sacrum dargestellt und anschließend die Technik Os-sacrum-Release, die als vorbereitende Technik zu empfehlen ist. In einer Behandlungssequenz wird dann das Beckendiaphragma behandelt. Visceralosteopathische Techniken (z. B. Foramen obturatorium/Blase) können eine sinnvolle Ergänzung sein. Auch das Os coccygis ist zu untersuchen und ggf. zu behandeln (s. dazu auch S. 48). Bei allen diesen Behandlungsschritten ist die Möglichkeit einer psychosomatischen Genese der Restriktionen in Erwägung zu ziehen.

Os-sacrum-Release

Os sacrum von dorsal

1 Proc. articularis superior
2 Basis ossis sacri
3 Hiatus sacralis
4 unterer lateraler Winkel (Inferior Lateral Angel)
5 Os coccygis
AA' Bewegungsachse
→ Flexionsrichtung

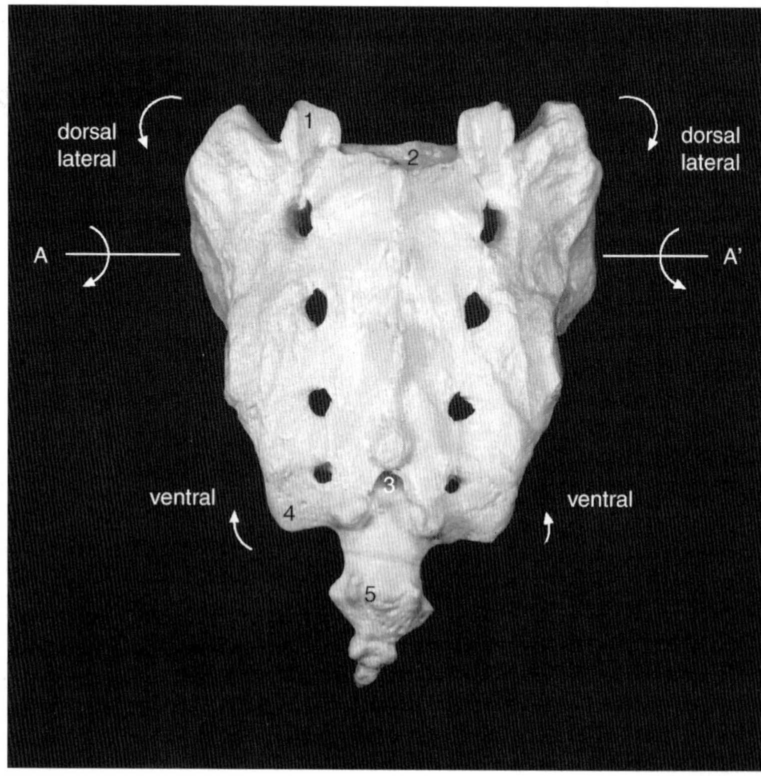

Os sacrum von lateral

1 Basis ossis sacri
2 Pars lateralis ossis sacri
3 unterer lateraler Winkel (Inferior Lateral Angel)
4 Os coccygis
X Bewegungsachse
→ Flexionsrichtung

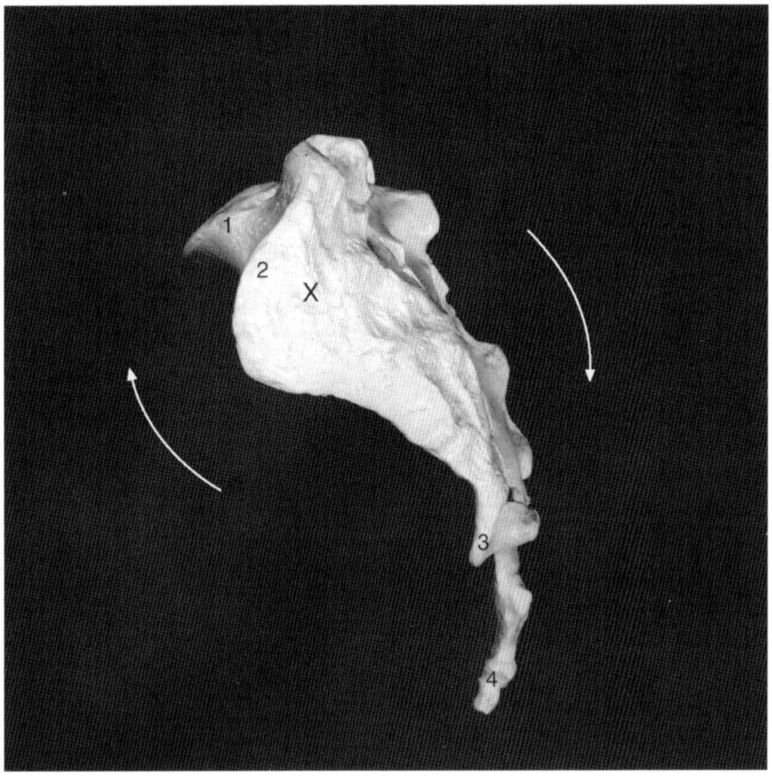

Anatomie

Das Os sacrum als unpaariger Knochen setzt sich meist aus fünf miteinander verwachsenen Knochen zusammen. Es bildet mit den Ossa coxae und dem Os coccygis den Beckenring. Die vier gelenkigen Verbindungen heißen Symphysis pubica, Articulatio sacrococcygea und die Iliosacralgelenke. Das Filum terminale verlässt den Hiatus sacralis in Höhe des vierten Sacralsegmentes und endet am Os coccygis. Eingebettet in den Beckenring ist das Diaphragma pelvis und das Diaphragma urogenitale. Wegen der engen Wechselbeziehung zu den Organen des kleinen Beckens und den Sphinkteren ist eine genaue anatomische Kenntnis nötig. So verweisen wir an dieser Stelle auf die entsprechende visceralosteopathische Literatur.

Bewegungsphysiologie

Der Beckenring hat eine lastübertragende und eine stoßdämpfende Funktion. Die Läsionsmuster sind

- für das Ilium (Iliosacralgelenk) anterior/posterior, inflare/outflare, upslip/downslip,
- für das Os sacrum (Sacroiliacalgelenk) beidseitige Flexion (Nutation), beidseitige Extension (Gegennutation), unilaterale Flexion oder Extension, die Vorwärtstorsionen (LL, RR) und Rückwärtstorsionen (LR, RL) um eine schräge Achse (der erste Buchstabe gibt die Rotation an, der zweite Buchstabe bezeichnet die schräge Achse),
- für das Os pubis (Symphyse) superior/inferior, anterior/posterior, Traktion/Kompression,
- für das Os coccygis (Articulatio sacrococcygea) Flexion/Extension, die Lateroflexionen, die Rotationen und Kompression.

Der craniosacrale Rhythmus wird überwiegend über die Dura mater spinalis und den Liquor cerebrospinalis auf das Os sacrum übertragen (s. auch S. 47ff.). In der Flexionsphase bewegt sich das Os sacrum im Sinne einer Gegennutation, die Sakrumspitze wandert ventral, die Basis ossis sacri dorsal. Das bedeutet, dass eine Flexion im Sinne der Craniosacralosteopathie einer Extension (Gegennutation) im Sinne der anatomischen Bewegungsbeschreibung entspricht. In der Extensionsphase bewegt sich die Spitze des Os sacrum dorsal, die Basis ventral, eine Nutationsbewegung findet statt. Damit entspricht eine Extension im Sinne der Craniosacralosteopathie einer Flexion (Nutation) im Sinne der anatomischen Bewegungsbeschreibung.

In einer guten Annäherung findet eine Kippbewegung des Os sacrum um eine frontale Achse in Höhe S_2 statt. Die Drehachse wird bestimmt durch die anteriore Anheftungsstelle der Dura mater spinalis.

Eine kleinere Bewegung findet durch eine intraossäre Weitung an den Partes laterales ossis sacri statt. In der Flexionsphase tritt eine »Türflügelbewegung« der lateralen Os-sacrum-Anteile dorsal auf.

Technik
Os-sacrum-Release
Vorbereitung

Befund und Indikation
- Rhythmus (Frequenz, Amplitude, Qualität, Symmetrie)
- Faszienzüge

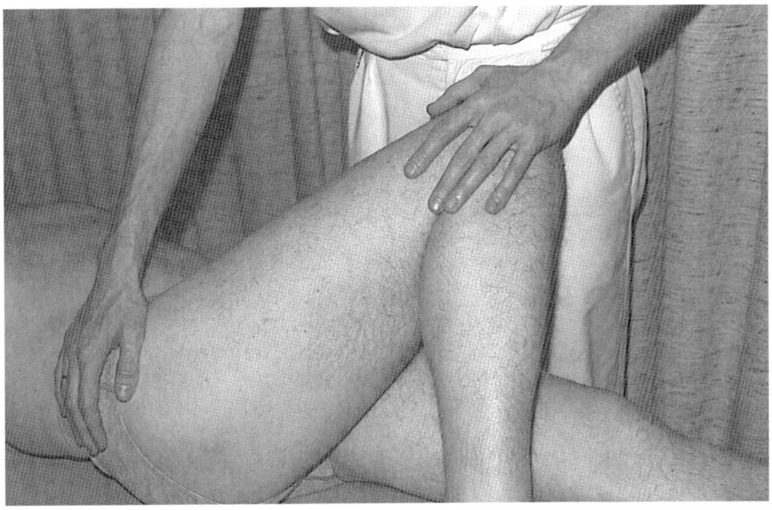

Ausführung

Patient in Rückenlage, Therapeut neben Patient, umfasst contralaterales Knie und Becken des Patienten; über diesen Hebel wird Patienten-Becken etwas angehoben.

Technik
Os-sacrum-Release
Handhaltung

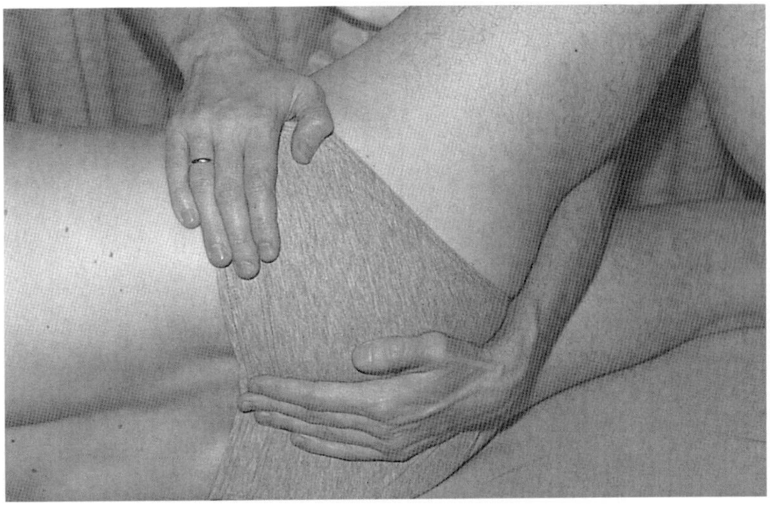

Ausführung

Therapeuten-Hand greift durch die Patienten-Beine und nimmt Kontakt mit Patienten-Os-sacrum auf; Patient wird auf Therapeuten-Hand zurückgedreht.

Technik

Os-sacrum-Release

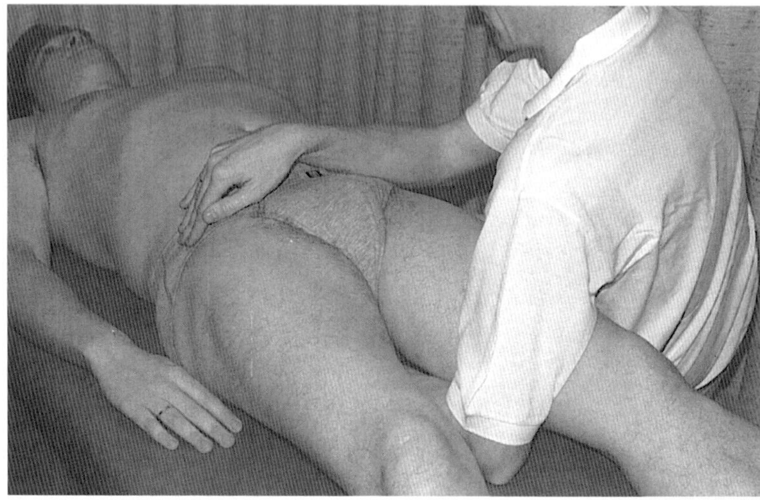

Ausführung

Patienten-Os-sacrum ruht auf Therapeuten-Hand; Finger und Unterarm des zweiten Armes nehmen Kontakt an Spinae iliacae anteriores auf und führen diese etwas zusammen. Als Induktion dient das Gewicht des nun »freigegebenen« Os sacrum (oder/und die Kraft, die die Spinae zusammenführt). Weiteres Vorgehen s. S. 17ff. Die Technik ist abgeschlossen, wenn sich das Os sacrum in die Therapeuten-Hand »abgesenkt« und/oder der Rhythmus sich harmonisiert hat.

Technik

Os-sacrum-Release

Darstellung am Modell

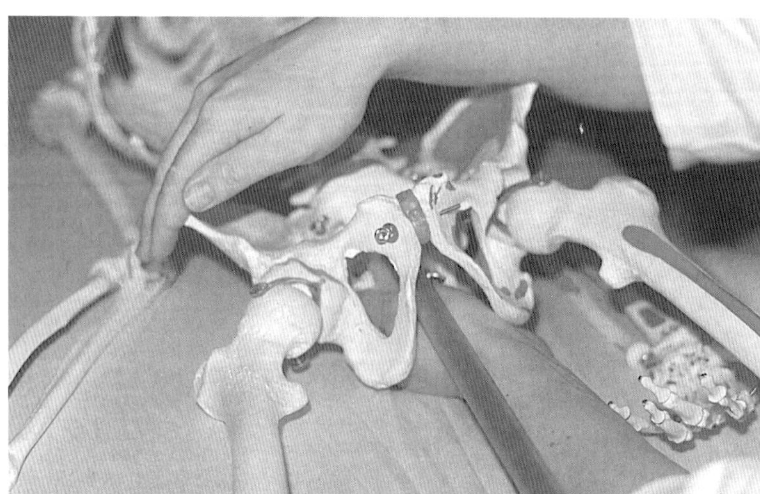

Anmerkung

Bei lagerungsbedingten Schmerzen kann es sinnvoll sein, die Beine des Patienten aufzustellen. Dann wird die Therapeuten-Hand von lateral unter das Os sacrum geführt. Diese Alternative kann auch angewendet werden, falls der Patient nicht möchte, dass die Therapeuten-Hand zwischen seinen Beinen zum Os sacrum geführt wird.

Diaphragmen-Behandlung

Technik
Beckendiaphragmen
Folgetechnik zum
Os-sacrum-Release

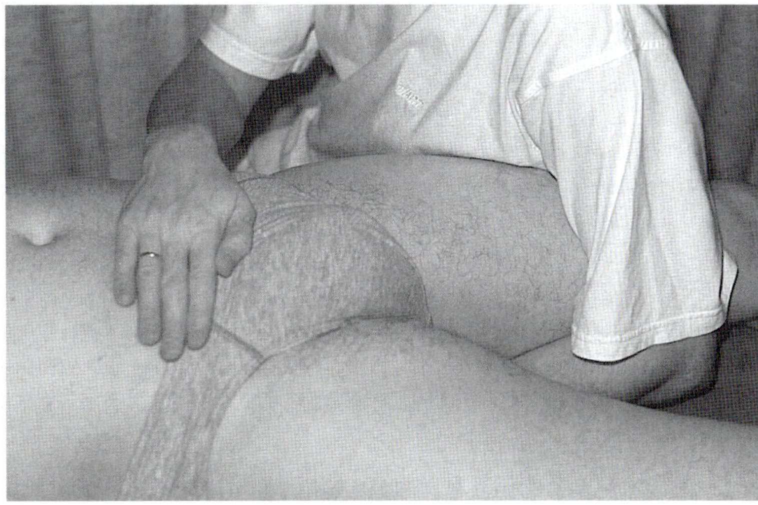

Befund und Indikation
- Rhythmus
- Faszienzüge
- Restriktionen vorwiegend des Beckenringes, in den Bauchmuskeln, des Diaphragma pelvis oder urogenitale

Ausführung

Patienten-Os-sacrum ruht auf einer Therapeuten-Hand, die zweite Therapeuten-Hand nimmt Kontakt unmittelbar an der Symphyse auf. Als Induktion dient das Gewicht des Patienten für die unten liegende Hand, die oben liegende gibt Kompression dorsal. Weiteres Vorgehen s. S. 17ff.

Hinweise

▷ Vor Durchführung dieser Technik empfiehlt es sich, Läsionen des Segmentes L_5/S_1, des Os sacrum und des Os coccygis zu behandeln.

▷ Bei Trägerinnen eines Intrauterinpessars ist die Indikation streng zu stellen.

▷ Bei Inkontinenz oder einem Descensus finden sich immer wieder Restriktionen des Beckendiaphragmas.

Technik
Beckendiaphragmen
Folgetechnik zum
Os-sacrum-Release
Darstellung am Modell

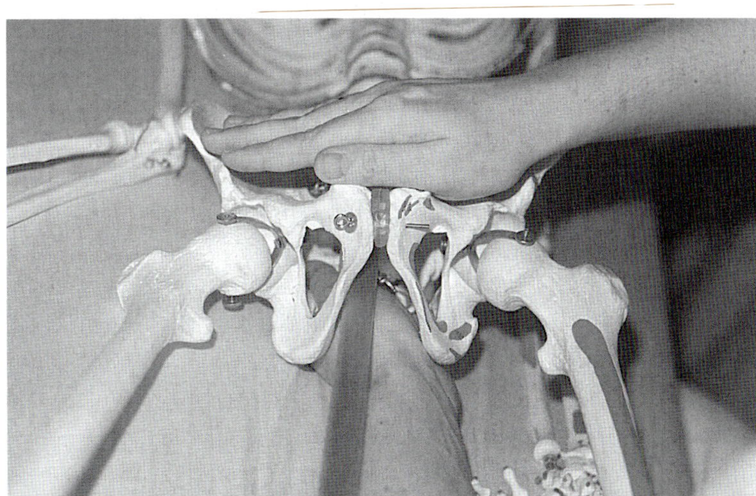

Technik
Diaphragma (Zwerchfell)

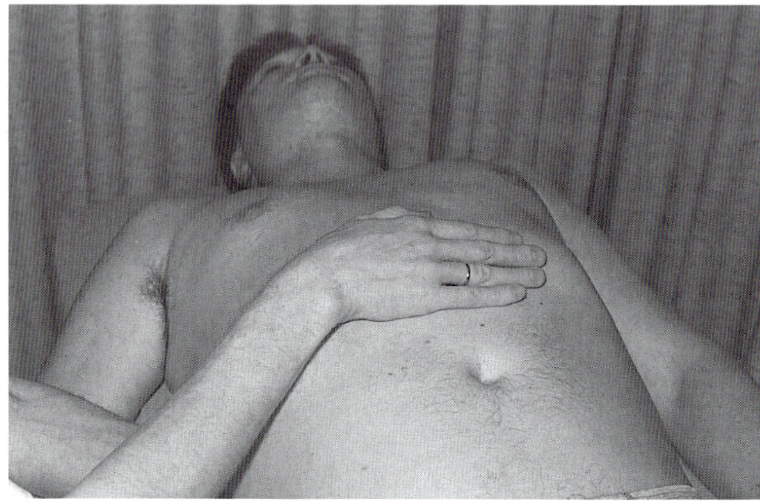

Befund und Indikation
- Rhythmus (Frequenz, Amplitude, Qualität)
- Faszienzüge
- Restriktionen vorwiegend des Diaphragmas

Ausführung

Dorsolumbaler Übergang des Patienten ruht auf einer Therapeuten-Hand, die zweite Therapeuten-Hand nimmt Kontakt in Höhe des Proc. xyphoideus auf. Als Induktion dient das Gewicht des Patienten für die unten liegende Hand, die oben liegende gibt dorsale Kompression. Weiteres Vorgehen s. S. 17ff.

Hinweis

Restriktionen des Diaphragmas können interferieren mit Längsstrukturen (Ösophagus, Aorta, V. cava, Ductus thoracicus, N. vagus, N. phrenicus, M. psoas und M. quadratus lumborum) und den anliegenden Organen. Restriktionen der genannten Strukturen können sich auch umgekehrt dem Diaphragma mitteilen. Auf die Kombinationsmöglichkeit mit Läsionen der Wirbelsäule sei an dieser Stelle hingewiesen (wie an anderen Stellen auch).

Technik
Diaphragma (Zwerchfell)
Darstellung am Modell

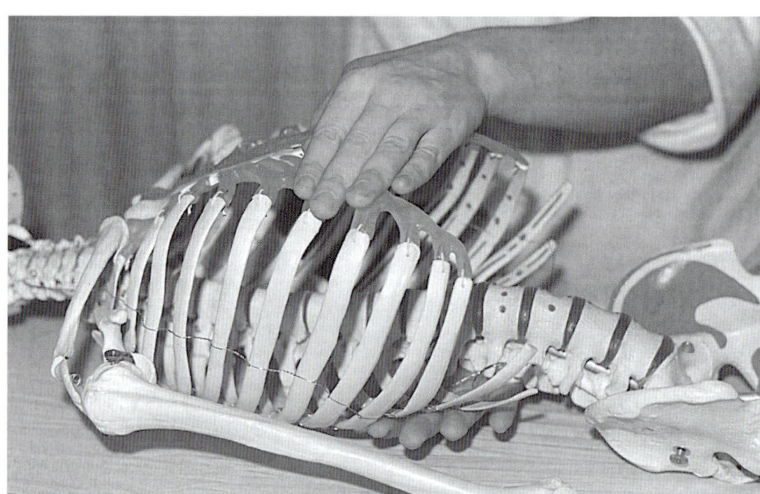

Technik
Thoracic Outlet

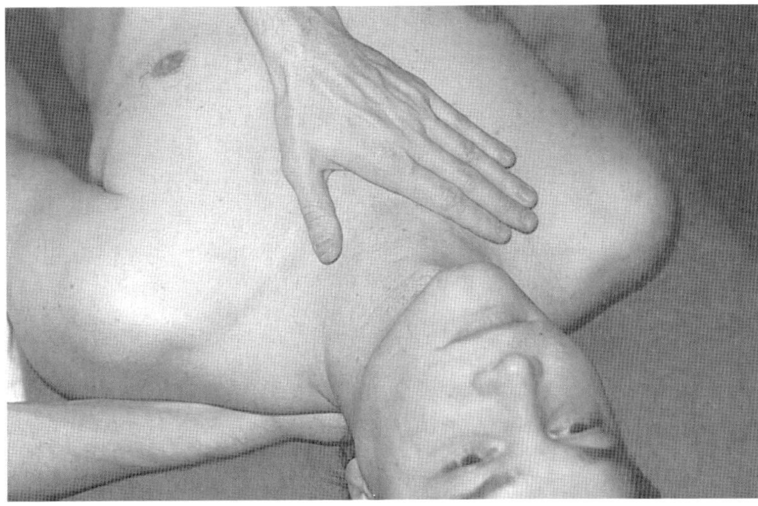

Befund und Indikation
- Rhythmus (Frequenz, Amplitude, Qualität)
- Faszienzüge
- Restriktionen des Thoracic Outlet

Ausführung

Cervicothorakaler Übergang des Patienten ruht auf einer Therapeuten-Hand, die zweite Therapeuten-Hand nimmt Kontakt in Höhe Manubrium sterni auf, Daumen und Zeigefinger auf die Claviculae. Als Induktion dient das Gewicht des Patienten für die unten liegende Hand, die oben liegende gibt dorsale Kompression. Weiteres Vorgehen s. S. 17ff.

Hinweis

Restriktionen des cervicothorakalen Überganges können interferieren mit allen Halsweichteilen, z. B. Ösophagus, Trachea, N. vagus, N. phrenicus, Plexus brachialis, Lig. suspensorium pleurae, den entsprechenden Muskeln, Arterien, Venen und Lymphgefäßen.

Technik
Thoracic Outlet
Darstellung am Modell

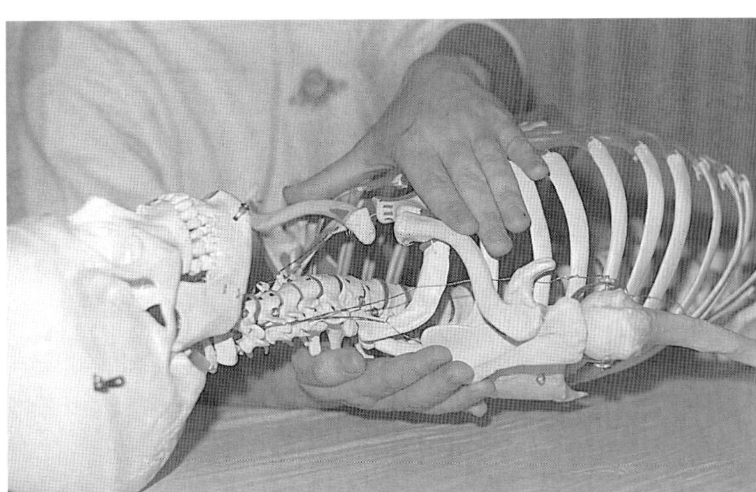

Technik
Thoracic Outlet
1. alternative Handhaltung

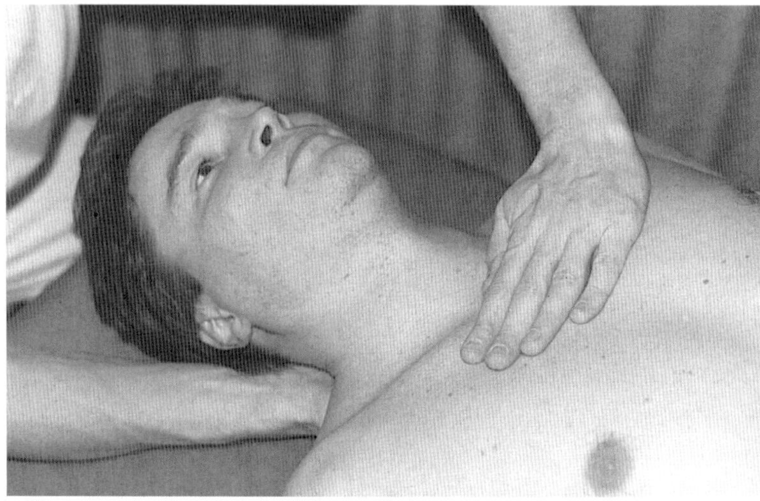

Ausführung

Cervicothorakaler Übergang des Patienten ruht auf einer Therapeuten-Hand, die zweite Therapeuten-Hand nimmt Kontakt in Höhe Manubrium sterni auf, Daumen und Zeigefinger auf die Claviculae. Als Induktion dient das Gewicht des Patienten für die unten liegende Hand, die oben liegende gibt dorsale Kompression. Weiteres Vorgehen s. S. 17ff.

Technik
Thoracic Outlet
2. alternative Handhaltung

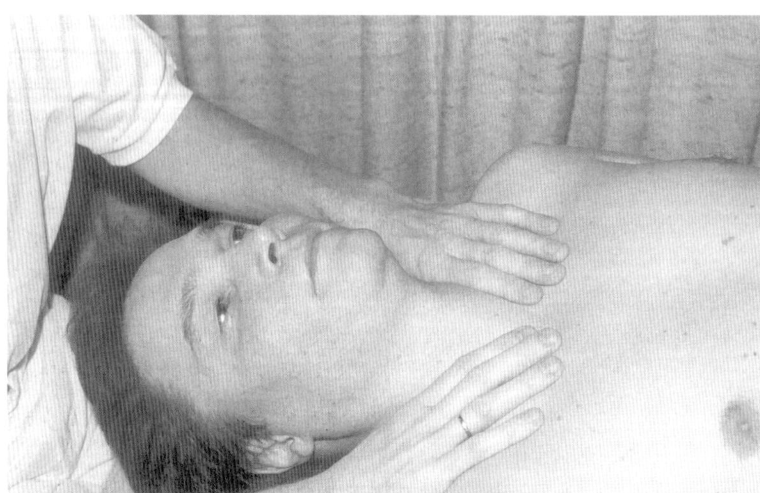

Ausführung

Cervicothorakaler Übergang des Patienten wird von beiden Seiten gefasst. Als Induktion werden die Therapeuten-Hände aufeinander zugeführt. Weiteres Vorgehen s. S. 17ff.

Technik
Os hyoideum/C_3

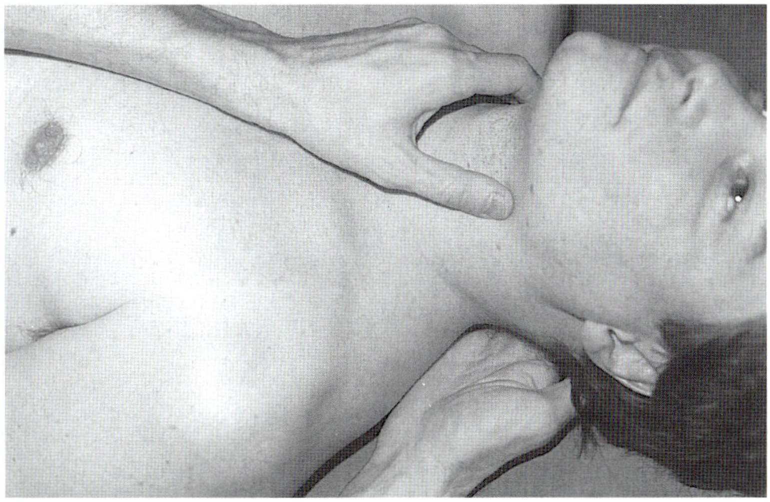

Befund und Indikation
- Rhythmus (Frequenz, Amplitude, Qualität, Symmetrie)
- Faszienzüge
- Restriktionen vorwiegend des Os hyoideum

Ausführung

Der Hals des Patienten ruht in der Therapeuten-Hand mit besonderer Beachtung von C_3, die zweite Therapeuten-Hand umfaßt das Os hyoideum. Als Induktion werden beide Hände aufeinander zugeführt. Weiteres Vorgehen s. S. 17ff.

Hinweis

Restriktionen dieses Diaphragma können interferieren mit allen Halsweichteilen, z. B. Pharynx, Larynx, N. vagus, N. phrenicus, A. carotis communis, A. vertebralis, Vv. jugularis interna und externa und den entsprechenden Muskeln (incl. Platysma) und Bändern (s. dazu auch S. 123ff.).

Technik
Os hyoideum/C_3
Darstellung am Modell

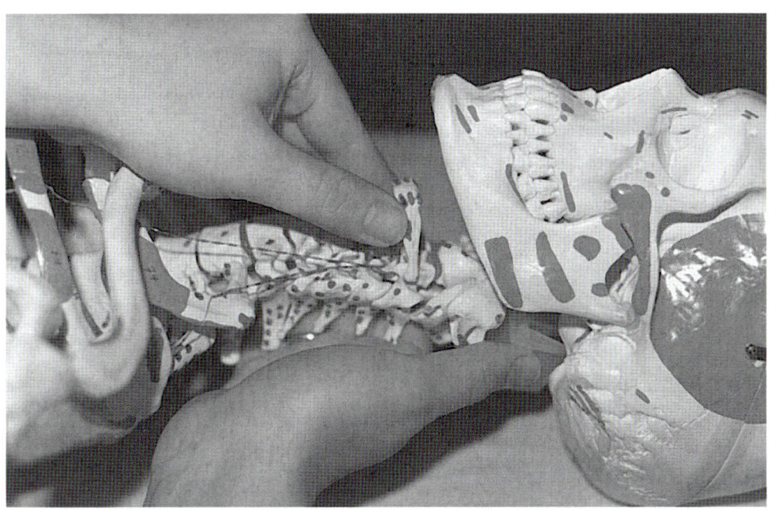

Technik
Os hyoideum/C_3
Alternative Handhaltung

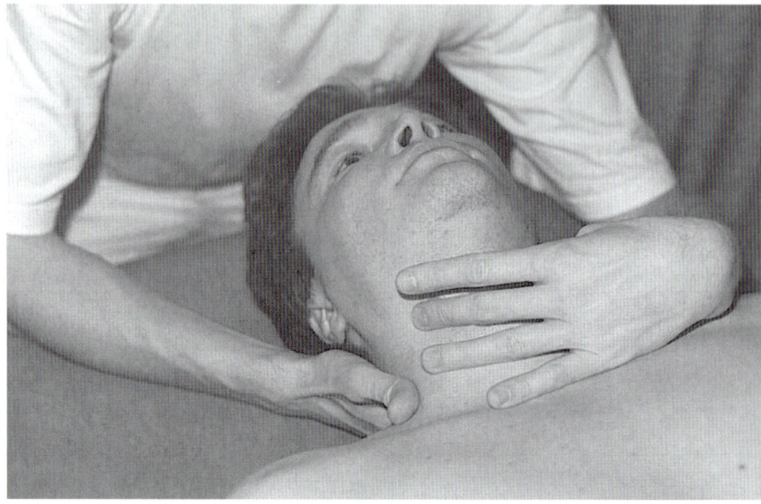

Ausführung

Siehe vorherige Technik

Anmerkung

Gelegentlich empfiehlt es sich, die Stimmbandebene als Diaphragma in Höhe von C_5 zu behandeln. Die Handhaltung aus den beiden letztgenannten Techniken ist übertragbar. Hinweisende Symptome können ein Globusgefühl oder Dysphonien sein.

Tentorium cerebelli

Das **Tentorium cerebelli** trennt das Cerebrum vom Cerebellum und ist wie ein »Zelt« über dem Cerebellum aufgespannt. Das Tentorium cerebelli besitzt zwei Blätter. Die ventralen Anheftungsstellen sind für das obere Blatt die Proc. clinoidei ant., für das untere Blatt die Proc. clinoidei post. des Os sphenoidale. Die lateralen und dorsalen Anheftungsstellen sind die Margines superiores partis petrosa der Ossa temporales, die Sulci sinus sigmoidei der Ossa parietales und die Sulci transversi des Os occipitale. (Zur Beziehung des Tentorium cerebelli zum Sinus-durae-matris-System s. S. 143.)

Zusammen mit der Falx bildet das Tentorium cerebelli das intracraniale horizontale und vertikale **Membransystem**. Sutherland (1939), Magoun (1966) und Upledger (1983) nannten dies das »Reciprocal Tension Membrane System«. Bei einer Weitung des Schädels sind diese Strukturen bewegungsbegrenzend, sie werden entsprechend dem Anstieg des Liquordruckes gespannt. Die Schädelknochen orientieren sich dabei um diese Membranen (s. bei den jeweiligen Schädelknochen). Bei einer Restriktion dieses Membransystems findet eine zusätzliche inadäquate Bewegungsbegrenzung statt; eine disharmonische, in Frequenz, Amplitude, Qualität und Symmetrie veränderte Bewegung einzelner Schädelknochen oder des gesamten Schädels ist die Folge.

Bei einer Restriktion des Tentorium cerebelli können neben reflektorischen Störungen die Strukturen irritiert werden, die sich in unmittelbarer Nachbarschaft befinden. Weitere Hinweise werden später gegeben.

Die **Untersuchung** und **Behandlung** des Tentorium cerebelli erfolgt entweder unmittelbar oder mittelbar über die Schädelknochen, an denen das Tentorium angeheftet ist. Die folgende Technik erlaubt es, das Tentorium cerebelli unmittelbar in seiner Gesamtheit zu erfassen. Da durch die Flexibilität der Schädelknochen »hindurchgetastet« werden muss, ist diese Technik u. U. dann mit Fehlern behaftet, wenn der Therapeut nicht genau weiß, wo sich seine Empfindung oder Kraft befindet bzw. welche Struktur er wo behandelt.

Technik

Tentorium cerebelli

Lage der Therapeuten-Hände

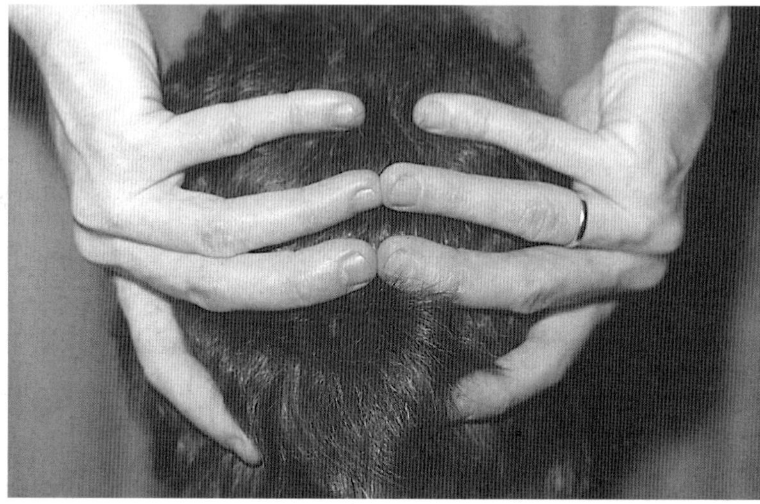

Befund und Indikation

- Restriktionen des Tentorium cerebelli
- Faszienzüge

Ausführung

Die Therapeuten-Mittelfinger liegen im Verlauf der Sinus transversi (von außen ist dort meist eine Knochenrinne) und treffen sich an der Protuberantia occipitalis externa.

Technik

Tentorium cerebelli

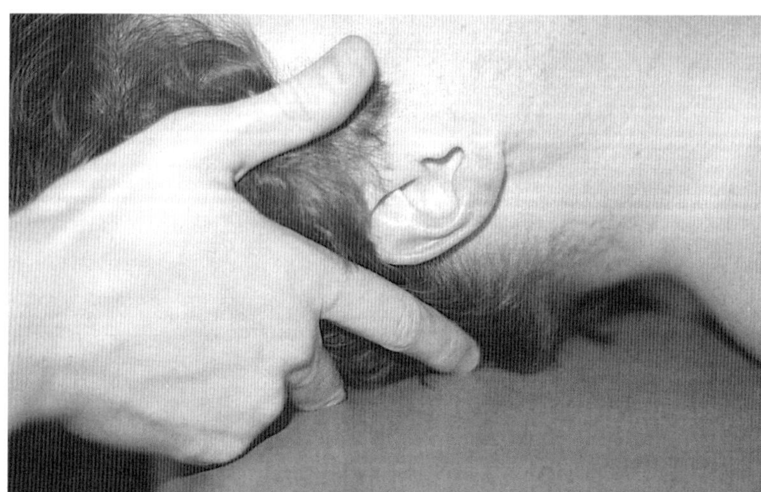

Ausführung

Die Therapeuten-Mittelfinger liegen im Verlauf der Sinus transversi (von außen ist dort meist eine Knochenrinne) und treffen sich an der Protuberantia occipitalis externa. Als Induktion werden die Therapeuten-Hände zentripetal in Richtung auf das mediale Ende des Sutherland Fulcrum (Kreuzungslinie zwischen Tentorium cerebelli und Falx cerebelli bzw. cerebri) bewegt.

Dura mater spinalis

Bewegungsphysiologie

- - - - Dura mater spinalis
X Bewegungsachsen des Os occipitale und des Os sacrum
→ Flexionsrichtung

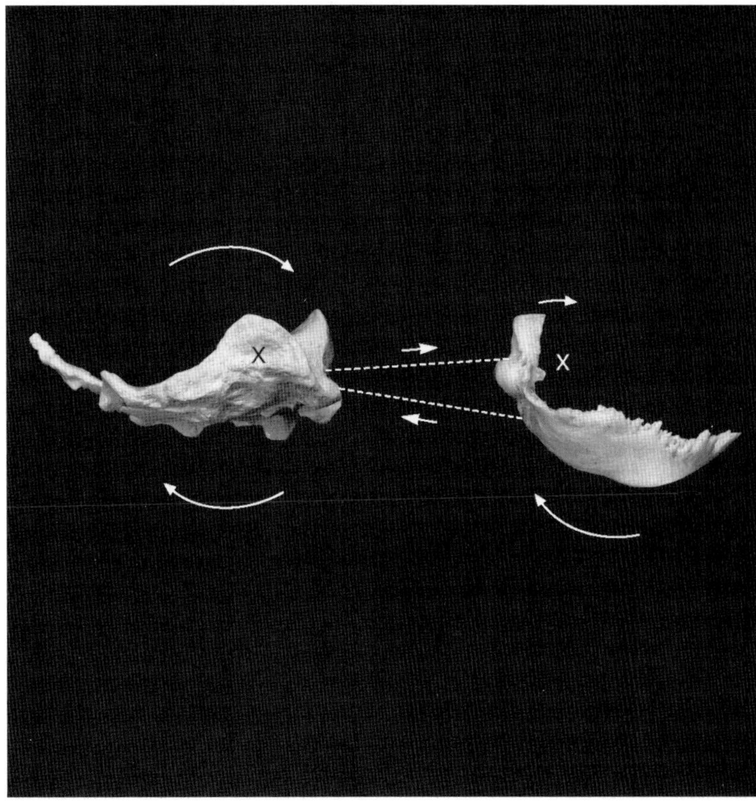

Anatomie

Die Dura mater encephali spaltet sich am Foramen magnum auf in Periost und Dura mater spinalis. Sie sind durch den Epiduralraum voneinander getrennt. Diese Aufteilung erlaubt eine große Beweglichkeit der Wirbelsäule, ohne die neuralen Strukturen mechanisch zu belasten. Die Dura mater spinalis zieht sich wie ein »Schlauch« vom Foramen magnum bis zum Os coccygis. Die Rückenmarkshäute bestehen neben der Dura mater spinalis aus der Pia mater spinalis und der Arachnoidea spinalis. Die Dura mater spinalis ist am Foramen magnum als derber fibröser Ring angeheftet und geht als Filum durae mit dem Periost des Os coccygis eine weitere feste Verbindung ein. Faserige Gleitschichten bestehen in Höhe C_2 bzw. C_3 dorsal und in Höhe S_2 ventral. Auch sie stellen Befestigungen dar und können Bewegungen übertragen.

Die Nervenwurzeln werden bis zum Foramen intervertebrale von Durascheiden umgeben, die dort befestigt sind und in das Epineurium der Nerven übergehen. Dieser Bauplan gestattet einerseits eine Zentrierung, andererseits eine möglichst große Beweglichkeit, insbesondere eines craniocaudalen Gleitens der Dura mater spinalis und des Rückenmarkes. Eine weitere Zentrierung findet durch kleinere Bandverbindungen segmental statt.

Bewegungsphysiologie

Die Dura mater spinalis ist eine feste bindegewebige Membran. Zugkräfte bzw. Faszienspannungen kann sie deshalb gut übertragen, besser als z. B. Haut oder Muskeln.

Bei einer Flexion kommt es in einer guten Annäherung zu einer Kippbewegung des Os occipitale um eine Achse knapp oberhalb des Foramen magnum. Dadurch hebt sich die Pars basilaris ossis occipitalis. Die am ventralen Foramen magnum befestigte Dura mater spinalis wird auf Zug beansprucht, der am dorsalen Foramen magnum befestigte Teil wird etwas freigegeben.

Der ventrale Zug wird auf das Os sacrum übertragen. Durch die ventrale Befestigung der Dura mater spinalis in Höhe S_2 kommt es zu einer Gegennutationsbewegung.

So richtet sich das Os sacrum nach dem Os occipitale, d. h. Os occipitale und Os sacrum sind in der jeweils gleichen Bewegungsphase (Flex./Flex. oder Ext./Ext.). Rhythmussprünge weisen auf Restriktionen hin. Auch erhöhte fasziale Spannungen oder pathologische Muster werden so übertragen.

Ein klinisch wichtiges Beispiel für einen solchen Übertragungsmechanismus ist das Os coccygis: Funktionsstörungen des Os coccygis wie der umgebenden Weichteile übertragen sich durch die feste Verbindung zum Filum durae bis auf die Kopfgelenke bzw. auf den Kopf. So ist auch bei symptomfreien lokalen Verhältnissen die oft gemachte klinische Beobachtung zu erklären, dass sich durch eine Behandlung des Os coccygis Funktionsstörungen oder deren Rezidivfreudigkeit der Kopfgelenke oder im Schädel terminieren lassen.

Wenn die Wahrnehmung auf die Dura spinalis fokussiert wird, ist darauf zu achten, dass die eingesetzten Kräfte keine reflektorischen Schutzmechanismen oder andere Gewebereaktionen hervorrufen. Wenn Muskulatur zu schnell gespannt wird, kommt es zu einer Kontraktion. Die Zugkräfte müssen unterschwellig angesetzt werden. Jede Gewebereaktion täuscht eine Restriktion vor. So ist – wie bei den anderen Techniken auch – auf eine bequeme und entspannte Lagerung des Patienten zu achten.

Durch die Techniken der Dura mater spinalis ist eine **Höhenlokalisation von Restriktionen** möglich. Upledger gab dazu das Beispiel einer Decke, auf der ein Gegenstand liegt. Wird bei dieser Decke an einer Seite gezogen, kann nach einiger Übung die Schwere des Gegenstandes und die Entfernung vom Therapeuten abgeschätzt werden. Liegen mehrere Gegenstände auf der Decke, ist die Beurteilung der hinterliegenden Gegenstände schwieriger. So empfiehlt es sich, bekannte oder führende Restriktionen vorher zu lösen, da z. B. Blockierungen in den Kopfgelenken oder im Beckenring dic Beurteilung der Dura mater spinalis erheblich erschweren.

Ursachen für Restriktionen können Narben, Torsionen, Adhäsionen und fazilitierte Segmente sein. Diese haben unterschiedliche Endgefühle. Eine schwerwiegende Bandscheibenpathologie führt zu einem Gefühl der nicht zu überwindenden oder sich nicht auflösenden Restriktion bzw. Barriere. Die Gleitfähigkeit der Dura mater spinalis ist aufgehoben. Wir haben regelmäßig in einem solchen Fall Patienten einer Operation zuführen müssen.

Technik
Dural Tube

Befund und Indikation
- Rhythmus (Frequenz, Amplitude, Qualität, Symmetrie)
- Faszienzüge
- Restriktionen der Dura mater spinalis, Bandscheibenpathologie

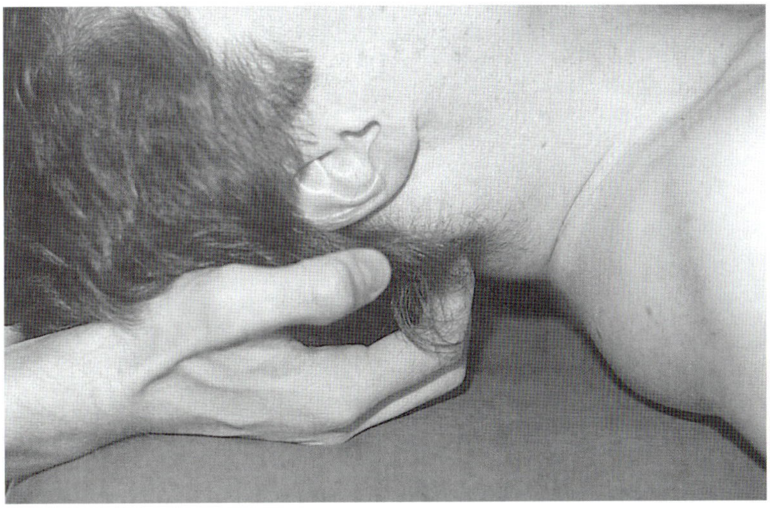

Ausführung

Einhaken mit den Fingern am Os occipitale mit cranialer Traktion. Weiteres Vorgehen s. S. 17ff.

Technik
Rocking the Baby

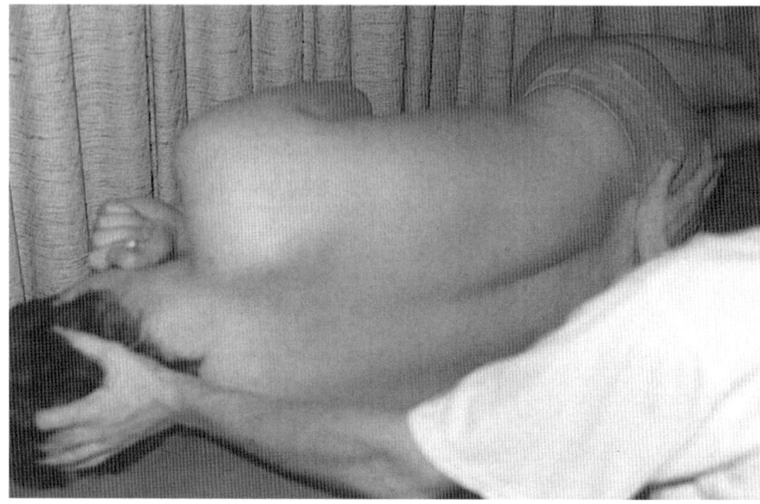

Befund und Indikation
- Rhythmus (Frequenz, Amplitude, Qualität, Symmetrie)
- Faszienzüge
- Restriktionen der Dura mater spinalis, Bandscheibenpathologie

Ausführung

Die erste Therapeuten-Hand nimmt Kontakt am Os occipitale auf, die zweite Therapeuten-Hand am Os sacrum unter besonderer Beachtung von S_2 (Bewegungsachse Os sacrum). Als Induktion dient eine Traktion (als Faszientechnik). Wenn mit dem Rhythmus gearbeitet werden soll, wird er zunächst beobachtet. Bei idealtypischen Bedingungen entsteht der Eindruck einer Schaukelbewegung zwischen dem Os occipitale und dem Os sacrum.

Technik
Rocking the Baby
Darstellung am Modell

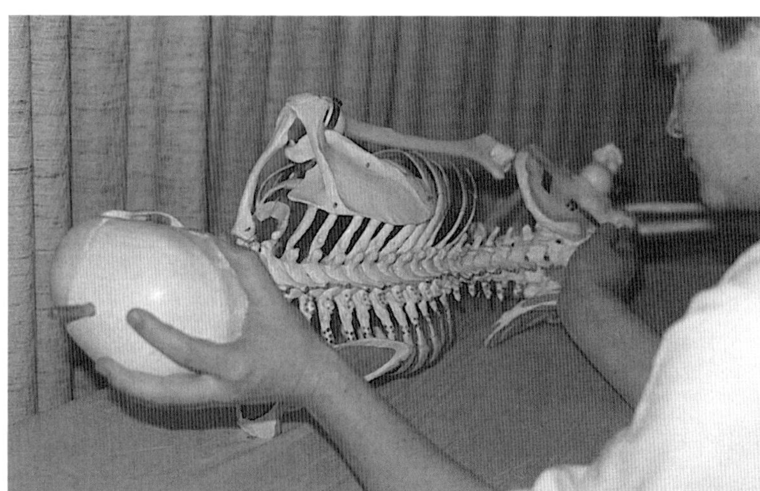

Ausführung 1

Siehe oben

Ausführung 2

Ausführung auch in Rückenlage möglich (s. S. 148)

Separationstechniken

Technik
Lumbosacrale Dekompression
Handhaltung

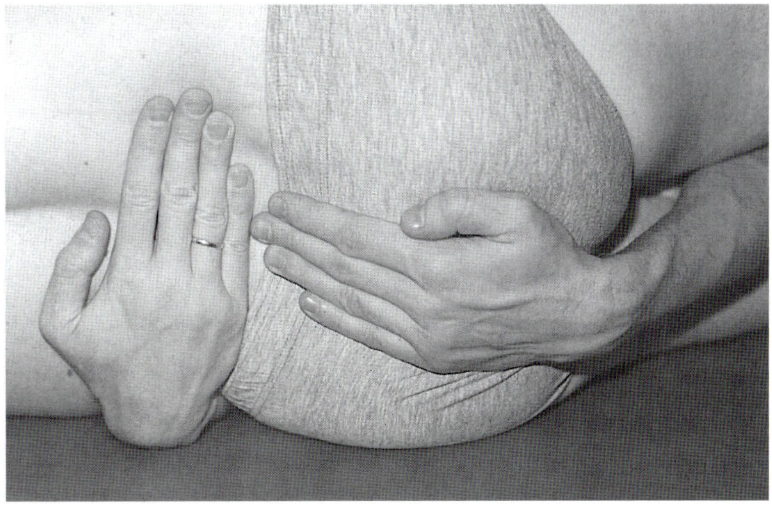

Befund und Indikation
- Rhythmus (Frequenz, Amplitude, Qualität, Symmetrie)
- Faszienzüge
- Kompression L_5/S_1 (Restriktion L_5/S_1)

Ausführung

Patient in Rückenlage, Therapeut neben Patient. Er umfasst contralaterales Knie und Becken des Patienten; über diesen Hebel wird Patienten-Becken etwas angehoben (s. S. 37). Therapeuten-Hand greift durch die Patienten-Beine und nimmt so Kontakt mit dem Os sacrum des Patienten auf, dass die Fingerspitzen auf S_1 liegen. Der Patient wird zurückgedreht. Die zweite Therapeuten-Hand wird unter den Rücken des Patienten so platziert, dass die Dorne ab L_5 aufwärts in ihr liegen.

Technik
Lumbosacrale Dekompression

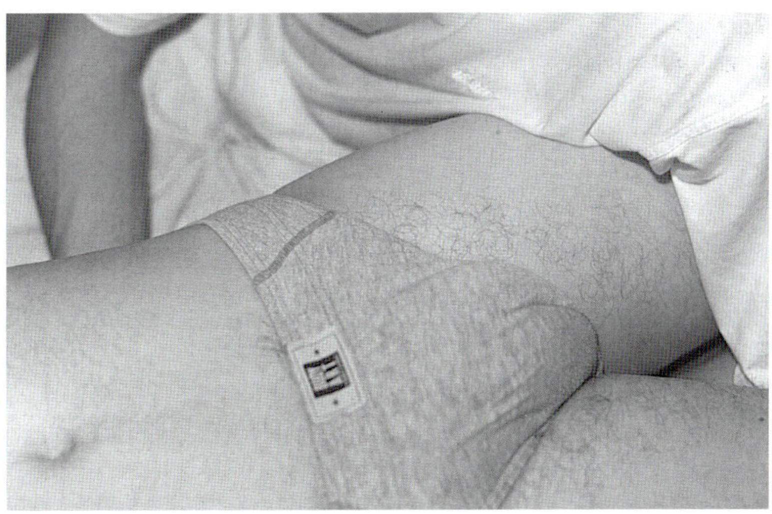

Ausführung

Als Induktion wird eine minimale Kompression L_5/S_1 bei indirektem, eine Traktion bei direktem Vorgehen ausgeführt. Weiteres Vorgehen auf S. 17ff. Die Technik wird abgeschlossen, wenn eine freie Separation möglich ist oder der Rhythmus sich einstellt.

Prinzip Stacking

Technik
Stacking am Beispiel Knie

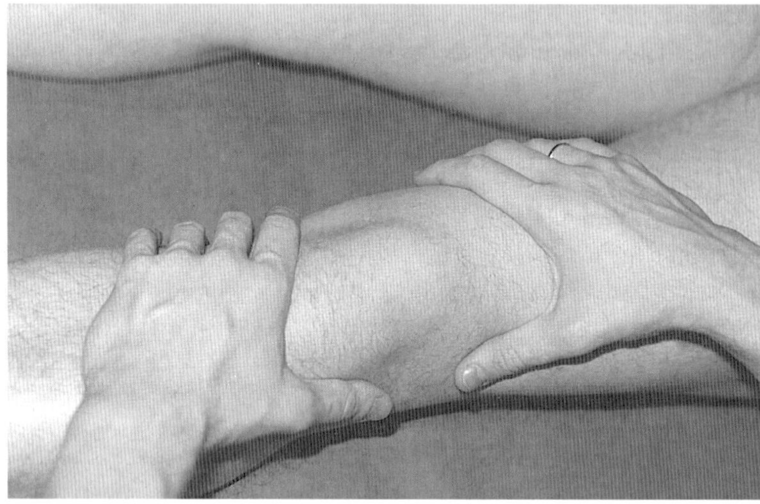

Befund und Indikation
- Fasziale Restriktionen

Ausführung
- Kompression/Traktion
- Ventral-/Dorsalgleiten
- Lateralgleiten
- Innen-/Außenrotation

Hände umfassen den Ober- und Unterschenkel kniegelenksnah. Feststellen der leichtesten Bewegungsrichtungen durch Austesten aller möglichen Freiheitsgrade oder durch Local Listening (hier am Knie).

Einstellen des Gesamtläsionsmusters durch »Aufeinanderstapeln« der Muster der einzelnen Freiheitsgrade und Halten bis zum Release oder als Induktion zum Unwinding.

Um eine dreidimensionale Einstellung zu erreichen, können auch die anderen Techniken angewandt werden (s. S. 17ff.).

Technik
Stacking am Beispiel Knie
Zweite Ansicht

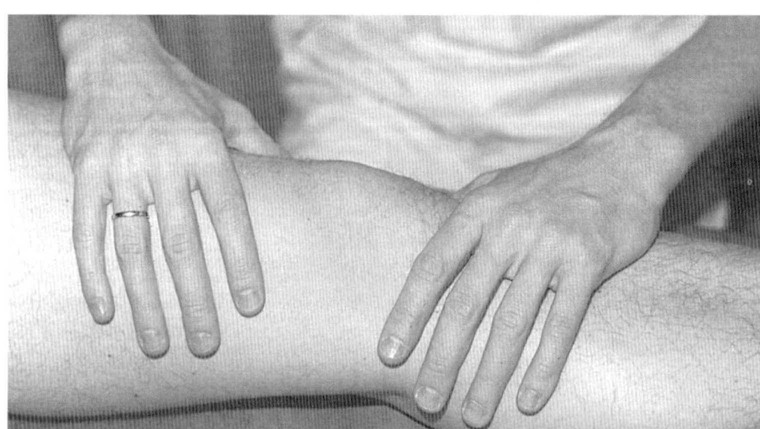

Anmerkung

Das Stacking kann bei allen Läsionen angewendet werden. Es gestattet eine Therapiebeschleunigung, da Störungen in den einzelnen Freiheitsgraden nicht getrennt, sondern zusammen behandelt werden können. Je besser dreidimensional eingestellt wird, desto besser kann das Gewebe reagieren. Insbesondere an der Synchondrosis sphenooccipitalis (s. S. 90ff.) hat sich diese Technik bewährt.

Technik 1
Separationstechnik C_0/C_1

Technik 2
Stacking C_0/C_1

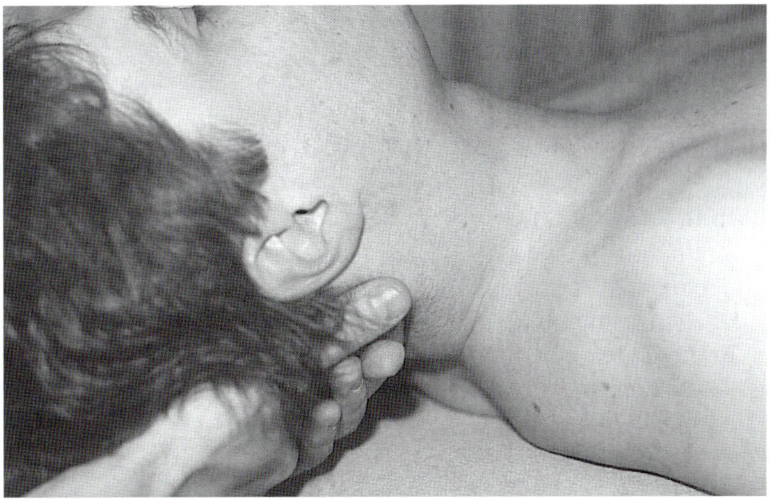

Befund und Indikation
- Rhythmus (Frequenz, Amplitude, Qualität, Symmetrie)
- Faszienzüge
- Kompression C_0/C_1 (Restriktion C_0/C_1)

Ausführung 1

Patient liegt in Rückenlage, die craniale Therapeuten-Hand umfasst das Os occipitale des Patienten, die caudale nimmt mit der Daumengabel und dem Verlauf des Zeigefingers Kontakt zum Patienten-Atlas auf. Als Induktion wird eine minimale Kompression C_0/C_1 bei indirektem, eine Traktion bei direktem Vorgehen ausgeführt. Weiteres Vorgehen auf S. 17ff. Die Technik wird abgeschlossen, wenn eine freie Separation möglich ist oder der Rhythmus sich einstellt.

Ausführung 2
- Kompression/Traktion
- Ventral-/Dorsalgleiten
- Lateralgleiten
- Rechts-/Linksrotation

Aus der Handhaltung der Ausführung 1 werden die leichtesten Bewegungsrichtungen durch Austesten aller möglichen Freiheitsgrade oder durch Local Listening festgestellt (evtl. auch in Kombination für die bzw. auf den einzelnen Condyli occipitales).

Einstellen des Gesamtläsionsmusters durch »Aufeinanderstapeln« der Muster der einzelnen Freiheitsgrade und Halten bis zum Release oder als Induktion zum Unwinding. Auch die anderen auf S. 17ff. genannten Möglichkeiten können angewendet werden nach jeweils »Aufeinanderstapeln« der einzelnen Freiheitsgrade, um eine dreidimensionale Einstellung zu erreichen.

Anmerkung

Das Prinzip der Separationstechniken ist auf alle peripheren Gelenke, Wirbelsäulensegmente, intracranialen Membranen, Knochen oder andere Gewebe übertragbar. Die hier gezeigten Separationstechniken eignen sich gut als Behandlungsbeginn.

Unwinding Extremitäten

Technik
Unwinding Arm

Befund und Indikation
- Rhythmus (Frequenz, Amplitude, Qualität, Symmetrie)
- Faszienzüge
- Restriktionen

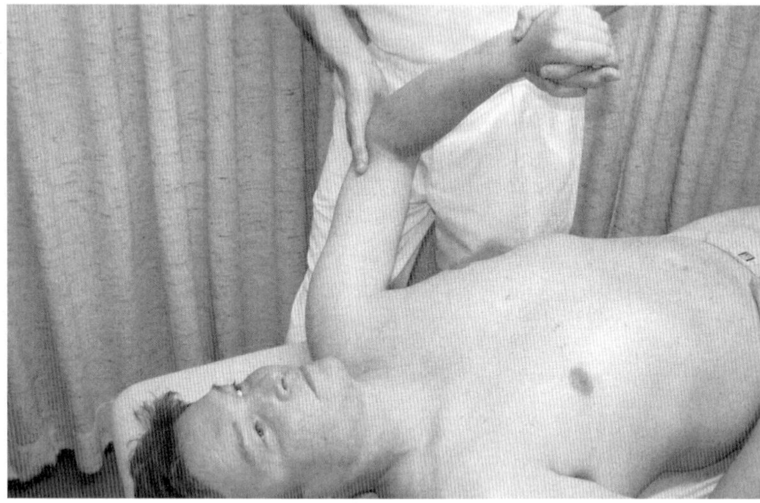

Ausführung

In möglichst vielen Gelenken wird in möglichst vielen Freiheitsgraden die aktuelle Ruhelage (Point of Ease) eingestellt. Nach kurzer Zeit ändern sich die aktuellen Ruhelagen, z. B. durch einen beginnenden Release. Ein Eindruck von auftretenden bzw. wechselnden Zügen entsteht. Diesen wird nachgestellt, bis die neue Ruhelage erreicht wird.

Technik
Unwinding Bein

Befund und Indikation
- Rhythmus (Frequenz, Amplitude, Qualität, Symmetrie)
- Faszienzüge
- Restriktionen

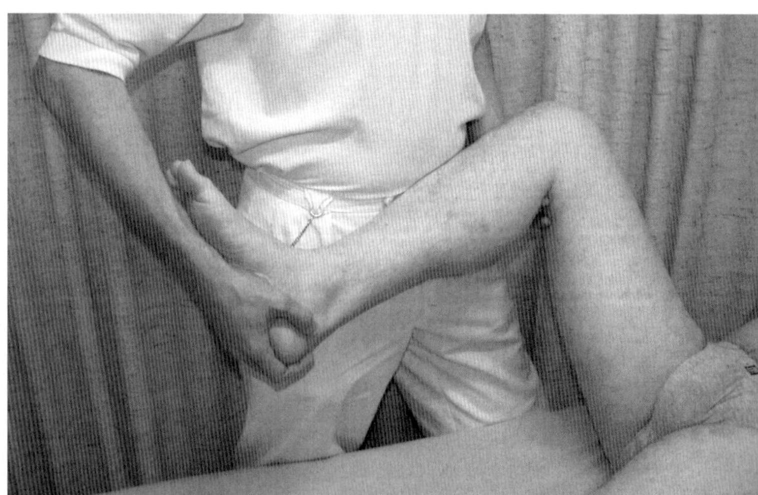

Ausführung

Wie Unwinding Arm

Anmerkungen

▷ Bei den Unwinding-Techniken kann es zu Bewegungen auf der gesamten Bewegungsbahn der entsprechenden Extremität und des übrigen Körpers kommen.

▷ Tritt bei einem Unwinding ein Still Point auf, empfiehlt es sich innezuhalten, bis sich der Rhythmus neu organisiert hat.

▷ Bei den Unwinding-Techniken kann es vorkommen, dass Bilder alter Verletzungen assoziiert werden.

CV-4 und V-Spread

Die in diesem Kapitel beschriebenen Techniken haben eine oft erstaunliche Wirkung. So ist die Still-Point-Initiierung am Os occipitale in der Technik CV-4 so vegetativ ausgleichend und harmonisierend, dass Upledger sie am Anfang und Ende seiner Behandlungssequenz Ten Step Protocol (s. S. 166) empfahl. Ein Still Point bewirkt auf unspezifische Weise eine Verbesserung des Rhythmus und unterstützt den Flüssigkeitsaustausch in den Geweben.

Kann eine Restriktion nicht gelöst werden, so kann eine morphologische und nicht funktionelle Störung vorliegen. Auch ist es möglich, dass im Sinne von Brügger nicht der afferente Schenkel behandelt wurde. Daneben spielen aber auch vegetative Regulationsstörungen eine große Rolle. So hat es sich in der Craniosacralosteopathie bewährt, dass in einem solchen Fall zum Ausgleich die Technik CV-4 oder die danach besprochene Technik V-Spread angewendet wird. Dies gilt auch bei iatrogenen Überreizungen von Geweben (z. B. zu viele Techniken an einem Punkt, zu harte Manipulationen) oder nach Traumen.

Technik
CV-4
Kompression 4. Ventrikel

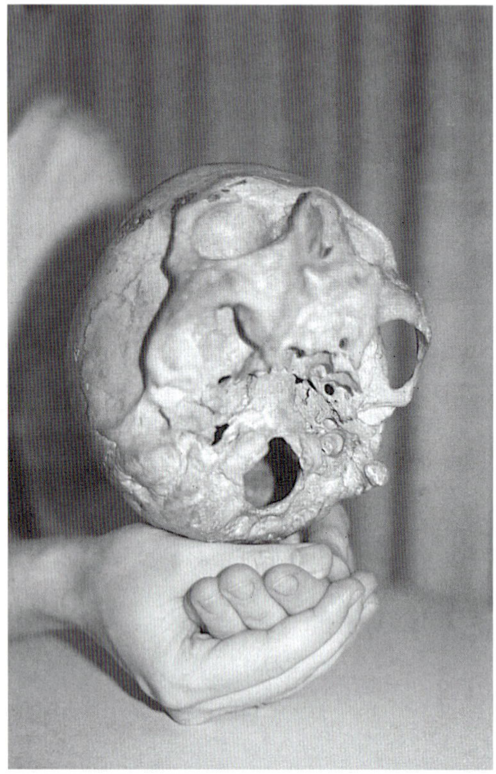

Befund und Indikation
- Vegetativer Ausgleich
- Entzündungshemmung
- Verbesserung des Liquorflusses

Absolute Kontraindikation
- Intracraniale Blutungen (auch bis drei Tage nach Apoplexie)
- Cerebrales Aneurysma

Relative Kontraindikation
- Erhöhter Hirndruck z. B. bei Hirntumor, Hirnödem, Hydrocephalus

Ausführung

Therapeuten-Hände ineinanderliegend, Daumen V-förmig, werden unter das Os occipitale pars squamosa des Patienten platziert. Ertasten des Rhythmus. In der Flexionsphase findet keine aktive Bewegung in den Therapeuten-Händen statt, in der Extensionsphase folgen die Therapeuten-Hände der Bewegung des Os occipitale wie eine Einladung, nicht forcierend.

Nach wenigen Zyklen kommt es zu einem Still Point (»Ruhepunkt«), an dem der palpatorische Eindruck entsteht, der Rhythmus sistiere. Der Therapeut gibt dem Patienten die Zeit, die er zur Neuorganisation des Rhythmus braucht. Entwickelt sich ein Rhythmus, wird er zugelassen, ohne dass der Therapeut aktiv wird. Es kann sich spontan auch ein weiterer Still Point anschließen.

Anmerkungen

▷ Eine Eigenbehandlung ist möglich, wenn unter dem Os occipitale zwei Tennisbälle liegen. Ein Wegrollen kann verhindert werden, wenn die Bälle z. B. in einen Strumpf gesteckt werden. Eine Haltearbeit der Nackenmuskeln ist zu vermeiden. (In ähnlicher Form war es in China auf Marktplätzen üblich, den Kopf auf Steinen auszuruhen.)

▷ Eine Kontraindikation besteht, da diese Technik den intracranialen Druck erhöhen bzw. Druckschwankungen verursachen kann.

Technik
CV-4
Kompression 4. Ventrikel
Detail (Handhaltung)

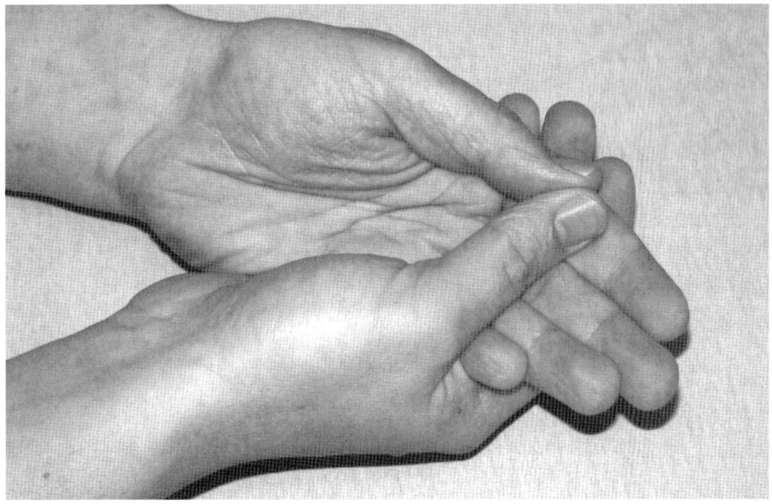

Technik
CV-4
Kompression 4. Ventrikel
Alternative Handhaltung

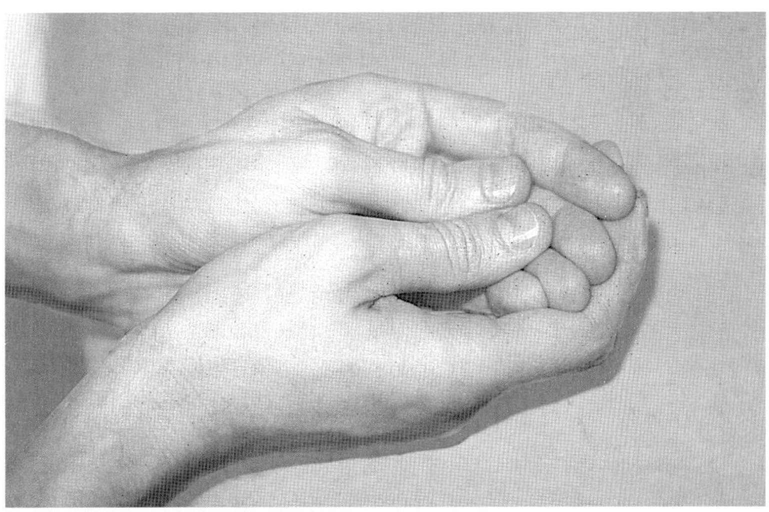

Technik

V-Spread

»Energie«-Applikationstechnik
hier: Knie

Indikation

Zustände, bei denen eine »Energie«-Applikation erwünscht ist, z. B. Trauma

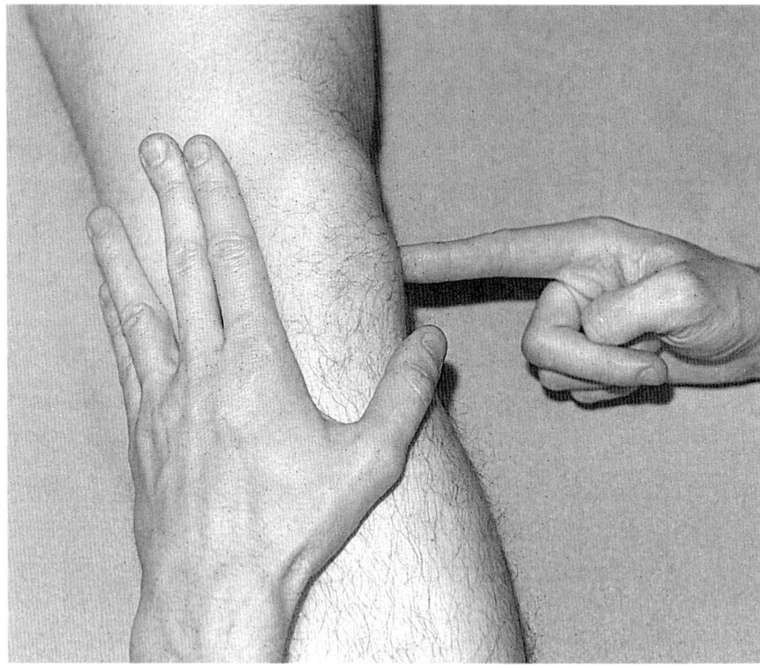

Ausführung

Die zu behandelnde Stelle wird zwischen applizierenden Finger und zum »V« aufgespreizter Hand gebracht. Durch Visualisierung wird nun »Energie« durch den applizierenden Finger auf die zu behandelnde Stelle gebracht. Die Technik ist beendet, wenn eine »Energie«-Absorption im Gewebe nicht mehr stattfindet oder wenn der gewünschte Release stattgefunden hat.

Anmerkungen

- ▷ Abgrenzungsprobleme können sich mit vegetativen Reaktionen des Therapeuten ankündigen.
- ▷ Ob bei dieser Art der Ausführung der Technik eine höhere Effektivität als bei einer Suggestivwirkung oder einem »einfachen« Abwarten vorhanden ist, haben wir innerhalb einer Studie nicht nachgeprüft. Wir haben uns trotzdem entschlossen, diese Art der Ausführung darzustellen, da z. T. überraschende Effekte ausgelöst werden können.

Möglicherweise spielen Wahrnehmungsprozesse oder Bahnungen durch Hautkontakt eine Rolle. Auch wird häufig eine chemische Bindungsenergie, die in einer Restriktion gebunden bzw. gespeichert wurde, in deutlich spürbare Wärme umgewandelt oder es kommt zu einer reaktiven Hyperämisierung.

Technik
V-Spread
auch »Energie«-Applikationstechnik
hier: Sutura frontoparietalis links

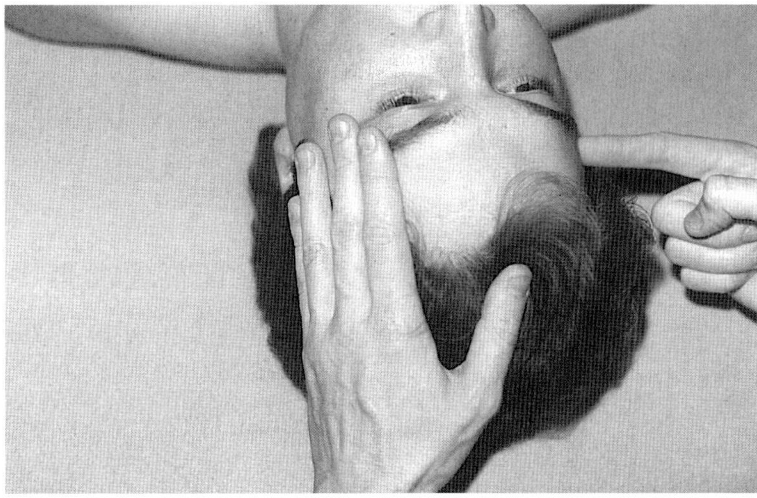

Indikation
- Restriktionen
- auch Zustände, bei denen eine »Energie«-Applikation erwünscht ist

Ausführung 1

Siehe Seite 58

Ausführung 2

Mit dem applizierenden Finger werden Druckwellen in Richtung der zu behandelnden Sutur erzeugt. Diese Druckwellen unterstützen die Separation in der Sutur, die initiiert wird durch das Spreizen der neben der Sutur liegenden Finger (evtl. auch in Kombination mit der Ausführung auf S. 58).

Ausführung 3

Aus einer Druckwelle, die mit dem applizierenden Finger (evtl. statt dessen auch mit der flach aufliegenden Hand) erzeugt wird, wird in Kombination mit der zweiten Hand und ideal zusätzlich dem craniosacralen Rhythmus eine stehende Welle entwickelt und mit einem Wellenbauch an der zu behandelnden Sutur eingestellt. Dieser Wellenbauch »mobilisiert« die Sutur. Unterstützt werden kann dies durch zusätzliches Spreizen der neben der Sutur liegenden Finger, allerdings ohne die Lage des Wellenbauches zu verändern.

Anmerkung

Eine Eigenbehandlung ist möglich, bei akuten Traumen wird sie empfohlen.

Falx und Tentorium

Bewegungsphysiologie der Falx cerebri und cerebelli

1 Os ethmoidale
2 Vomer
3 Os sphenoidale
4 Dura mater spinalis
5 Os occipitale
6 Falx cerebelli
7 Sutherland Fulcrum
8 Falx cerebri
X Bewegungsachsen
→ Flexionsrichtung

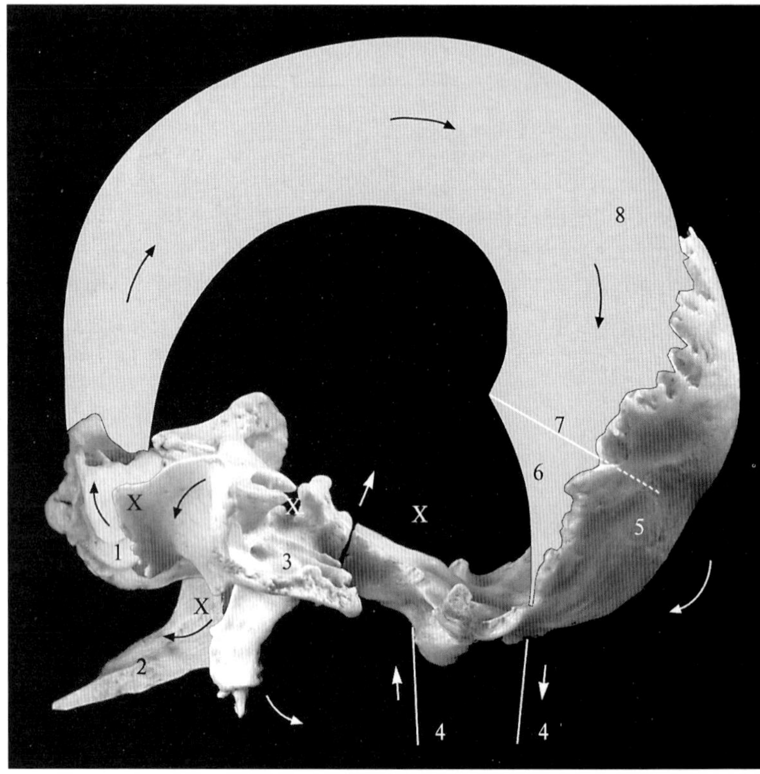

Anatomie

Die Falx cerebri hat ihre vordere Fixation an der Crista frontalis des Os frontale und an der Crista galli des Os ethmoidale. Die obere Fixation ist die Sutura sagittalis (Sutur zwischen den Ossa parietalia). Im weiteren Verlauf zieht sie bis zum Sutherland Fulcrum bzw. zur Protuberantia occipitalis interna (Inion).

Die Falx cerebelli bildet die caudale Verlängerung der Falx cerebri. Sie wird aufgespannt zwischen dem Sutherland Fulcrum, der Protuberantia occipitalis interna und der Crista occipitalis interna. Sie zieht bis zum dorsalen Teil des Foramen magnum, geht dort über in die den Schädel auskleidende Dura mater encephali und die Dura mater spinalis.

Das Tentorium cerebelli wie die Falx cerebri und cerebelli sind die in das Schädelinnere hineinragenden Teile der Dura mater encephali. Das Tentorium cerebelli wurde auf S. 45 besprochen. Auf die Zusammenhänge mit den Sinus venosi wird später eingegangen (s. S. 143).

Bewegungsphysiologie

In der Flexionsphase weitet sich der Schädel. Dazu findet eine Kippbewegung des Os occipitale und Os sphenoidale statt, die Synchondrosis sphenooccipitalis hebt sich. Das Os ethmoidale verhält sich wie ein Zahnrad mit dem Os sphenoidale und führt eine gegenläufige Rotationsbewegung aus. Dadurch bewegt sich die Crista galli cranial und ein wenig dorsal.

Durch die Befestigung der Falx cerebri an der Crista galli wird bei jeder Flexionsbewegung die Falx cerebri etwas entspannt. Das Os occipitale führt in der Flexionsphase eine dorsocaudale Bewegung aus. Dies kann nur so weit geschehen, wie das Os ethmoidale die Falx cerebri und damit auch die Falx cerebelli für eine Dorsalverlagerung freigibt. Diese Dorsalverlagerung wird eingeschränkt durch die Befestigung der Falx cerebri am Os frontale und an den Ossa parietalia.

Die Falx cerebri in ihren dorsalen Anteilen und die gesamte Falx cerebelli führen neben der Dorsalverlagerung noch eine Bewegung caudal aus. So findet sich eine gleichsinnige Bewegung zwischen der Falx cerebelli, dem Os occipitale und den dorsalen Anteilen der Dura mater spinalis.

Die genaue Bewegungsphysiologie der einzelnen Schädelknochen wird im Folgenden besprochen.

Technik
Falx-Release

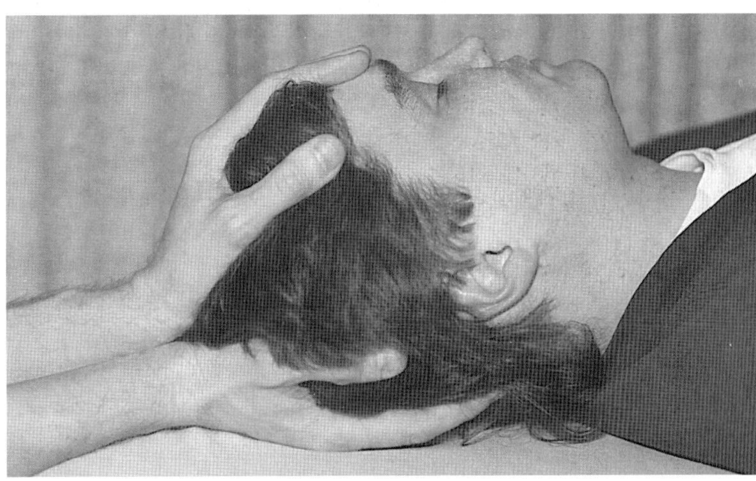

Befund und Indikation

- Restriktionen der Falx
- Faszienzüge

Ausführung

Therapeuten-Hände umfassen Patienten-Kopf sagittal im Verlauf der Anheftungsstellen der Falx. Wenn faszial gearbeitet werden soll, als Induktion konzentrisches Aufeinanderzuführen der Therapeuten-Hände; wenn mit Rhythmus gearbeitet werden soll, entweder Still-Point-Initiierung, Unterstützung des vorhandenen Rhythmus oder »Leiten« des »zuviel«- in Bereiche des »zuwenig«-Rhythmus. Auch ist es möglich, durch Leiten des Rhythmus ihn wie eine Welle gegen eine Restriktion laufen zu lassen, um einen Release zu initiieren. Die Behandlung ist abgeschlossen, wenn die Falx dehnbar und komprimierbar ist.

Technik

Tentorium-Kombinationstechnik

Darstellung am Modell

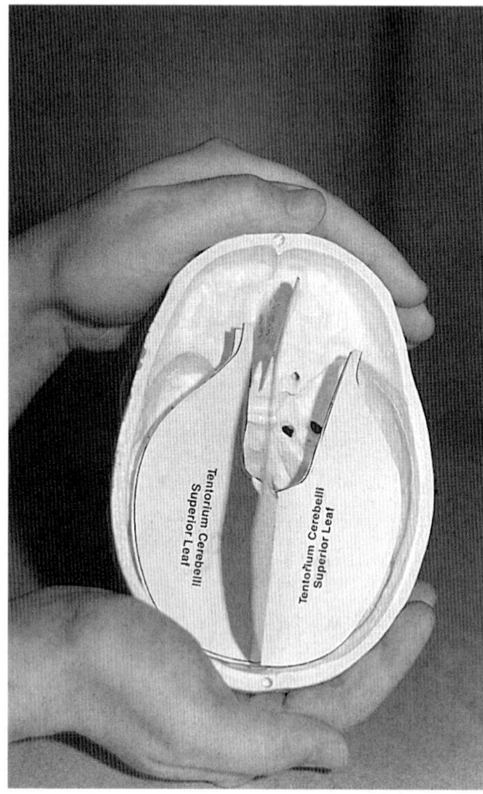

Befund und Indikation

- Restriktionen des Tentorium cerebelli
- Generelle Schädeluntersuchungs- und -behandlungstechnik
- Faszienzüge
- Rhythmus (Frequenz, Amplitude, Qualität, Symmetrie)

Ausführung

Therapeuten-Hände umfassen Patienten-Kopf coronar in Höhe des Verlaufes der Anheftungsstellen des Tentorium cerebelli.

Wenn faszial gearbeitet werden soll, müssen die Therapeuten-Hände als Induktion konzentrisch aufeinander zugeführt werden. Falls mit Rhythmus gearbeitet werden soll, erfolgt dies entweder durch Still-Point-Initiierung, Unterstützung des vorhandenen Rhythmus oder »Leiten« des »zuviel«- in Bereiche des »zuwenig«-Rhythmus. Als Induktion sind bei der faszialen Arbeit auch ein Local Listening, ein Verdrehen, eine Parallelverschiebung oder andere Freiheitsgrade (z. B. die der SSO) und ein Stacking möglich.

Systematik der Schädelbehandlung

Neurocranium

Os frontale

Os frontale von ventral

1	Tuber frontale
2	Proc. zygomaticus
3	Spina nasalis
AA', BB'	Bewegungsachsen
→	Flexionsrichtung

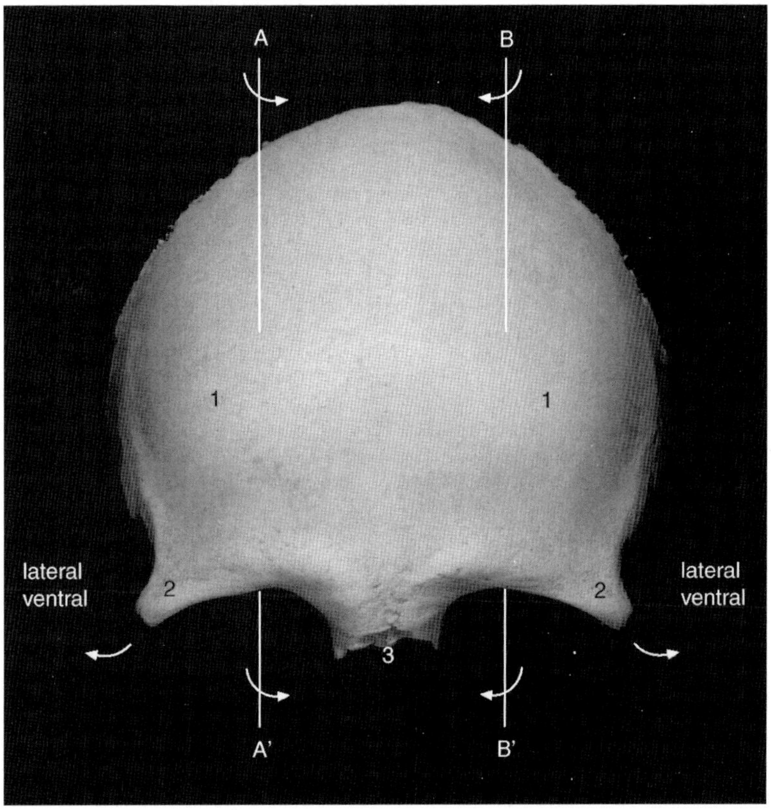

Os frontale von dorsal

1	Tuber frontale
2	Proc. zygomaticus
3	Anheftungsstelle Falx cerebri
4	Spina nasalis
AA', BB'	Bewegungsachsen
→	Flexionsrichtung

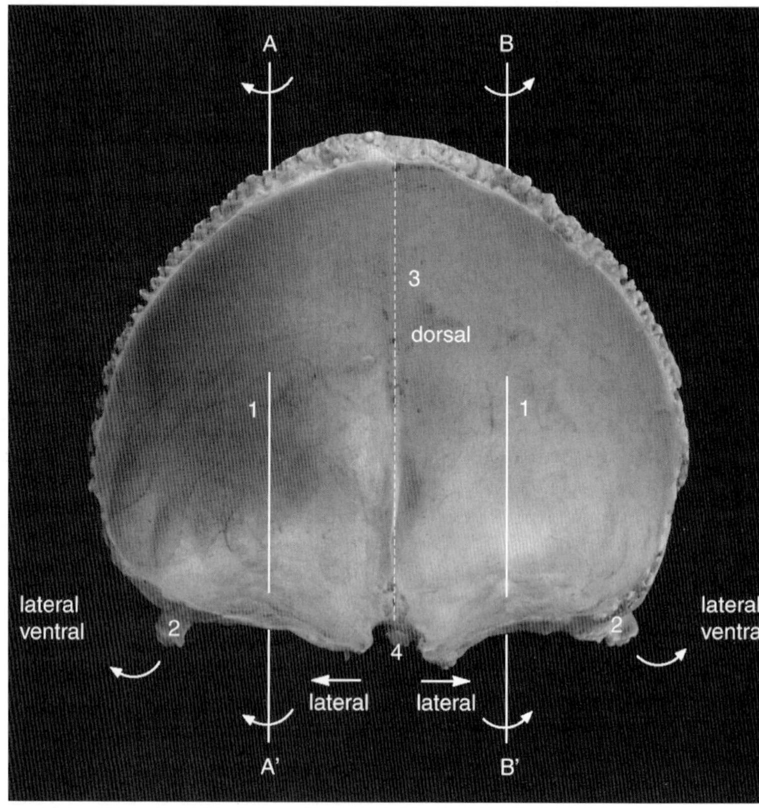

Anatomie

Das Os frontale hat Kontakt zu folgenden Knochen: Ossa parietalia, Os sphenoidale, Ossa zygomatica, Maxillae, Ossa lacrimalia, Ossa nasalia und Os ethmoidale.

Das Os frontale bildet mit den Ossa parietalia das Bregma, mit einem Os parietale, Os temporale und Os sphenoidale das Pterion.

Teile der Os frontale, Ossa temporalia und Os occitale bilden mit den Ossa parietalia die Calvaria.

Im Os frontale befinden sich die Sinus frontales.

Das Os frontale entsteht aus zwei Knochenkernen, deren Zentren später die Tuber bilden. Aus diesen Kernen bilden sich die Ossa frontalia. Diese sind bei der Geburt durch eine Fontanelle getrennt. In den ersten Lebensjahren verschließt sich diese Fontanelle. In 12,3% entsteht kein Os frontale als einheitlicher Knochen, sondern es bleiben zwei Ossa frontalia erhalten, die durch die Sutura frontalis getrennt bleiben (Metopismus).

Die Falx cerebri ist an der Crista frontalis und am Foramen caecum befestigt. Restriktionen der Befestigungen wie auch fasziale Züge, die über die Falx cerebri wirken, können Einfluss nehmen auf die Dränagewirkung des Sinus sagittalis superior und auf den Geruchssinn.

Bewegungsphysiologie

In der Flexionsphase soll Raum geschaffen werden. Durch die Befestigung der Falx cerebri am Os frontale wird eine Weitung in der medialen Linie verhindert, vielmehr zieht die Falx cerebri die Glabella dorsal und ein wenig cranial. Die Weitung findet vorwiegend an den Tubera ossis frontalis und lateral statt. D. h. die Tuber glätten sich, die Proc. zygomatici bewegen sich ventrolateral. Angetrieben wird die Bewegung vorwiegend durch die Seitenventrikel über die Alae majores ossis sphenoidalis.

In einer Annäherung kann diese Bewegung auch als »Türflügelbewegung« beschrieben werden. Das »Scharnier« ist die Mittellinie, die Türen öffnen sich ventral. Ein Metopismus erlaubt eine Scharnierbewegung in der Sutura frontalis zusätzlich zur intraossären Bewegung. Auch ohne Metopismus ist die Knochenflexibilität so groß, dass diese Bewegung spürbar stattfinden kann.

Die Bewegungen des Os frontale teilen sich im wesentlichen über die Ossa zygomatica dem Viscerocranium mit.

Technik
Frontal Lift

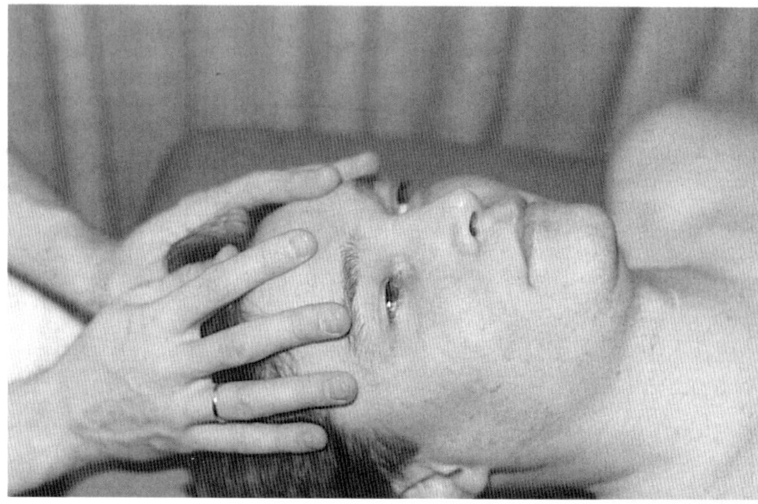

Befund und Indikation

- Suturrestriktion
- Restriktion des vertikalen Membransystems, horizontaler Anteil, z. B. der Falx
- Faszienzüge
- Rhythmus (Frequenz, Amplitude, Qualität, Symmetrie)

Ausführung

Therapeuten-Finger werden auf das Os frontale des auf dem Rücken liegenden Patienten gelegt. Die Finger werden nur mit der Kraft ventral angehoben, dass die Adhäsionskräfte soeben nicht überschritten werden. (Gelegentlich kann eine höhere Kraft bei der Griffanlage wie auch bei dem »Liften« notwendig werden.) Ein einsetzendes »Freischwimmen« (Unwinding) wird zugelassen.

Gelegentlich kann ein Release in einer Sutur und in der Falx gespürt werden.

Technik
Frontal Lift
Handhaltung am Modell

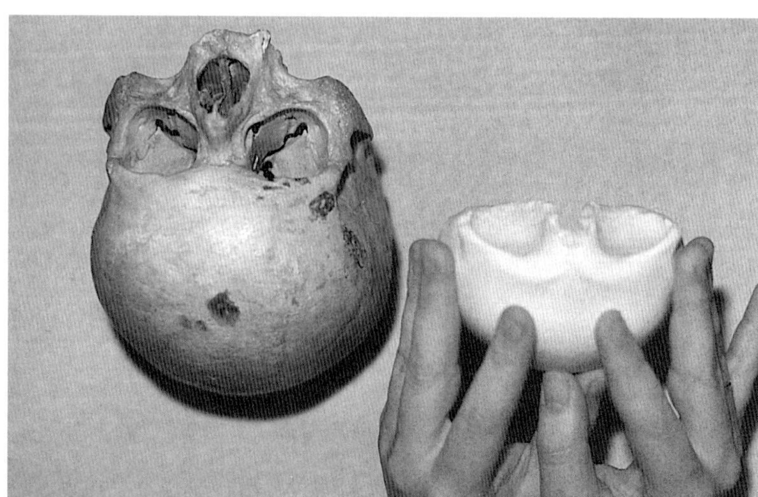

Os parietale

Rechtes Os parietale von lateral

1 Tuber parietale
2 Angulus mastoideus
3 Margo squamosus
4 Angulus sphenoidalis
AA' Bewegungsachse
→ Flexionsrichtung

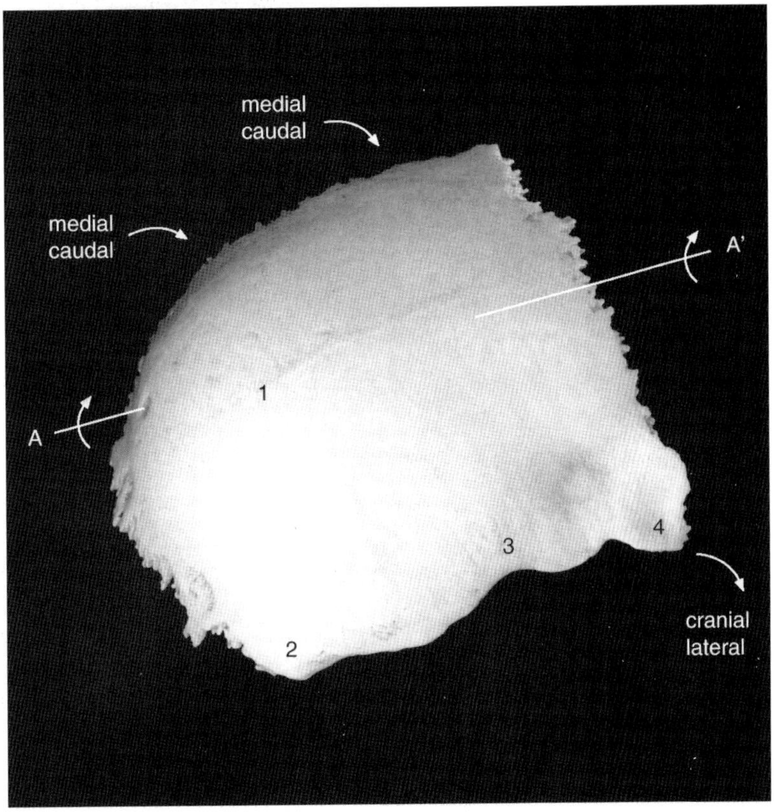

Ossa parietalia von cranial

1 Tuber parietale
AA', BB' Bewegungsachsen
→ Flexionsrichtung

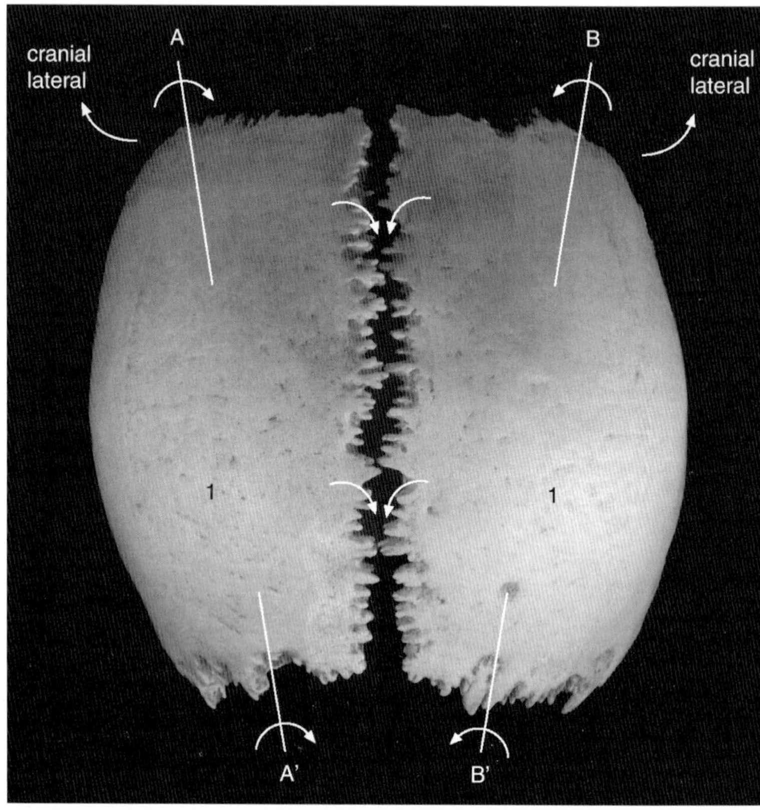

Anatomie

Das Os parietale hat Kontakt zu folgenden Knochen: Os frontale, Os sphenoidale, Os temporale, Os occipitale. Verbunden sind die beiden Ossa parietalia über die Sutura sagittalis.

Die Ossa parietalia bilden mit dem Os frontale das Bregma, mit dem Os occipitale das Lambda; das Pterion wird gebildet aus einem Os parietale, dem Os frontale, Os temporale und Os sphenoidale, das Asterion aus Os parietale, Os occipitale und Os temporale.

Die Falx cerebri (zum vertikalen Membransystem gehörend) ist an der Sutura sagittalis befestigt. Das Tentorium cerebelli (zum horizontalen Membransystem gehörend) inseriert teilweise auch an den Ossa parietalia. Die Anheftungsstellen sind die Sulci sinus sigmoidei. Restriktionen der Befestigungen wie auch fasziale Züge, die über das Membransystem wirken, können Einfluss nehmen auf die Dränagewirkung des Sinus sagittalis superior bzw. der Sinus sigmoidei.

An der Innenfläche befinden sich die Sulci arteriosi. In ihnen laufen die Arterien zwischen Dura mater und Diploe.

Die Form der Sutura sagittalis zeichnet sich durch ihre Verzahnung aus (Sägenaht). Sie gibt Stabilität für sagittale Scherkräfte, lässt aber eine Scharnierbewegung zu. In der Sutura squamosa liegt das Os temporale wie eine Schuppe (Schuppennaht) über dem Os parietale. Dadurch wird eine von lateral einwirkende Kraft gut abgetragen; eine Bewegung in der Sagittalebene ist möglich.

Bewegungsphysiologie

In der Flexionsphase soll Raum geschaffen werden. Durch die Befestigung der Falx cerebri wird eine Weitung in der Sutura sagittalis verhindert. Durch die Befestigung des Tentorium cerebelli an den Sulci sinus sigmoidei kann Raum nicht an den Anguli mastoidei geschaffen werden. So kommt es zu einer intraossären Weitung und Abflachung der Tubera parietalia und zu einer craniolateralen Bewegung der Anguli sphenoidales (angedeutet auch ventral). Angetrieben wird die Bewegung vorwiegend über die Seitenventrikel.

Die Form der Sutura sagittalis erlaubt eine Scharnierbewegung der Ossa parietalia zueinander. In einer Annäherung kann die Bewegung der Ossa parietalia auch als Türflügelbewegung (cranial) beschrieben werden. Die Türflügelbewegung wird aber durch die Befestigung des Tentorium cerebelli an den Anguli mastoidei behindert.

Der Margo squamosus ossis parietalis hat in der Sutura squamosa die Möglichkeit, durch die Schuppenform unter dem Os temporale zu gleiten. Damit wird die an dieser Stelle vorhandene intraossäre Weitung ermöglicht.

Technik
Parietal Lift

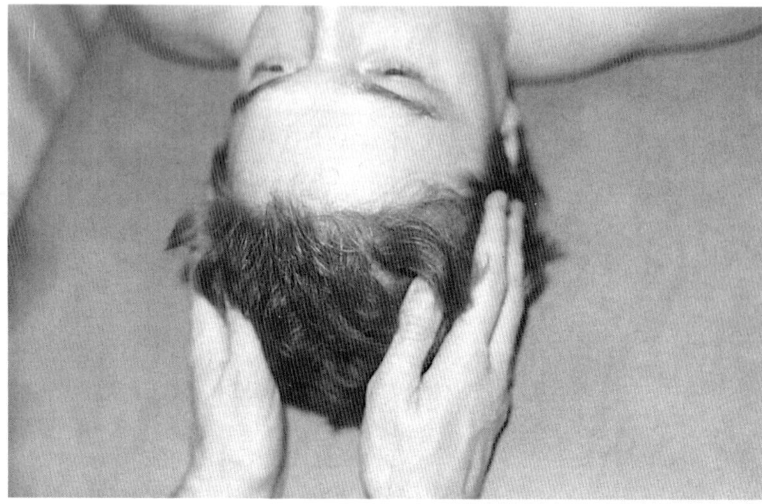

Befund und Indikation
- Suturrestriktion
- Restriktion des vertikalen Membransystems, vertikaler Anteil, z. B. der Falx
- Faszienzüge
- Rhythmus (Frequenz, Amplitude, Qualität, Symmetrie)

Ausführung

Auflegen der Therapeuten-Finger bis zur Sutura squamosa auf die Ossa parietalia. In der ersten Phase werden die Fingerendglieder zum Lösen des horizontalen Aspektes der Sutura squamosa bis zum Release zueinander bewegt, in der zweiten Phase werden die Ossa parietalia mit der Kraft cranial gezogen, dass die Adhäsionskräfte gerade nicht überschritten werden.

Technik
Parietal Lift
Alternative Handhaltung am Modell

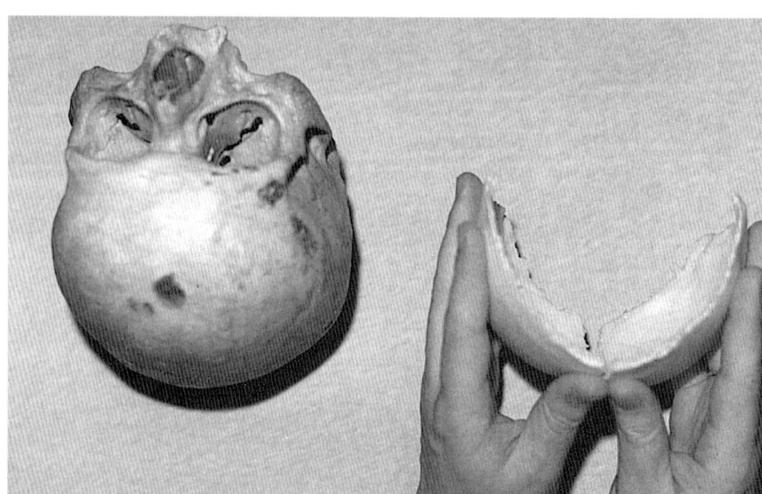

Ausführung

Anders als bei der vorigen Handhaltung werden die Daumen hier entweder direkt oder überkreuzt (ohne Abb.) neben die Sutura sagittalis gelegt. Dadurch kann bei Bedarf die Sutura sagittalis durch Separation zusätzlich gelöst, ein Spreizen in der Sutura squamosa unterstützt oder die intraossäre Flexibilität verbessert werden.

Os temporale

Rechtes Os temporale von lateral

1 Pars squamosa
2 Proc. zygomaticus
3 Fossa mandibularis
4 Meatus acusticus externus
5 Proc. styloideus
6 Proc. mastoideus
AA' Bewegungsachse, entlang des Margo superior partis petrosae
→ Flexionsrichtung

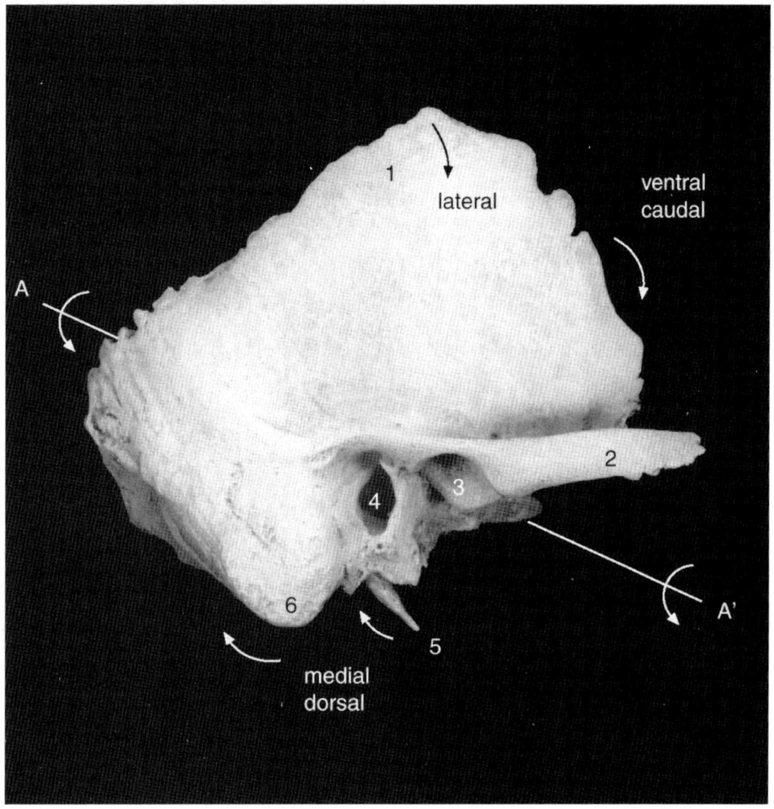

Rechtes Os temporale von ventral

1 Margo superior partis petrosae
2 Proc. styloideus
3 Proc. zygomaticus
AA' Bewegungsachse, entlang des Margo superior partis petrosae
→ Flexionsrichtung

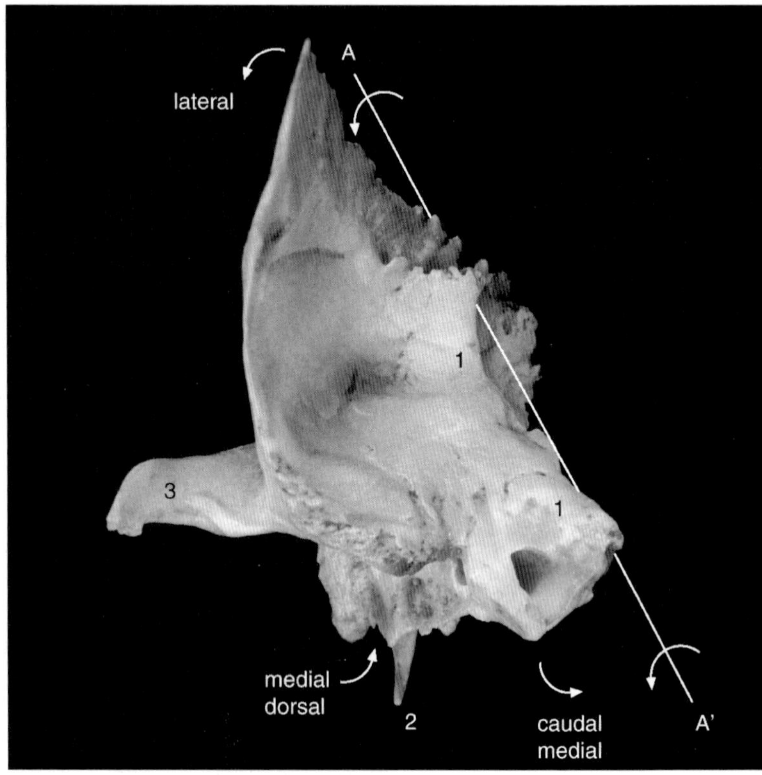

Anatomie

Das Os temporale hat Kontakt zu folgenden Knochen: Os sphenoidale, Os parietale, Os occipitale, Mandibula, Os zygomaticum.

Das Os temporale bildet mit einem Os parietale, dem Os frontale und dem Os sphenoidale das Pterion, mit dem Os parietale und dem Os occipitale das Asterion.

Die Pars petrosa ossis temporalis als Teil der Schädelbasis trennt die mittlere von der hinteren Schädelgrube; die Pars squamosa bildet einen lateralen Teil der Calvaria.

Durch den Canalis caroticus tritt die A. carotis interna, durch den Canalis facialis (dorsal des Proc. styloideus) der N. facialis. Die konstanteste und größte V. emissaria zieht durch das Foramen mastoideum.

Das Os temporale bildet mit dem Os occipitale das Foramen jugulare. Durch dieses treten die A. meningea posterior, V. jugularis, die Nn. glossopharyngeus, vagus und accessorius. Funktionsstörungen können alle diese Strukturen irritieren. Ein Hypertonus z. B. des M. rectus capitis lateralis kann die Sutura occipitomastoidea komprimieren und über diesen Weg die genannten Strukturen alterieren.

Das Tentorium cerebelli inseriert auf der gesamten Länge des Margo superior partis petrosae. An der Anheftungsstelle befindet sich zwischen den beiden Blättern der Sinus petrosus superior, der mit dem Sinus transversus und dem Sinus petrosus inferior verbunden ist. Der Sinus petrosus inferior vereinigt sich mit dem Sinus sigmoideus zum Bulbus vena jugularis superior.

Unter dem Tentorium cerebelli liegen unmittelbar vor der Pars petrosa die Kerne der Hirnnerven III (N. oculomotorius), IV (N. trochlearis), V (N. trigeminus) und VI (N. abducens).

Die Form der Sutura squamosa lässt eine Bewegung in der Sagittalebene (s. S. 69) und eine Separation in der Frontalebene zu.

Der Proc. mastoideus ist bei einem Säugling noch nicht ausgebildet; er entwickelt sich über Muskelzüge.

Bewegungsphysiologie

In der Flexionsphase wird Raum geschaffen durch eine Lateralbewegung der Pars squamosa. Durch die Befestigung des Tentorium cerebelli an dem Margo superior partis petrosae kommt es zu einer Kippbewegung. Die Bewegung der Pars squamosa wird dadurch ventrolateral modifiziert. Da in der Sutura squamosa das Os temporale auf dem Os parietale wie eine Schuppe liegt, wird die Kippbewegung des Os temporale nicht behindert. Es findet sich durch die beschriebene Bewegungsmodifikation eine Angleichung an die intraossäre Weitung des Os parietale an der Margo squamosus.

Der Proc. mastoideus und der Proc. styloideus wandern jeweils in der Flexionsphase dorsomedial. Da die Fossa mandibularis oberhalb der Bewegungsachse liegt, wird sie medioventral verlagert, wodurch der Proc. condylaris mandibulae eine andere Stellung im Raum erhält. Das

Os temporale teilt seine Bewegung über den Proc. zygomaticus dem Viscerocranium mit. Die Form der Sutura temporozygomatica lässt auch eine Rotation in der Sutur zu.

Angetrieben wird die Bewegung des Os temporale vorwiegend über die Seitenventrikel.

Die physiologischen Bewegungen des Os temporale werden gehemmt durch einen Hypertonus des M. sternocleidomastoideus. Die Flexionsbewegung wird gebremst, das Os temporale steht mehr in Extension, das Tentorium cerebelli wird zusätzlich gespannt. Ein Hypertonus des M. temporalis bewirkt eine Verkeilung des Pterion und eine Kompression in der Sutura squamosa; auch hier wird das Tentorium cerebelli zusätzlich gespannt. Ein beidseitig erhöhter Tonus der Mm. temporales kann eine Kompression in der Synchondrosis sphenooccipitalis (s. S. 91), ein einseitiger Hypertonus eine Torsion oder ein Sidebending (s. S. 94 und S. 95) vortäuschen. Ein Hypertonus des M. masseter verkeilt die Sutura temporozygomatica und behindert die Extensionsbewegung des Os temporale. (Besteht eine Fehlstellung länger, kann sich daraus eine Restriktion entwickeln.) Die Einflüsse auf das Kiefergelenk werden bei der Mandibula besprochen (s. S. 123ff.).

Neben den von außen ansetzenden Bewegungshemmungen (äußere Verkeilung) kann die Beweglichkeit des Os temporale auch von innen durch Restriktionen des Tentorium cerebelli oder darüber mitgeteilte Faszienzüge eingeschränkt werden (innere Verkeilung).

Technik
Ear Pull

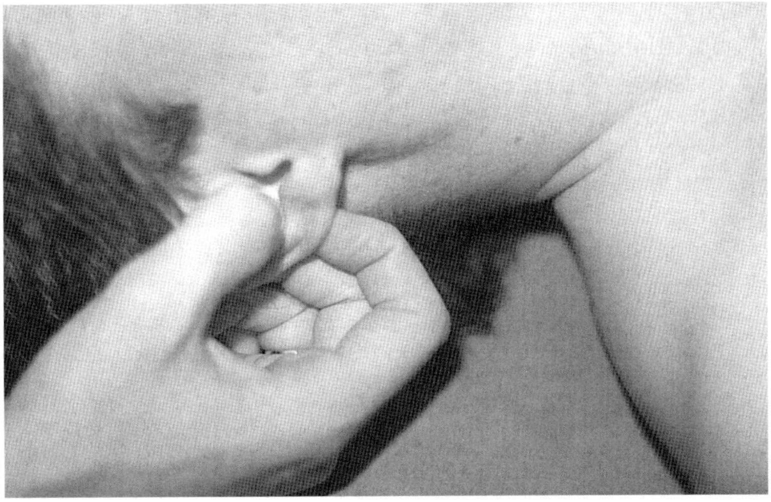

Befund und Indikation

- Suturrestriktion
- Tentoriumrestriktion
- Faszienzüge
- Rhythmus (Frequenz, Amplitude, Qualität, Symmetrie)
- Venöser Abfluss

Ausführung

Die Patienten-Ohrmuscheln werden gefasst durch Einlegen der Therapeuten-Daumen in die Conchae auriculae und Gegenhalten von dorsal. Im Verlauf des Meatus acusticus externus wird lateral und etwa 45° dorsal gezogen. Ein »Unwinding« wird zugelassen. Gelegentlich kann eine sehr deutliche zentripetale Kraft auftreten; dann kann es sich empfehlen, von einem direkten zu einem indirekten Vorgehen zu wechseln.

Technik
Mobilisation
Os temporale
in der Sagittalebene

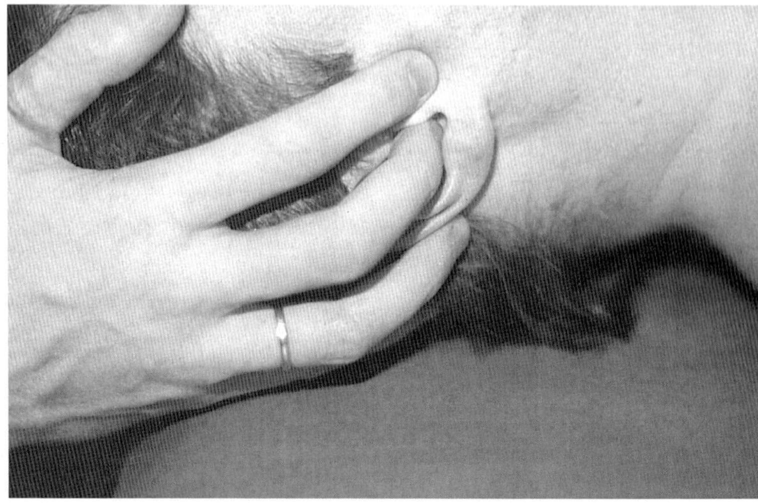

Befund und Indikation

- Suturrestriktion
- Tentoriumrestriktion
- Faszienzüge
- Rhythmus (Frequenz, Amplitude, Qualität, Symmetrie)
- Venöser Abfluss

Ausführung

Die Ossa temporalia werden gefaßt durch Auflage des 2. Fingers präaurikulär auf die Pars squamosa, des 3. Fingers auf den Porus acusticus externus und des 4. Fingers retroaurikulär auf das Mastoid. Die Ossa temporalia werden nun gegeneinander verdreht zur Feststellung der leichter beweglichen Richtung (oder durch Local Listening). Weiteres Vorgehen s. S. 17ff. bei faszialer Technik; wenn über Rhythmus behandelt werden soll, entweder Still-Point-Initiierung oder Unterstützung des pathologischen Rhythmus oder »Leiten« des »zuviel«- in Bereiche des »zuwenig«-Rhythmus.

Technik
Mobilisation
Os temporale
in der Sagittalebene
Darstellung am Modell

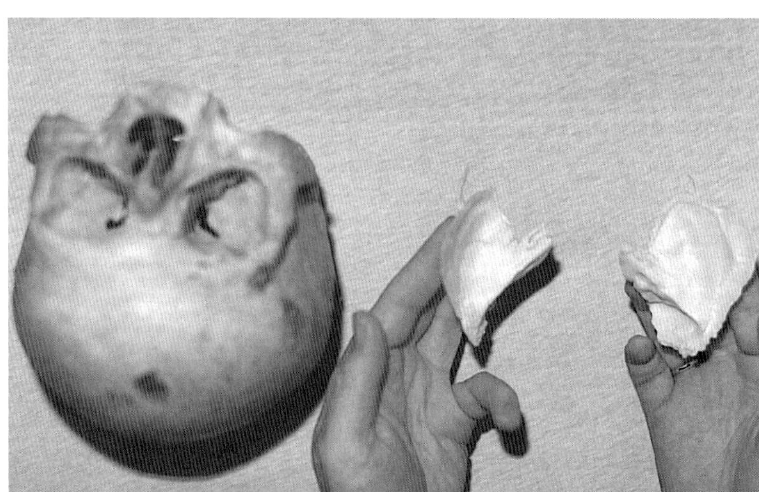

Technik
Mobilisation
Os temporale
in der Frontalebene

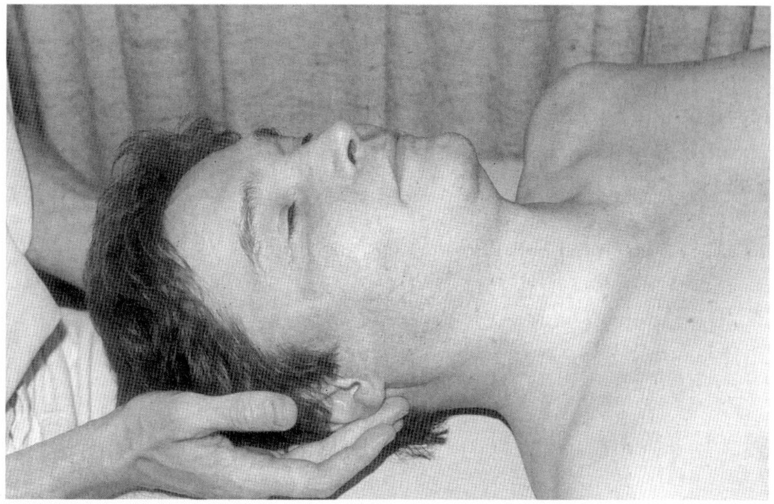

Befund und Indikation

- Suturrestriktion
- Tentoriumrestriktion
- Faszienzüge
- Rhythmus (Frequenz, Amplitude, Qualität, Symmetrie)
- Venöser Abfluss

Ausführung

Die 3. und 4. Langfinger der einen Hand haken sich am Proc. mastoideus ein und ziehen lateral und cranial im Sinne einer Extensionsbewegung. Die 3. und 4. Langfinger der anderen Hand schieben den Proc. mastoideus medial und caudal im Sinne einer Flexionsbewegung.

Technik
Mobilisation
Os temporale
in der Frontalebene
Darstellung am Modell

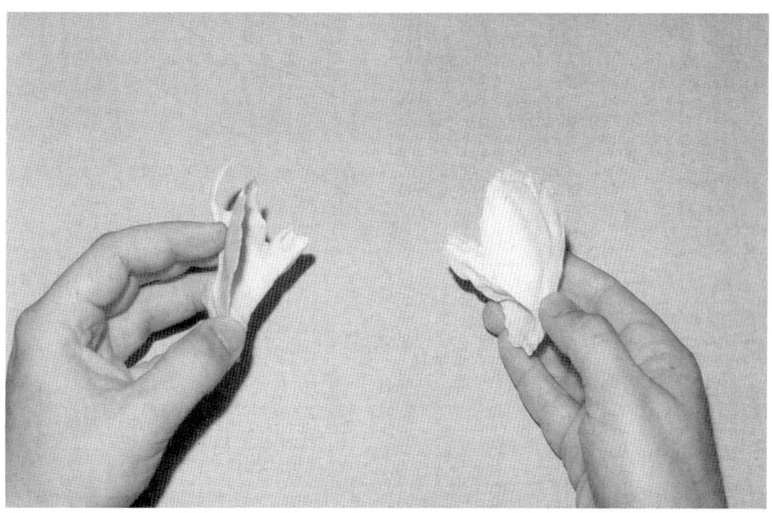

Os hyoideum

Os hyoideum im Verhältnis zu den Ossa temporalia von lateral

1 Corpus ossis hyoidei
2 Cornu majus
3 Lig. stylohyoideum
→ Flexionsrichtung

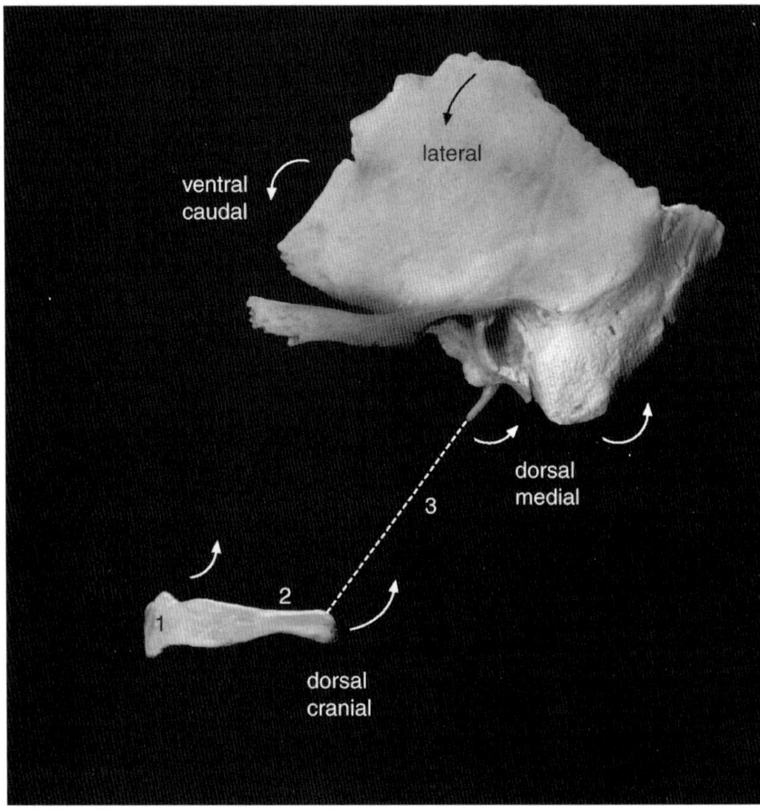

Anatomie

Das Os hyoideum liegt etwa in Höhe des dritten Halswirbelkörpers. Sein Bogen umschließt die Trachea und den Ösophagus. Funktionell gehört es zur oberflächlichen Halsflexorenkette. Diese Kette besteht aus der infrahyalen, suprahyalen und Kau-Muskulatur (im Sinne der descriptiven Anatomie).

Eine typische muskuläre Dysbalance entsteht bei einer Verkürzung der kurzen Nackenstrecker. Dadurch werden die tiefen praevertebralen Halsmuskeln (Antagonisten) reflektorisch gehemmt; durch die dann entstandene Stellung in Reklination und HWS-Hyperlordose findet eine Funktionsumkehr der Mm. sternocleidomastoidei und scaleni statt. Soll der Hals flektiert werden, wird versucht, den Kraftverlust der tiefen prävertebralen Muskulatur durch Aktivierung der oberflächlichen Kette auszugleichen. Durch die gedehnte Stellung der supra- und infrahyalen Muskeln führt dieser Versuch zusätzlich neben der Stellung zu einer Überlastung. Auch die Kaumuskulatur wird durch vermehrte Haltearbeit überfordert. Funktionsstörungen des Os hyoideum finden sich dann regelmäßig. Typische Symptome sind z. B. ein Globusgefühl, Schluckbeschwerden, funktionelle Dysphonien, Fehlbiss oder Aktivierung von Triggerpunkten.

Das Os hyoideum ist mit dem Os temporale über das Lig. stylohyoideum und über die Mm. stylohyoideus, digastricus venter posterior und hypoglossus verbunden (s. dazu auch S. 124).

Bewegungsphysiologie

In der Flexionsphase des Os temporale bewegen sich der Proc. styloideus und der Proc. mastoideus dorsomedial. Durch die ligamentäre und muskuläre Verbindung zum Os hyoideum wird dieses nach dorsocranial gezogen.

Behandlung

Die Behandlung ist auf S. 43 dargestellt.

Zusätzlich ist jeder einzelne Muskel einer Behandlung zugänglich.

Os occipitale

Os occipitale von cranial

1 Synchondrosis sphenooccipitalis pars basilaris
2 Proc. jugularis
3 Foramen magnum
4 Anheftungsstelle der Falx cerebelli
5 Anheftungsstelle der Falx cerebri
6 Anheftungsstelle des Tentorium cerebelli
AA' Bewegungsachse
→ Flexionsrichtung

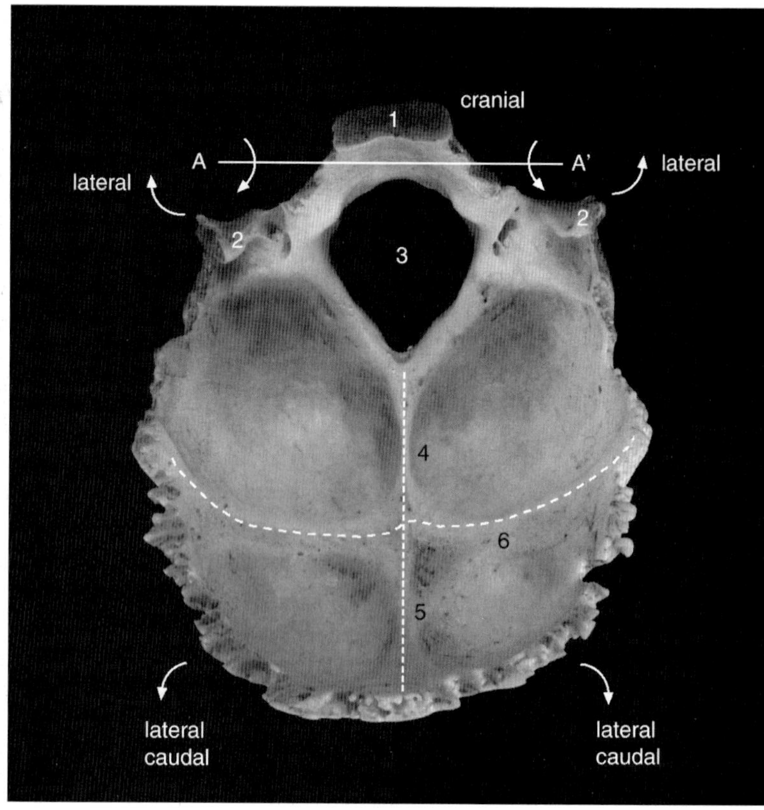

Os occipitale von lateral

1 Synchondrosis sphenooccipitalis pars basilaris
2 Condylus occipitalis
3 Protuberantia occipitalis externa
X Bewegungsachse
→ Flexionsrichtung

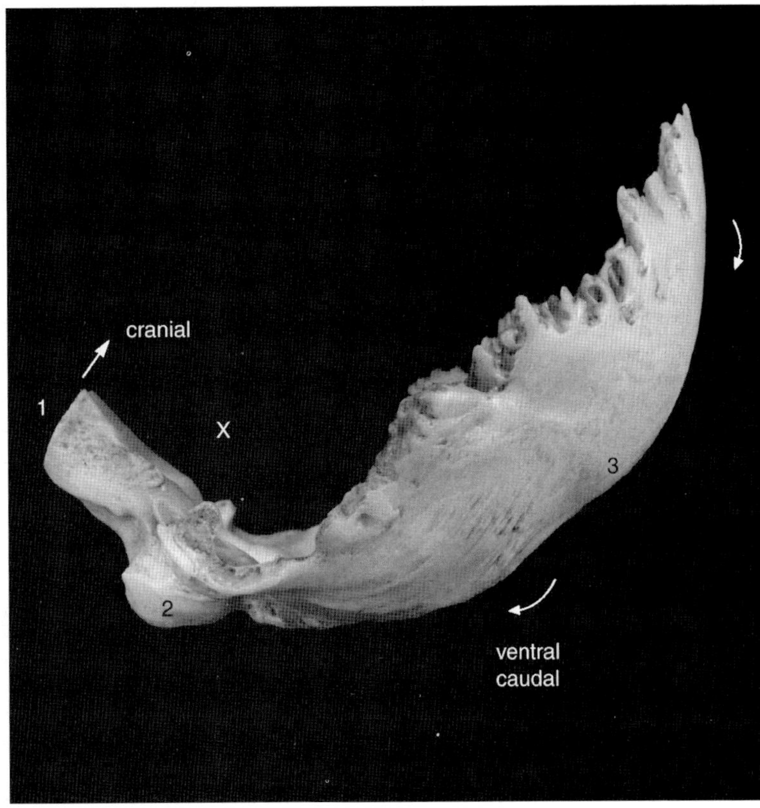

Anatomie

Das Os occipitale hat Kontakt zu folgenden Knochen: Os sphenoidale, Ossa temporalia, Ossa parietalia und mittelbar zum Atlas.

Das Os occipitale bildet mit den Ossa parietalia das Lambda, mit Os temporale und Os parietale das Asterion.

Das Os occipitale bildet als Teil der Schädelbasis die hintere Schädelgrube, die Pars squamosa den dorsalen Anteil der Calvaria.

Es bildet mit dem Os temporale das Foramen jugulare. Durch dieses treten die A. meningea posterior, V. jugularis, Nn. glossopharyngeus, vagus und accessorius. Das Os occipitale teilt sich auf in die Pars basilaris, Partes laterales und die Squama occipitalis. Diese Teile entsprechen eigenen Knochenkernen. Die Pars basilaris geht mit dem Os sphenoidale in der Synchondrosis sphenooccipitalis eine knorpelige Verbindung ein. In den Partes laterales verlaufen dorsal der Condyli occipitales die Canales condylares, cranial die Canales hypoglossi mit den Nn. hypoglossi. Durch das Foramen magnum treten neben der Medulla oblongata noch die Aa. vertebrales, der Sinus marginalis und die Nn. accessorii. Am Foramen magnum ist die Dura mater befestigt. Funktionsstörungen des M. rectus capitis anterior können Zirkulationsstörungen des Liquor cerebrospinalis bewirken (Brügger). Diese treten regelmäßig bei der typischen muskulären Dysbalance der HWS bzw. bei einer Kopfgelenksdysfunktion auf.

Das Tentorium cerebelli inseriert auf der gesamten Länge des Sulcus sinus transversi. An seiner Anheftungsstelle befindet sich zwischen den beiden Blättern der Sinus transversus, der über den Sinus sigmoideus dräniert wird. Die Falx cerebri ist über dem Sulcus sagittalis superior aufgespannt. Die Falx cerebelli ist an der Crista occipitalis interna befestigt. Der Kreuzungspunkt des Tentorium cerebelli mit der Falx cerebri und cerebelli am Os occipitale befindet sich an der Protuberantia occipitalis interna. Dort liegt auch der Confluens sinuum. Die Schnittlinie zwischen Tentorium cerebelli und der Falx wird zu Ehren des Entdeckers des Craniosacralen Systems auch »Sutherland Fulcrum« genannt. Dort befindet sich der Sinus rectus.

Bewegungsphysiologie

In der Flexionsphase wird Raum geschaffen durch Lateral-, Caudal- und geringer auch durch Dorsalbewegungen der lateralen Anteile der Pars squamosa, insbesondere der Proc. jugulares. Der zentrale Anteil, insbesondere im Bereich der Protuberantia occipitalis, wird durch das Tentorium cerebelli und die Falx cerebri fixiert. Dort kann sich das Os occipitale nur so weit nach caudodorsal verlagern, wie sich die Falx in ihrer Gesamtheit bewegt (s. S. 60).

In einer guten Annäherung an die physiologische Bewegung findet eine Kippbewegung des Os occipitale um eine frontale Bewegungsachse knapp oberhalb des Foramen magnum statt. Dadurch werden die sich dort befindenden Strukturen (z. B. die Medulla oblongata) mechanisch nur unwesentlich beansprucht. Die Pars basilaris hebt sich cranial, die Proc. jugulares bewegen sich lateral.

Zusätzlich findet sich eine intraossäre Weitung innerhalb des Os occipitale. In der Flexionsphase wölben sich die Fossae occipitalis superiores et inferiores nach außen.

Angetrieben wird die Bewegung des Os occipitale vorwiegend über den dritten und den vierten Ventrikel.

Restriktionen des intra- wie extracranialen Fasziensystems des Körpers verändern – wie bei allen anderen Knochen auch – die physiologischen Bewegungen des Os occipitale. Ein Hypertonus sämtlicher am Os occipitale ansetzenden Muskeln bewirkt eine Bewegungshemmung. Z. B. wird bei einem Hypertonus der dorsal am Os occipitale ansetzenden Muskeln die Extensionsbewegung gebremst, das Os occipitale steht mehr in Flexion, das Tentorium cerebelli wird zusätzlich gespannt.

Technik
Mobilisation Os occipitale

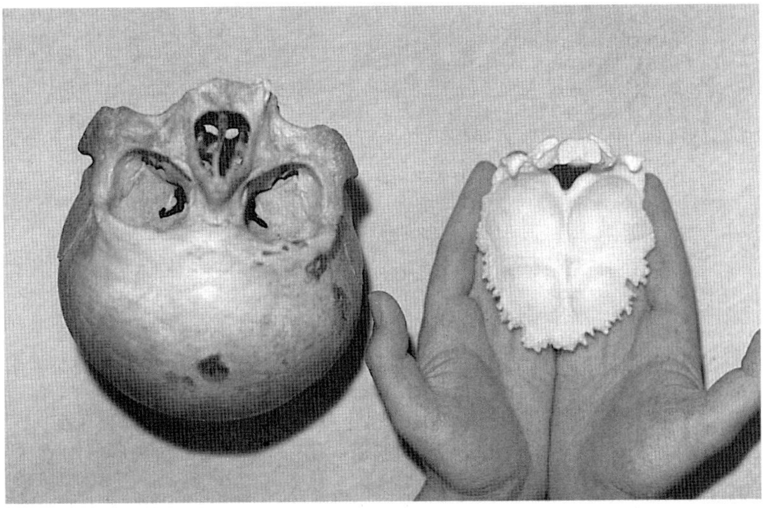

Befund und Indikation

- Suturrestriktion
- Verbesserung des Liquorflusses im Bereich des Foramen magnum
- Faszienzüge
- Rhythmus (Frequenz, Amplitude, Qualität, Symmetrie)
- Venöser Abfluss
- (Läsionen Os sacrum)

Ausführung

Alle Therapeuten-Langfinger werden in Richtung auf das Foramen magnum und möglichst nahe dem Foramen magnum unter das Os occipitale des Patienten platziert. Testbewegungen sind Anheben der Langfinger einer Hand (oder einzeln zur Diagnostik intraossärer Läsionen) oder Bewegen aller Langfinger in Richtung auf das Foramen magnum oder weg von ihm.

Os sphenoidale

Os sphenoidale von ventral

1 Ala minor
2 Fissura orbitalis superior
3 Ala major
4 Proc. pterygoideus lateralis
5 Proc. pterygoideus medialis
6 Canalis pterygoideus
7 Foramen rotundum
8 Corpus ossis sphenoidalis
AA' Bewegungsachse
→ Flexionsrichtung

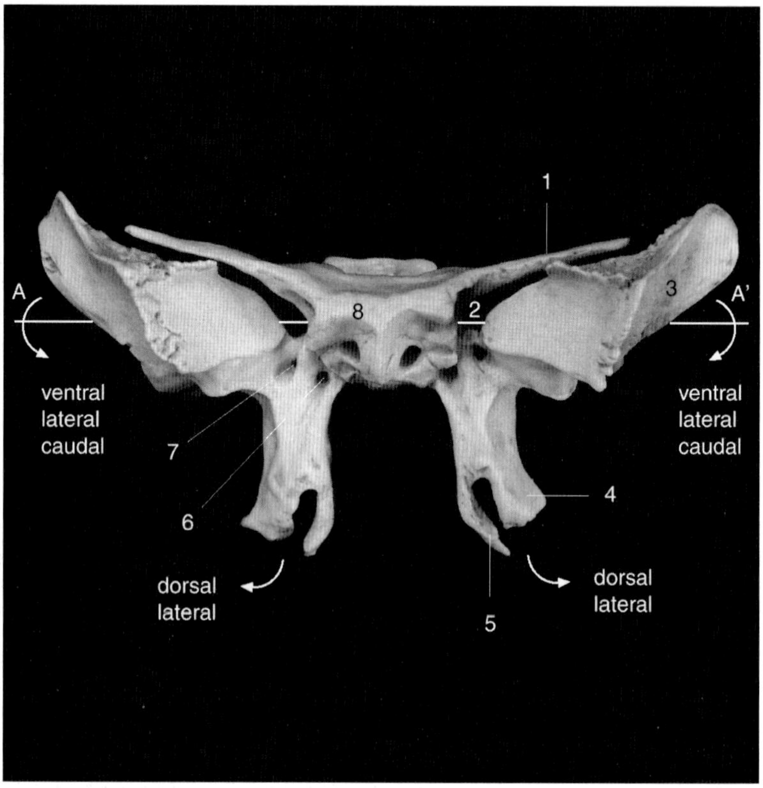

Os sphenoidale von craniodorsal

1 Ala minor
2 Ala major
3 Proc. clinoideus ant.
4 Proc. clinoideus post.
5 Foramen spinosum
6 Foramen ovale
7 Corpus ossis sphenoidalis
8 Fossa hypophysialis (Sella turcica)
9 Foramen rotundum
10 Canalis opticus
AA' Bewegungsachse
→ Flexionsrichtung

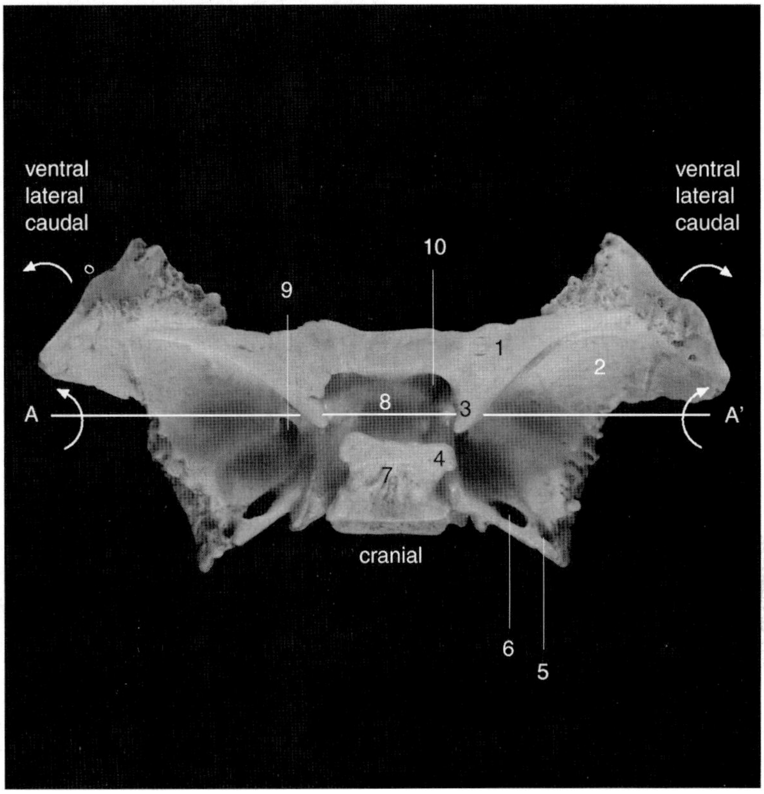

Os sphenoidale von lateral

X Bewegungsachse
→ Flexionsrichtung

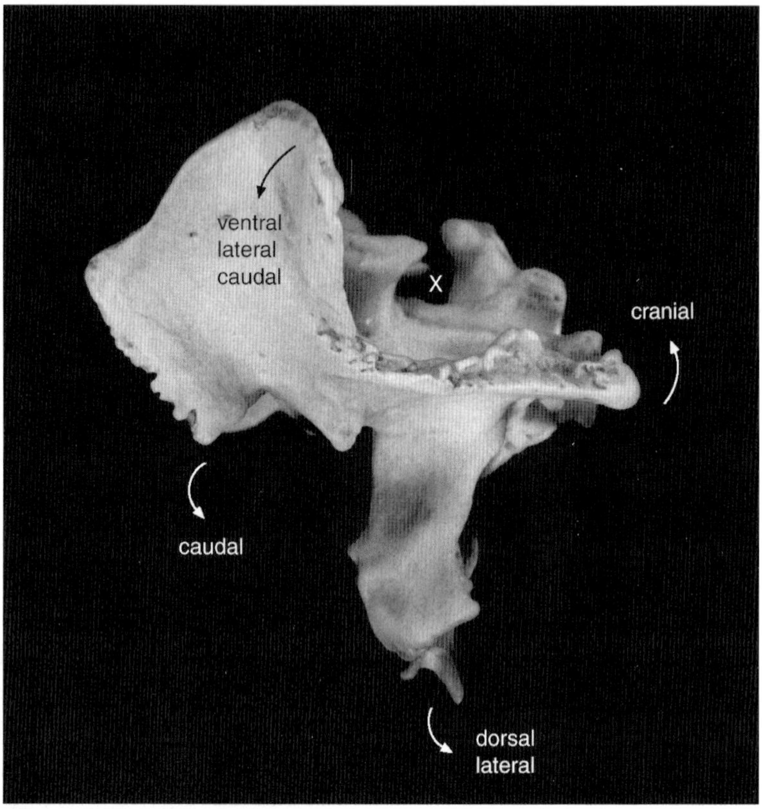

Anatomie

Das Os sphenoidale ist der zentrale Knochen der Schädelbasis und hat Kontakt zu folgenden Knochen: Os occipitale, Ossa temporalia, Ossa parietalia, Ossa zygomatica, Os frontale, Os ethmoidale, Vomer, Ossa palatina.

Das Os sphenoidale bildet mit dem Os frontale, Os parietale und Os temporale das Pterion.

Das Tentorium cerebelli besteht aus zwei Blättern. Das obere inseriert an den Proc. clinoidei ant., das untere an den Proc. clinoidei post.

Durch die Fissura orbitalis superior ziehen von medial nach lateral die Nn. nasociliaris (ein Teil des V_1), oculomotorius (III), abducens (VI), trochlearis (IV), frontalis (ein Teil des V_1), lacrimalis (ein Teil des V_1) und die V. ophthalmica superior, durch die Fissura orbitalis inferior der N. infraorbitalis. Durch den Canalis opticus zieht der N. opticus (II), durch das Foramen rotundum der N. maxillaris (V_2), durch das Foramen ovale der N. mandibularis (V_3), durch den Canalis pterygoideus die Nn. petrosi major und profundus, durch das Foramen spinosum die A. meningea media. Das Foramen lacerum wird gebildet mit dem Os temporale und dem Os occipitale.

An den Proc. pterygoidei setzen die Mm. pterygoidei an.

Die Pars basilaris ossis occipitalis geht mit dem Os sphenoidale in der Synchondrosis sphenooccipitalis (SSO) eine knorpelige Verbindung ein. (In der angloamerikanischen bzw. osteopathischen Literatur finden sich hierfür auch die anatomischen Bezeichnungen Sphenobasiläre Symphyse [SBS], Symphysis sphenobasilaris oder Synchondrosis sphenobasilaris [SSB].)

Auf der Ventralseite des Corpus ossis sphenoidalis befindet sich mittig die Crista sphenoidalis, die an der Unterseite in das Rostrum sphenoidalis übergeht.

Bewegungsphysiologie

In der Flexionsphase findet eine Weitung durch eine laterale und ventrale, gering auch caudale Bewegung der Alae majores statt. Das Corpus ossis sphenoidalis dreht sich caudal, die Proc. pterygoidei bewegen sich dorsal und lateral, die Basis ossis sphenoidalis cranial.

Man kann die physiologische Bewegung annähernd als eine Kippbewegung des Os sphenoidale um eine frontale Bewegungsachse durch die Sella turcica beschreiben. Diese Kippbewegung wird gebremst durch das Tentorium cerebelli, das an den Proc. clinoidei ansetzt.

Angetrieben wird die Bewegung des Os sphenoidale vorwiegend über den dritten Ventrikel, der sich in unmittelbarer Nähe dorsal der Proc. clinoidei post. befindet. Das Os sphenoidale überträgt seine Bewegungen auf das Viscerocranium.

Durch die Anheftung des Tentorium cerebelli an den Proc. clinoidei werden Restriktionen des Tentorium cerebelli wie auch aus dem Körper mitgeteilte Spannungen auf das Os sphenoidale übertragen. Dies ist ein Entstehungsmechanismus für die Stellungsmöglichkeiten in der SSO (Synchondrosis sphenooccipitalis). Die Stellung des Os sphenoidale im Verhältnis zum Os occipitale erlaubt so neben der Rhythmusanalyse einen Rückschluss auf die faszialen Spannungen im Körper.

Ein Hypertonus der Mm. temporales erschwert die Palpation der Alae majores sphenoidalis.

Die Bewegungen des Os sphenoidale können durch eine muskuläre Dysbalance der Kaumuskulatur verändert werden. Bei einem Hypertonus eines oder mehrerer Mm. pterygoidei wird die Flexionsbewegung gehemmt bzw. es entsteht eine Fehlstellung in der SSO (s. S. 123ff.).

Technik
Kompression/Traktion Synchondrosis sphenooccipitalis

1. alternative Handhaltung zur generellen Handhaltung am Schädel (s. S. 24)

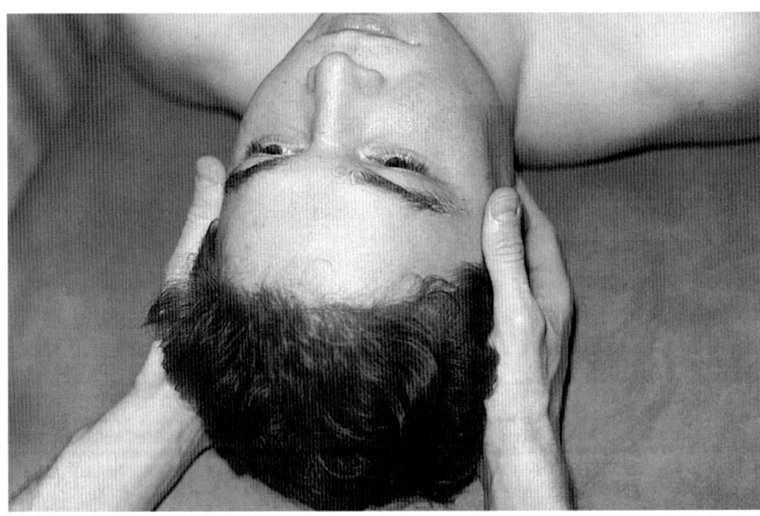

Befund und Indikation

- Kompression oder Separation in der SSO
- Faszienzüge
- Rhythmus (Frequenz, Amplitude, Qualität, Symmetrie)

Ausführung

4. und 5. Finger werden unter das Os occipitale des Patienten platziert, der Daumen auf die Alae majores des Os sphenoidale. Testbewegung ist das Aufeinanderzuführen oder das Trennen der Alae majores und des Os occipitale. (Dies ist natürlich auch mit der generellen Handhaltung am Schädel möglich, s. S. 24.)

Hinweis

Mit dieser wie auch allen folgenden Techniken für die SSO (Synchondrosis sphenooccipitalis) kann das horizontale Membransystem des Kopfes untersucht und behandelt werden. Über dieses System und über seine weiteren Verbindungen werden auch die anderen Faszien des Körpers beeinflusst. Auch teilen sich Restriktionen peripherer Faszien über diesen Weg dem intracranialen Membransystem mit.

Technik
Kompression/Traktion Synchondrosis sphenooccipitalis
2. alternative Handhaltung zur generellen Handhaltung am Schädel (s. S. 24)

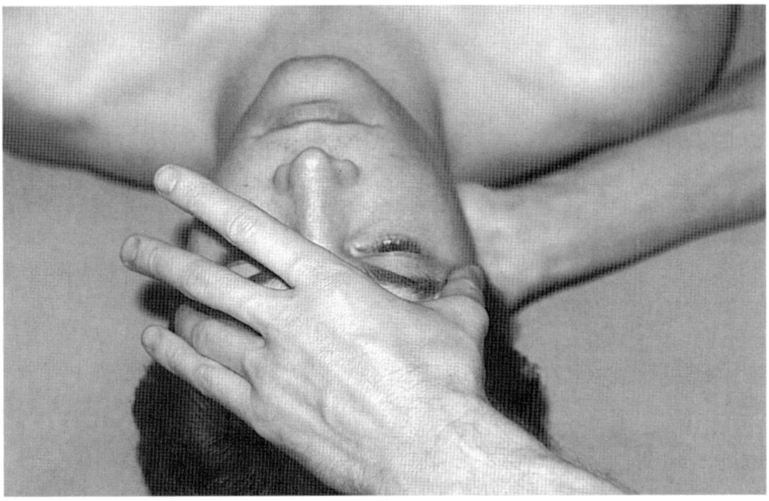

Befund und Indikation
- Kompression oder Separation in der SSO
- Faszienzüge
- Rhythmus (Frequenz, Amplitude, Qualität, Symmetrie)

Ausführung
Eine Therapeuten-Hand wird unter das Os occipitale des Patienten platziert, Daumen und der Langfinger, der im Griff die kleinste Spannung in der Therapeuten-Hand erzeugt, auf die Alae majores des Os sphenoidale. Testbewegung ist das Aufeinanderzuführen oder das Trennen der Alae majores und des Os occipitale. (Dies ist ebenso möglich mit der generellen Handhaltung am Schädel, s. S. 24).

Technik
Kompression/Traktion Synchondrosis sphenooccipitalis
2. alternative Handhaltung zur generellen Handhaltung (s. S. 24)
Darstellung am Präparat

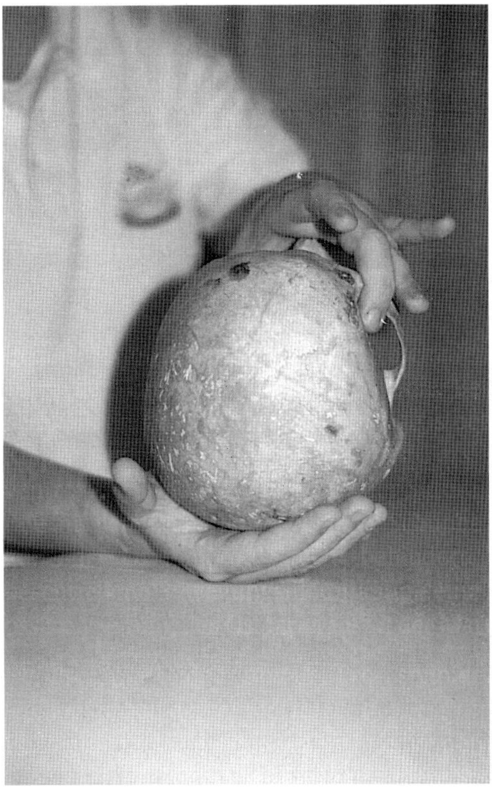

Läsionsmuster der SSO (Synchondrosis sphenooccipitalis)

Im folgenden Abschnitt sollen die Läsionsmuster der **Synchondrosis sphenooccipitalis (SSO)** dargestellt werden:

- Kompression/Separation,
- Flexion/Extension,
- Superior/Inferior Vertical Strain (Upwards/Downwards Vertical Strain),
- Lateral Strain Right/Left (Left-/Right-Hand Horizontal Strain, Lateral Shift),
- Torsion Right/Left (Right-/Left-Hand Torsion),
- Sidebending with Convexity Right/Left (Sideways Flexion with Right-/Left-Hand Rotation).

Die Diagnostik und die Therapie erfolgen im allgemeinen in der generellen Handhaltung (s. S. 24) oder in der 1. alternativen Handhaltung (s. S. 88). Die 2. alternative Handhaltung (s. S. 89) ist außer zur Kompression und Traktion weniger geeignet. In der Legende der Läsionsmuster wird von der generellen Handhaltung ausgegangen.

Diagnostik und Therapie in den einzelnen Freiheitsgraden – wie auch im Stacking – werden immer nach denselben Prinzipien durchgeführt (an/in jedem Knochen, im gesamten Körper, in jeder Technik).

Diagnostik

- Stellungsdiagnose,
- Local Listening (»Hineinhören«),
- Funktionsprobe,
- Rhythmus (Frequenz, Amplitude, Qualität, Symmetrie, Rhythmussprünge),
- Vektorenbestimmung,
- Wärmeabstrahlung,
- (Dural Tube).

Therapie

- Arbeit mit Faszien (s. S. 18f.),
- Arbeit mit Rhythmus als Still-Point-Technik (s. S. 56f.) oder als Rhythmus-»Leiten« (s. S. 61),
- Arbeit mit Druckwellen (z. B. V-Spread, s. S. 59, 2. Ausführung),
- Arbeit mit stehenden Wellen (z. B. V-Spread, s. S. 59, 3. Ausführung),
- Arbeit mit »Energie« (z. B. V-Spread, s. S. 58).

Hinweis

Sowohl bei der Diagnostik als auch in der Therapie der SSO wird die entsprechende Untersuchungs- oder Behandlungstechnik grundsätzlich nicht in Kompression beendet.

Läsion
Kompression

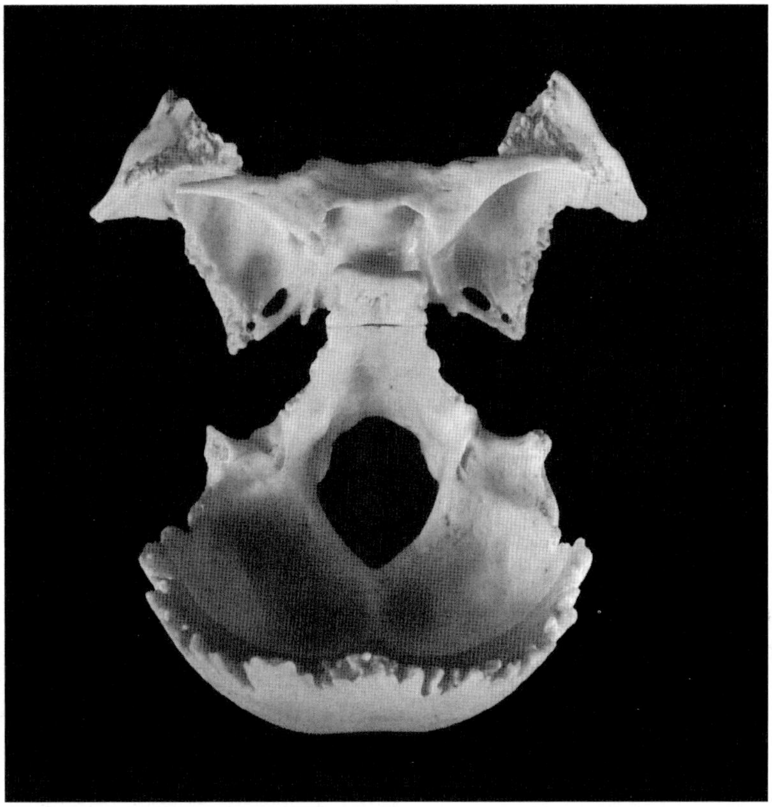

Beschreibung
Basen Os sphenoidale und Os occipitale sind aufeinandergepreßt, Rhythmus überall z. T. deutlich abgeschwächt.

Befund
2. und 5. Finger relativ angenähert

Läsion
Separation

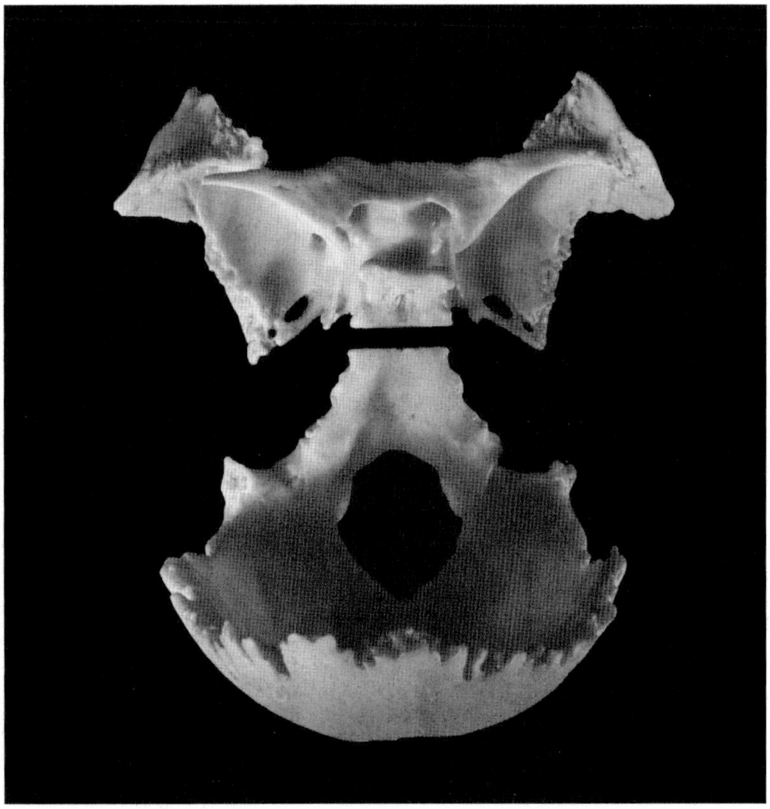

Beschreibung
Basen Os sphenoidale und Os occipitale sind voneinander getrennt.

Befund
2. und 5. Finger relativ getrennt

Hinweis
Die Separation wurde zur Verdeutlichung als Gegensatz zur Kompression aufgenommen.

Läsion
Flexion

Beschreibung
Basen Os sphenoidale und Os occipitale sind cranial, Alae majores ventral, caudal und lateral, Processus jugulares ossis occipitalis caudal und lateral.

Befund
2. und 5. Finger relativ gespreizt und Hände relativ auseinander

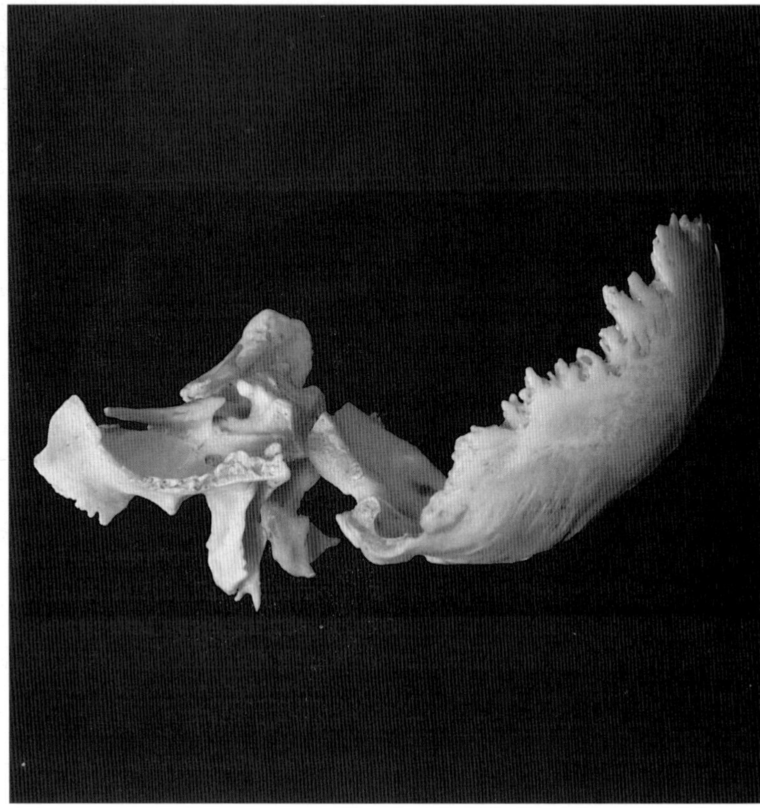

Läsion
Extension

Beschreibung
Basen Os sphenoidale und Os occipitale sind caudal, Alae majores dorsal, cranial und medial, Processus jugulares ossis occipitalis cranial und medial.

Befund
2. und 5. Finger und Hände relativ zusammen

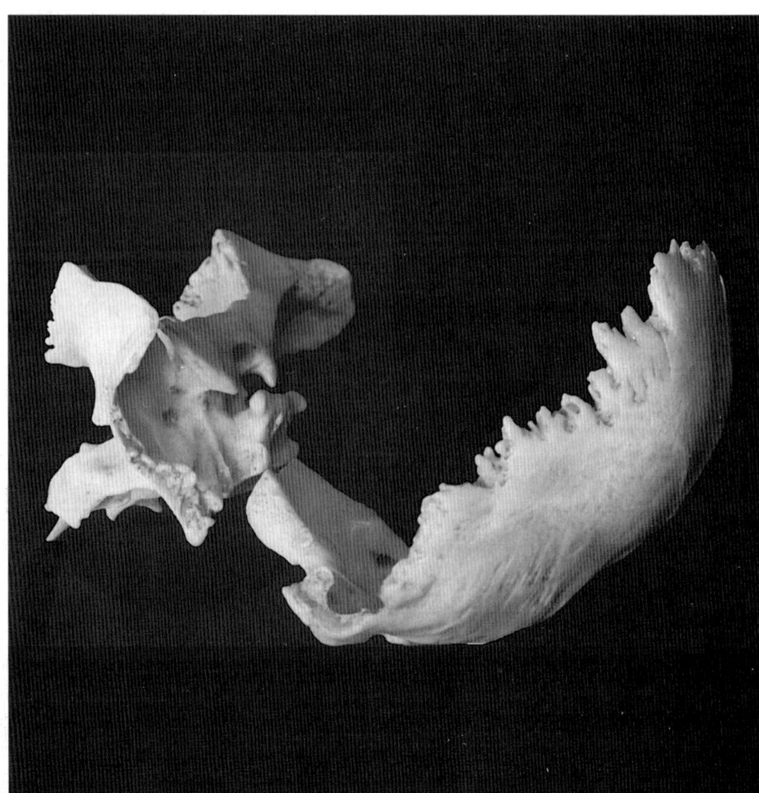

Läsion
Superior Vertical Strain

Beschreibung
Basis Os sphenoidale steht tangential gegenüber der Basis Os occipitale cranial;
Alae majores sind cranial, Basis und Processus jugulares ossis occipitalis caudal.

Befund
2. Finger relativ zu den
5. Fingern cranial

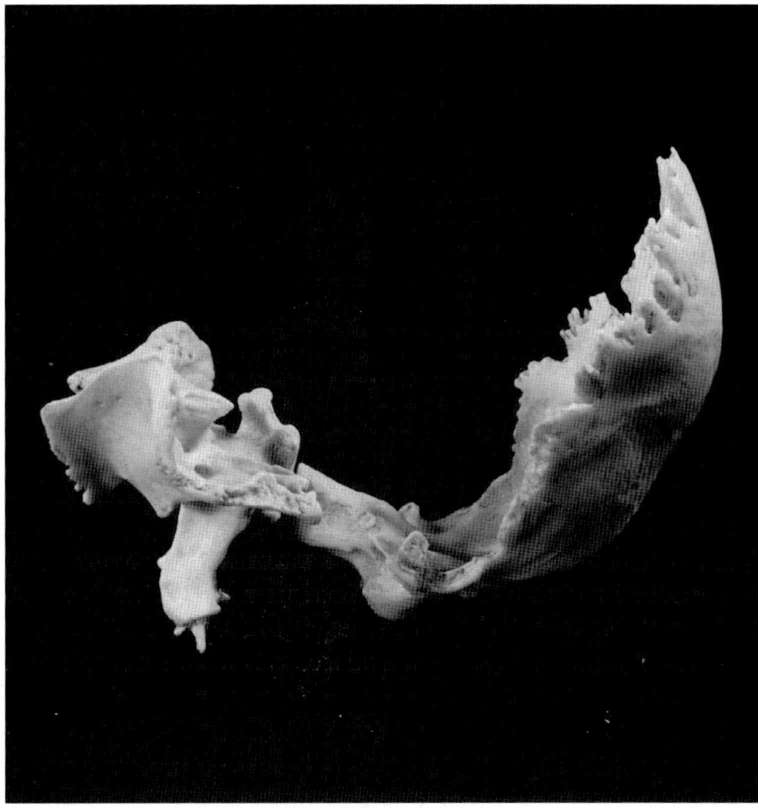

Läsion
Inferior Vertical Strain

Beschreibung
Basis Os sphenoidale steht tangential gegenüber der Basis Os occipitale caudal;
Alae majores sind caudal, Basis und Processus jugulares ossis occipitalis cranial.

Befund
2. Finger relativ zu den
5. Fingern caudal

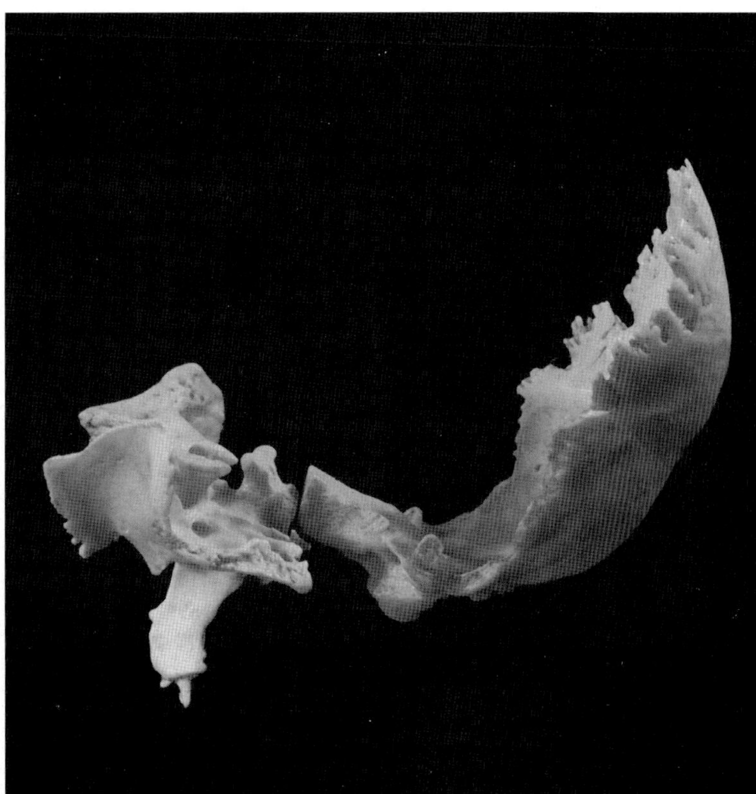

Läsion
Lateral Strain Right

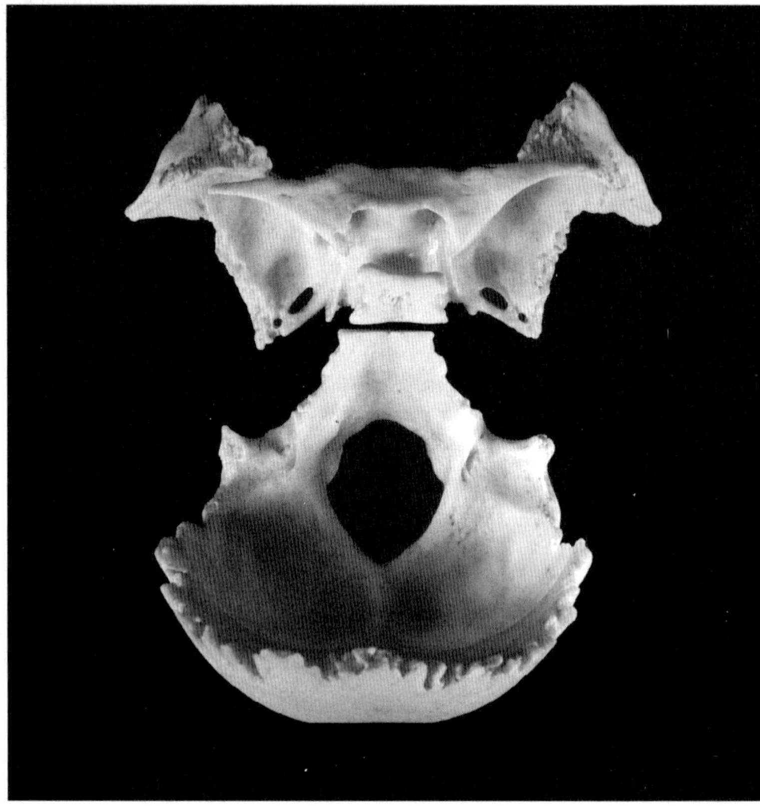

Beschreibung
Basis Os sphenoidale steht tangential gegenüber der Basis Os occipitale rechts; Alae majores sind nach rechts, Basis und Processus jugulares ossis occipitalis nach links verschoben.

Befund
2. Finger relativ zu den 5. Fingern rechts

Läsion
Torsion Right

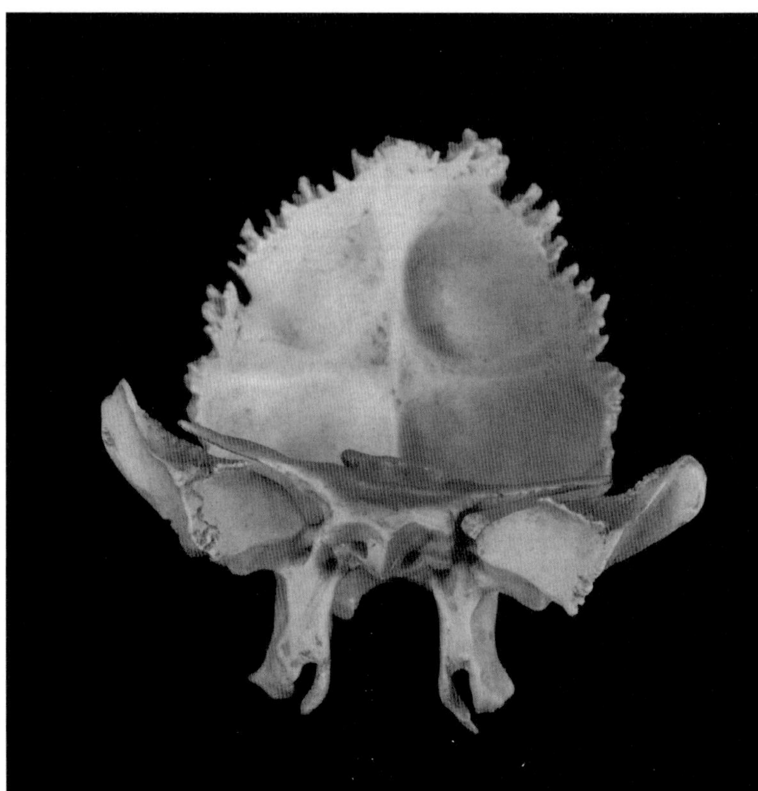

Beschreibung
Os sphenoidale und Os occipitale rotieren um eine sagittale Achse zueinander. Bei der Torsion Right (entsprechend einer Linksrotation des Os sphenoidale oder einer Rechtsrotation des Os occipitale) ist der rechte Ala major cranial, der linke Ala major caudal (die Processus jugulares ossis occipitalis entsprechend relativ umgekehrt).

Befund
2. Finger rechts relativ zum 2. Finger links und (etwas weniger) zu den 5. Fingern cranial; 2. Finger links relativ caudal zu den 5. Fingern

Läsion
Sidebending with Convexity Left

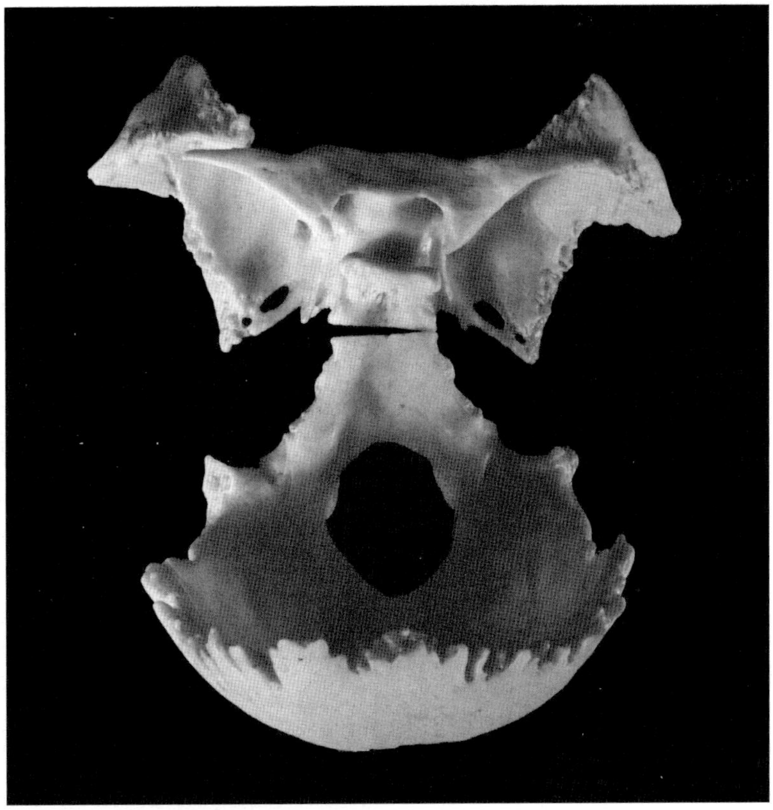

Beschreibung
Ala major und Processus jugularis der linken Seite entfernen sich voneinander, auf der rechten Seite kommen sie zusammen. (Os sphenoidale und Os occipitale rotieren gemeinsam zusätzlich etwas nach links. In der Literatur findet sich deshalb gelegentlich die Bezeichnung »Sidebending with Convexity Left and Torsion Right«.)

Befund
2. und 5. Finger links relativ weiter auseinander, rechts relativ näher zusammen (zusätzlich rechts etwas mehr cranial als links)

Anmerkungen

- ▷ Die Läsionsmuster werden nach der Stellung des Os sphenoidale bezeichnet.
- ▷ Die Läsionen der Vertical Strains können sowohl durch eine Parallelverschiebung im Sinne eines translatorischen Gleitens in der Synchondrosis sphenooccipitalis als auch durch eine Flexion des einen und eine Extension des anderen Knochens beschrieben werden.
- ▷ In der Literatur findet sich zur Beschreibung des Läsionsmusters Lateral Strain Right auch Right Hand Horizontal Strain. Os sphenoidale und Os occipitale rotieren dabei gleichsinnig nach links um jeweils eine cranio-caudale Achse. In der Palpation sind dann alle Finger der rechten Hand ventral der entsprechenden der linken (Sie stehen rechts »höher«). Wird diese Einstellung insgesamt nach rechts rotiert, ergibt sich die hier gezeigte Darstellung.

Viscerocranium

Maxilla

Rechte Maxilla von ventral

1 Proc. frontalis
2 Foramen infraorbitale
3 Proc. zygomaticus
4 Proc. alveolaris
AA' Bewegungsachse
→ Flexionsrichtung

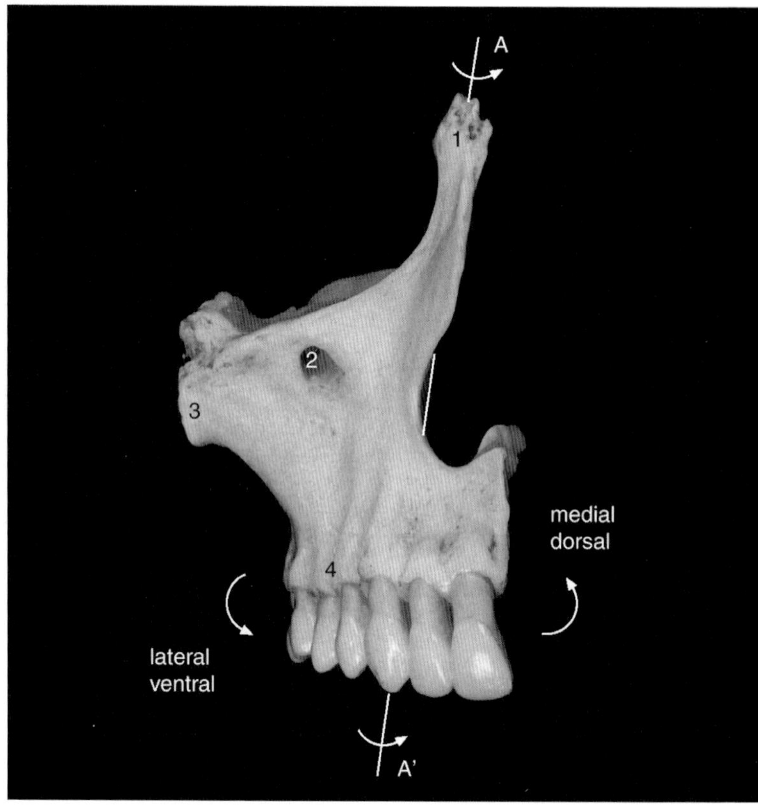

Anatomie

Die Maxilla hat Kontakt zu folgenden Knochen: Os frontale, Os ethmoidale, Os nasale, Os lacrimale, Os zygomaticum, Os palatinum, Vomer, Concha nasalis inferior und mittelbar zur Mandibula. Beide Maxillae sind durch die Sutura palatina mediana verbunden. Der harte Gaumen wird gebildet aus den Proc. palatini maxillae und den Laminae horizontales ossium palatinorum. Die Augenhöhle wird neben der Maxilla von dem Os zygomaticum, Os sphenoidale, Os frontale, Os ethmoidale, Os lacrimale und Os palatinum gebildet.

Im Proc. alveolaris sind die Zähne verankert, sie reichen gelegentlich bis in einen Sinus maxillaris hinein. Das Foramen infraorbitale ist die Durchtrittsstelle für den N. infraorbitalis (ein Teil des V_2).

Gelegentlich findet man eine Sutura incisiva, wenn das Os incisivum persistiert.

Bewegungsphysiologie

In der Flexionsphase weitet sich der Zahnbogen, der dorsale bzw. laterale Teil der Proc. alveolares bewegt sich lateral und etwas ventral. Die Zähne werden entsprechend etwas schräger eingestellt. Die Weitung des Zahnbogens wird erreicht durch die Lateralbewegung der Proc. pterygoidei ossis sphenoidalis, die über die Ossa palatina auf die Maxillae übertragen werden. Unterstützt wird die Bewegung durch das Os zygomaticum, das die Maxilla an seiner lateralen Fläche nach außen und vorne schiebt; angetrieben wird das Os zygomaticum von der Auswärtsbewegung des Ala major ossis sphenoidalis in Kombination mit dem Proc. zygomaticus ossis frontalis und durch die ventrale Schubrichtung des Proc. zygomaticus ossis temporalis. Eine zusätzliche Caudalbewegung in der Maxillae wird ausgehend vom Os sphenoidale über den Vomer, das Os ethmoidale und die Ossa palatina geführt. Der Vomer z. B. befindet sich zwischen dem Rostrum sphenoidale und der Crista nasalis und kann so die ventrocaudale Bewegung des Corpus ossis sphenoidalis auf die Maxillae übertragen. Dadurch wird der Gaumenbogen in seiner Form beeinflusst.

Da nicht nur der Zahnbogen, sondern beide Maxillae in ihrer Gesamtheit geweitet werden, entsteht auch hier eine Türflügelbewegung. Allerdings werden dadurch die Dentes incisivi steiler gestellt.

Besteht das Läsionsmuster einer Flexion, findet sich ein flacher Gaumenbogen mit einem relativ weiten Zahnbogen, bei einer Extensionsläsion ein gotischer Gaumenbogen mit einem schmalen Zahnbogen.

Die Flexibilität der Maxilla wird z. B. durch Brücken ohne Geschiebe, Spangen oder Implantate behindert. Insbesondere wenn die Mittellinie überbrückt ist, wird der craniosacrale Rhythmus der Maxillae deutlich gebremst. Wegen der innigen Verzahnung zu den anderen Schädelknochen hat dies einen bremsenden Einfluss auf das gesamte craniosacrale System. Eine verminderte Regulationsbreite des Gesamtorganismus mit einer entsprechenden Krankheitsanfälligkeit ist häufig die Folge. Bei einer Spangenbehandlung ist auf einen Erhalt der Mobilität der Knochen und auf das muskuläre Gleichgewicht der Kau- und Zungenmuskulatur zu achten. Bei Überkorrekturen kann es zusätzlich zu einer Induktion von muskulären Gegenkräften kommen, die den Biss und den Körper beeinflussen.

Technik
Generelle Mobilisation Maxillae
Lateral Shift
Rotation

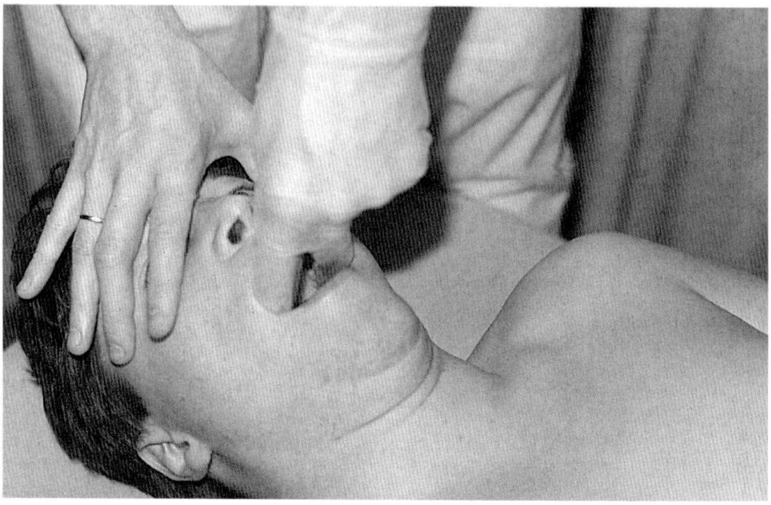

Befund und Indikation
- Suturrestriktion
- Faszienzüge
- Rhythmus (Frequenz, Amplitude, Qualität, Symmetrie)

Ausführung

Finger der cranialen Therapeuten-Hand werden auf die Alae majores ossis sphenoidalis, 2. und 3. Finger der anderen Hand auf den Bogen der Patienten-Zähne platziert. Über die Patienten-Zähne werden zur Feststellung der leichter beweglichen Richtungen (oder durch Local Listening) die Maxillae nach rechts und links verschoben und um die vertikale Achse rotiert. Weiteres Vorgehen s. S. 17ff. bei faszialer Technik; anschließend empfiehlt es sich, den Rhythmus zu kontrollieren und evtl. zusätzlich zu bahnen. Wenn nur über Rhythmus behandelt werden soll – wie überall nach demselben Prinzip –, entweder Still-Point-Initiierung oder Unterstützung des vorhandenen Rhythmus oder »Leiten« des »zuviel«- in Bereiche des »zuwenig«-Rhythmus.

Hinweise

▷ Ist trotz der Mobilisation der Maxillae ein Rhythmus nicht gut palpabel, besteht auch die Notwendigkeit, den Vomer und die Ossa palatina zu untersuchen.

▷ Der Unterkiefer des Patienten sollte sich bei Ausführung dieser Technik in einer möglichst entspannten Position befinden.

▷ Bei allen intraoralen Techniken sollte ein herausnehmbarer Zahnersatz entfernt werden. Haben die Finger bei der Palpation der Maxilla zu wenig Haftung, kann diese durch Umwickeln z. B. durch Verbandsmull erhöht werden.

▷ Bei einer Sinusitis maxillaris findet sich regelmäßig eine Änderung des Rhythmus und Restriktionen. Eine Behandlung kann eine gute Ergänzung zur regulären Therapie sein. Dasselbe gilt bei kieferorthopädischen Eingriffen.

▷ Alternativ ist eine Behandlung in Seitenlage möglich.

Technik
Intermaxilläre Technik

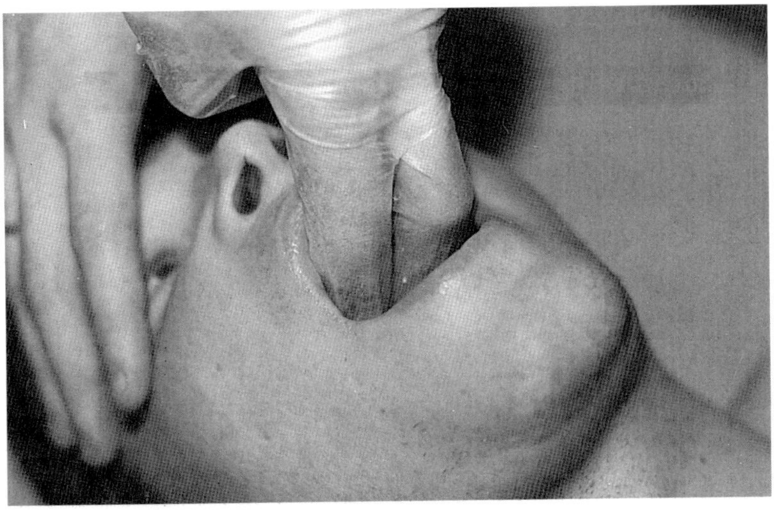

Befund und Indikation
- Suturrestriktion (Suturae palatinae mediana/transversa)
- Faszienzüge
- Rhythmus (Frequenz, Amplitude, Qualität, Symmetrie)

Ausführung

Finger der cranialen Therapeuten-Hand werden auf die Alae majores ossis sphenoidalis, die Endglieder des 2. und 3. Fingers der anderen Hand auf die Processus palatinae maxillae bds. platziert. Testbewegungen sind Kompression/Traktion in den Suturae palatinae mediana und transversa. (Werden die Fingerendglieder auf die Ossa palatina gebracht, kann der interpalatinale Teil der Sutura palatina mediana behandelt werden.)

Technik
Traktion Maxillae

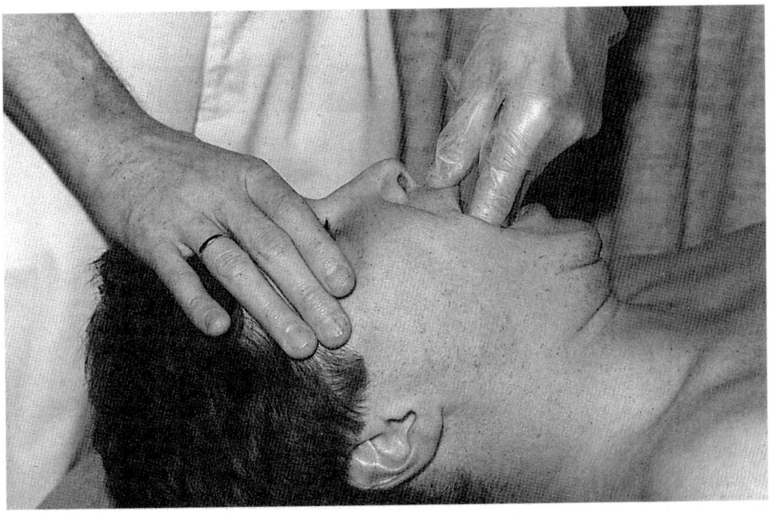

Befund und Indikation
- Suturrestriktion
- Faszienzüge
- Rhythmus (Frequenz, Amplitude, Qualität, Symmetrie)

Ausführung

Daumen und der Langfinger der cranialen Therapeuten-Hand, der im Griff die kleinste Spannung in der Hand erzeugt, werden auf die Alae majores ossis sphenoidalis, 2. und 3. Finger der anderen Hand auf den Bogen der Patienten-Zähne, der Daumen unter der Patienten-Nase von außen platziert. Bei Fixation durch die craniale Therapeuten-Hand werden die Maxillae durch die caudale Therapeuten-Hand nach ventrocaudal gezogen. (Andere fasziale Behandlungsregime wie auch Rhythmusarbeit sind möglich. Darauf wird im einzelnen nicht mehr hingewiesen.)

Dens

Proc. alveolaris maxillae von ventrolateral

1 Proc. alveolaris
2 Dens caninus
AA' Bewegungsachse der Maxilla
→ Flexionsrichtung

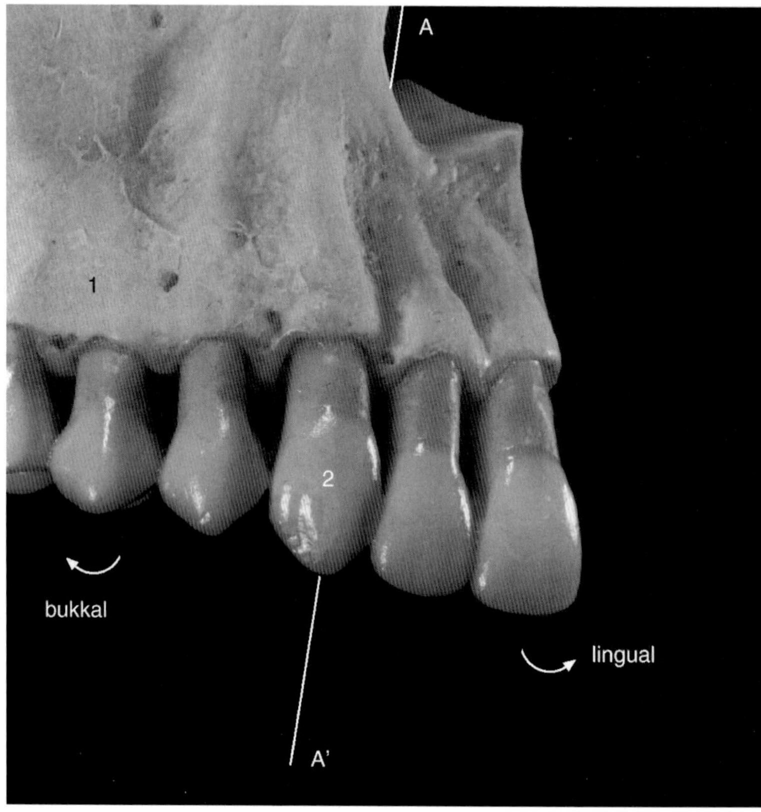

Anatomie

In den Proc. alveolares sind die Zähne im Endostengebiet über die Sharpey-Fasern befestigt. Diese erlauben eine Abfederung, wenn Kräfte auf die Zähne einwirken. Diese bindegewebige Verankerung ist eine Gomphosis (Einzapfung).

Der Befestigungsapparat der Zähne, insbesondere das Parodontium der Schneidezähne, ist reich an Propriozeptoren. Er verhält sich wie ein Sinnesorgan.

Die gesunde Gingiva schließt am Zahnhals so dicht ab, dass keine Erreger eindringen können (epitheliale Integrität). Eine bakterielle Infektion (z. B. durch mangelhafte Mundhygiene) ruft zunächst eine Gingivitis hervor. Durch die Schwellung des Zahnfleisches entsteht eine relative Pseudotasche. Bei andauernder Infektion kann sie den eigentlichen Zahnhalteapparat erfassen (Parodontitis). Im Rahmen der Entzündung kommt es zu einer Demarkierung und Narbenbildung, der Alveolarknochen wird coronal abgebaut. Diese Erkrankung verläuft in vielen Fällen bis zum Zahnverlust schmerzfrei. Bei rechtzeitiger Behandlung bleiben Verluste an Sharpey-Fasern und Knochen zurück. Die betroffenen Zähne wirken optisch verlängert.

Bei Zahnverlust kommt es zum Abbau des Proc. alveolaris; Druck- und Scherbelastungen kräftigen den Zahnhalteapparat.

Bei einem »übermäßigen« Gebrauch der Zähne, z. B. bei Frühkontakten, Fehlbissen, Bruxismus oder anderen (Weichteil-)Parafunktionen, z. B. Zungenpressen, Ansaugen oder Beißen der Wangen oder Lippen, Bleistift- oder Fingernägelkauen, Beruhigungssauger oder Finger lutschen, können die Zähne (besonders die Schneidezähne) abradiert werden, Lockerungen im Zahnhalteapparat auftreten, aber auch Gebissanomalien entstehen.

Bewegungsphysiologie

Die Bewegungsmöglichkeiten eines Zahnes im Zahnhalteapparat sind Kippbewegungen nach lingual und vestibulär, Bewegungen nach occlusal und apical, mesial und distal, Innen- und Außenrotation. Diese Bewegungen werden bei den normalen Kaubewegungen (Schneiden und Mahlen) gebraucht.

Es finden zwei physiologische craniosacrale Bewegungen statt. Zum einen folgen die Zähne den Bewegungen der Knochen, an denen sie befestigt sind, zum anderen gibt es eine – wenn auch kleinere – gegenläufige »dyskinetische« Bewegung.

Alle Parafunktionen können neben den strukturellen Schädigungen an den Zähnen und dem Zahnhalteapparat zu unphysiologischen Belastungen in den Kiefergelenken führen, wobei der vulnerabelste Teil die bilaminäre Zone ist. Durch die enge funktionelle Verbindung mit den sog. Motorknochen des Craniosacralen Systems wird der craniosacrale Rhythmus verändert. Dies hat Auswirkungen auf den gesamten Körper. Deshalb wirken sich Bisskorrekturen auf den gesamten Organismus aus. Eine weitere funktionelle Erklärung hierfür bieten die muskulären Ketten und deren Innervations- bzw. Bewegungsmuster.

Technik
Mobilisation Dens

Befund und Indikation
- Restriktionen im Zahnhalteapparat
- Faszienzüge
- Rhythmus (Frequenz, Amplitude, Qualität, Symmetrie)

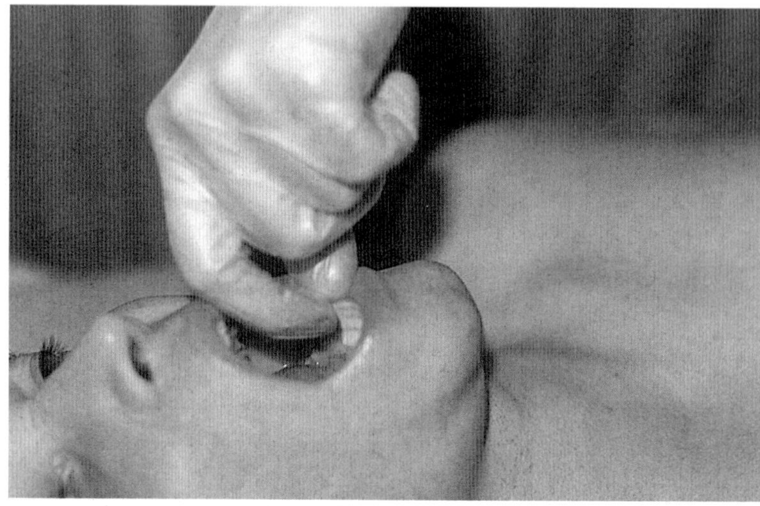

Ausführung

Mit Daumen und Zeigefinger wird der zu behandelnde Zahn umfasst. Die Testbewegungen sind lingual/vestibulär, mesial/distal, occlusal/apical und Außen-/Innenrotation.

Technik
Mobilisation Dens
Alternative Handhaltung

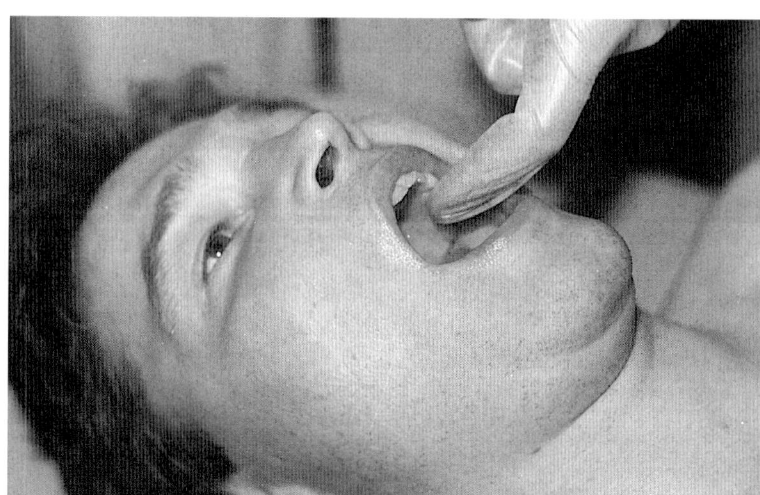

Ausführung

Mit einem Finger wird der zu behandelnde Zahn berührt. Bei der Testung/Behandlung der occlusalen Bewegung darf die Adhäsionskraft Zahn/Therapeuten-Finger nicht überschritten werden. Bei den Testbewegungen außer apical und der Außen-/Innenrotation kommt es statt eines »translatorischen Gleitens« in dieser alternativen Handhaltung zu Kippbewegungen.

Vomer

Vomer von linkslateral

1 Ala vomeris
X Bewegungsachse
→ Flexionsrichtung

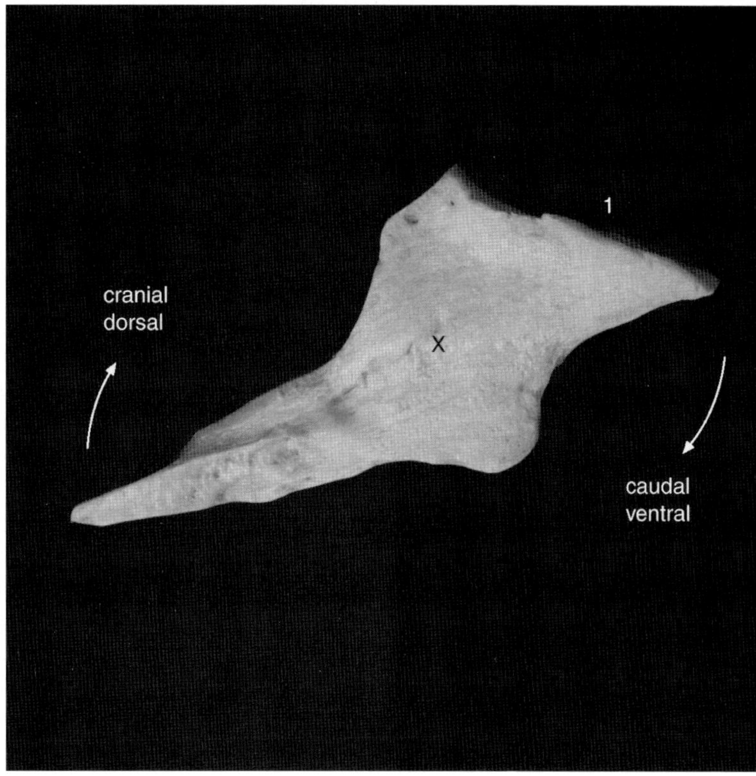

Anatomie

Der Vomer hat Kontakt zu folgenden Knochen: Os sphenoidale, Maxillae, Ossa palatina, Os ethmoidale.

Der Vomer ist eingespannt zwischen dem Rostrum sphenoidale, der Spina nasalis und dem Os ethmoidale. Die Spina nasalis wird gebildet von den Maxillae und den Ossa palatina. Das Rostrum sphenoidale ragt in die Ala vomeris hinein.

Der Vomer bildet den hinteren knöchernen Anteil des Nasenseptums.

Bewegungsphysiologie

In der Flexionsphase kippt das Os sphenoidale und damit das Rostrum sphenoidale nach dorsocaudal. Der Vomer verhält sich zum Rostrum sphenoidale wie ein Zahnrad: es rotiert um eine frontale Achse im Zentrum des Knochens, d. h. gegenläufig zum Os sphenoidale. Der Vomer bewegt sich also gleichsinnig mit dem Os occipitale und dem Os ethmoidale. Dadurch gleiten seine dorsalen Anteile nach ventrocaudal, die ventralen nach dorsocranial auf einer Kreisbahn (s. dazu auch S. 60). Der Vomer drückt so den dorsalen Abschnitt der Sutura palatina mediana caudal, die Ossa palatina und die Maxillae auseinander, wodurch die Weitung des Zahnbogens der Maxillae unterstützt wird. Im ventralen Abschnitt der Sutura palatina mediana hebt sich der Vomer, wodurch die Maxillae »angesogen« werden. Auf den Zahnbogen hat dies einen abflachenden Einfluss (er wird weniger rund).

Die Bewegungen des Vomer sind einer Palpation nicht direkt zugänglich. Deshalb wird bei der Untersuchung wie bei der Behandlung indirekt über die biomechanischen Eigenschaften der Sutura palatina mediana auf den Vomer zurückgeschlossen. Die Maxillae müssen vorher geprüft und behandelt worden sein, da sonst Fehldeutungen erfolgen können. Ein Vergleich zum Os sphenoidale erlaubt einen Rückschluss auf die Verbindung Rostrum sphenoidale/Ala vomeris.

Technik

Mobilisation Vomer
Kompression/Traktion
Lateral Shift
Rotation

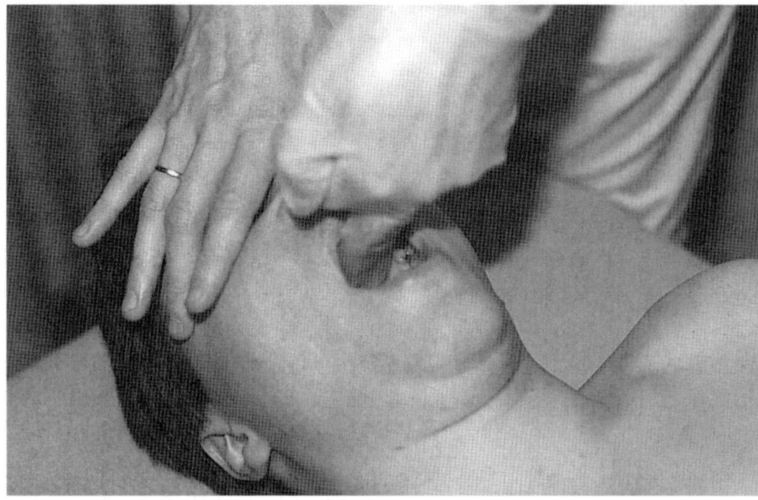

Befund und Indikation

- Suturrestriktion
- Faszienzüge
- Rhythmus (Frequenz, Amplitude, Qualität, Symmetrie)

Ausführung

Während die Alae majores mit der cranialen Therapeuten-Hand gefasst werden, wird der Mittelfinger der caudalen Therapeuten-Hand auf die Sutura palatina mediana gebracht. Durch die Sutur wird Kontakt zum Vomer aufgenommen. Die Testbewegungen sind Kompression/Traktion, Verschieben nach rechts und links (Lateral Shift) und Rechts-/Linksrotation. (Bei der Traktionsbewegung darf die Adhäsionskraft nicht überschritten werden.)

Hinweise

▷ Eine Kompressionsstellung (Impaction) findet sich häufig nach einem Schlag auf das Gesicht.

▷ Zur Behandlung des Vomer kann die Technik Traktion Maxillae (s. S. 99) hilfreich sein.

Os palatinum

Rechtes Os palatinum von dorsal

1 Proc. orbitalis
2 Proc. sphenoidalis
3 Proc. pyramidalis
4 Lamina horizontalis
AA' Bewegungsachse
→ Flexionsrichtung

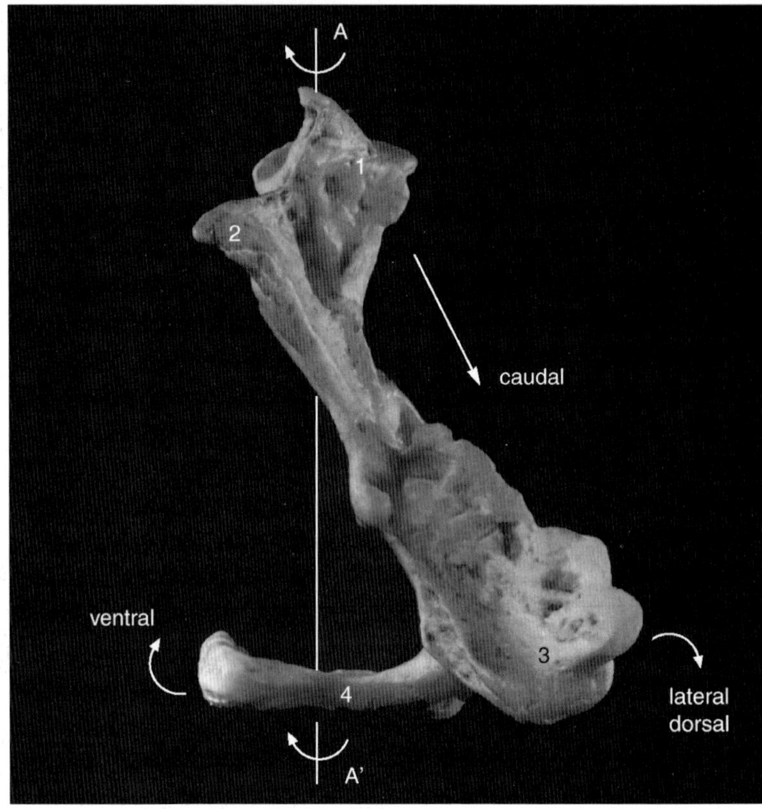

Rechtes Os palatinum von cranial

1 Lamina horizontalis
2 Proc. orbitalis
3 Proc. sphenoidalis
4 Proc. pyramidalis
X Bewegungsachse
→ Flexionsrichtung

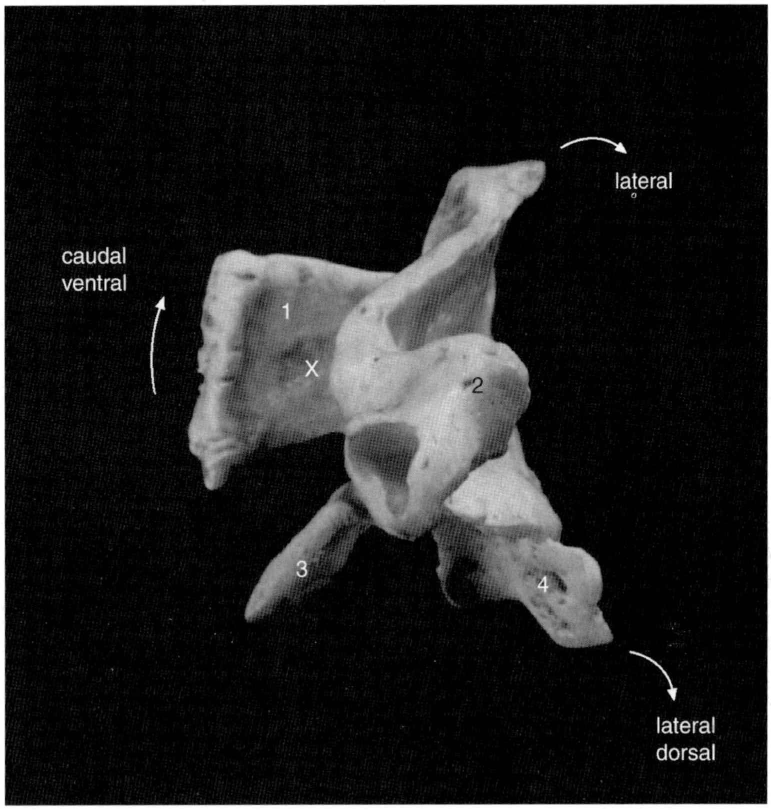

Anatomie

Das Os palatinum hat Kontakt zu folgenden Knochen: Os sphenoidale, Maxilla, Vomer, Os ethmoidale, Concha nasalis inferior. Beide Ossa palatina sind durch die Sutura palatina mediana verbunden.

Der untere Teil des Os palatinum ist als Platte, die Lamina horizontalis, ausgebildet. Die Lamina horizontalis ist der hintere Teil des harten Gaumens und durch die Sutura palatina transversa mit der Maxilla verbunden. Nur dieser Teil ist palpatorisch auf der Verbindungslinie der Weisheitszähne zugänglich. Der aufstrebende Teil stellt die Verbindung zwischen den Proc. pterygoidei ossis sphenoidalis und der Maxilla dar. Der obere Anteil bildet als Proc. orbitalis einen Teil der Augenhöhle.

Das Os palatinum zeichnet sich durch seine Lamellen aus. Diese Struktur lässt eine gute Verform- bzw. Verwringbarkeit zu.

Bewegungsphysiologie

Das Os palatinum ist das funktionelle Bindeglied zwischen Maxilla und Os sphenoidale.

In der Flexionsphase dreht sich das Os palatinum in einer guten Annäherung um eine transversale Achse durch die Lamina horizontalis. Angetrieben wird die Rotationsbewegung durch das Corpus ossis sphenoidalis, den Vomer und die Proc. pterygoidei ossis sphenoidalis. Übertragen wird die Bewegung auf die Maxilla.

Das Corpus ossis sphenoidalis initiiert die Caudalbewegung des Os palatinum über seinen Kontakt am Proc. sphenoidalis ossis palatini. Der Vomer bewegt sich in dem dorsalen Abschnitt der Sutura palatina mediana ventral und caudal, die Maxillae und die Ossa palatina werden auseinandergedrückt. Dadurch wird die Weitung des Zahnbogens unterstützt. Kraftübertragend ist hier die Lamina horizontalis. Ein weiterer Grund für die Weitung des Zahnbogens ist die Bewegungsübertragung der Proc. pterygoidei ossis sphenoidalis. Sie ziehen die dorsalen Anteile des Os palatinum am Proc. pyramidalis dorsolateral; der dort am Os palatinum befindliche Teil der Maxilla wird entsprechend auch nach lateral »mitgenommen«.

Es bestehen also zwei Bewegungen des Os palatinum während der Flexionsphase: zum einen die Caudalbewegung, übertragen durch die Bewegungen des Corpus ossis sphenoidalis, des Vomer und gering der Proc. pterygoidei ossis sphenoidalis, zum anderen eine kleinere Rotationsbewegung bzw. Spreizung. Beide bewirken eine Verlagerung, aber auch eine Verwringung innerhalb des Os palatinum. Ohne die Möglichkeit einer Verwringung im Os palatinum ist sein Verhalten während des craniosacralen Rhythmus nicht zu verstehen.

Technik
Mobilisation Os palatinum
Mediale Kompression/
Traktion
Cranial/caudal

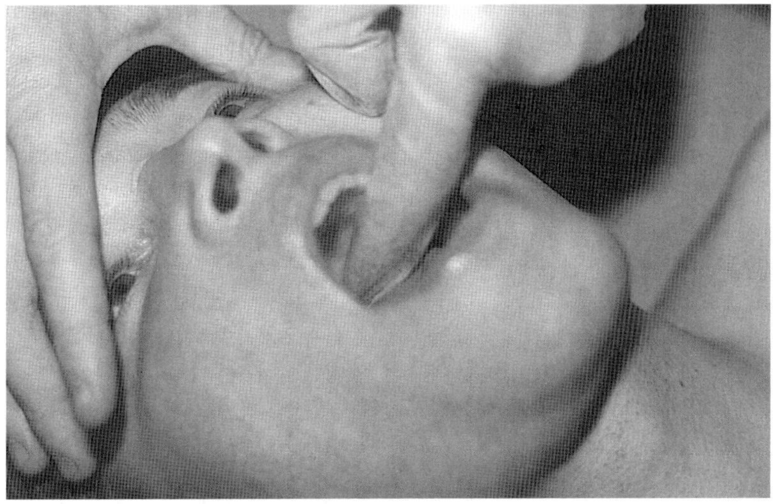

Befund und Indikation
- Suturrestriktion
- Faszienzüge
- Rhythmus (Frequenz, Amplitude, Qualität, Symmetrie)

Ausführung

Während die Alae majores ossis sphenoidalis mit der cranialen Therapeuten-Hand gefasst werden, palpiert der Zeigefinger der caudalen Therapeuten-Hand ein Os palatinum. Es findet sich einen Querfinger medial der Weisheitszähne. Die Testbewegungen in den Suturen für Kompression sind medial, ventral und dorsolateral, für die Verwringbarkeit cranial/caudal. Bei der Caudalbewegung dürfen die Adhäsionskräfte zwischen Therapeuten-Finger und Os palatinum nicht überschritten werden.

Das Os palatinum muss sich frei bewegen können. Die nicht genannten Freiheitsgrade können für die Diagnostik einer Läsion notwendig sein. Wegen der Vielzahl der Lagen der Suturen sind sie auch möglich. Wichtig ist, dass das Os palatinum sich in der Therapie »freischwimmen« kann, da dadurch Läsionen, die die Verwringbarkeit behindern, aufgelöst werden können. Eine Überprüfung der cranialen Innenrotation (entspricht Extension) und der caudalen Außenrotation unter Traktion (entspricht Flexion) ist ebenfalls möglich.

Wird mit den Ossa palatina gearbeitet (in Untersuchung wie auch Behandlung), wird diese Technik grundsätzlich nicht in der Cranialstellung beendet (pers. Mitteilung J. E. Upledger, D. O.). Es besteht die Möglichkeit, eine Läsion in Verwringung zu setzen.

Os zygomaticum

Rechtes Os zygomaticum von ventral

1 Proc. maxillaris
2 Proc. temporalis
3 Proc. frontalis
AA' Bewegungsachse
→ Flexionsrichtung

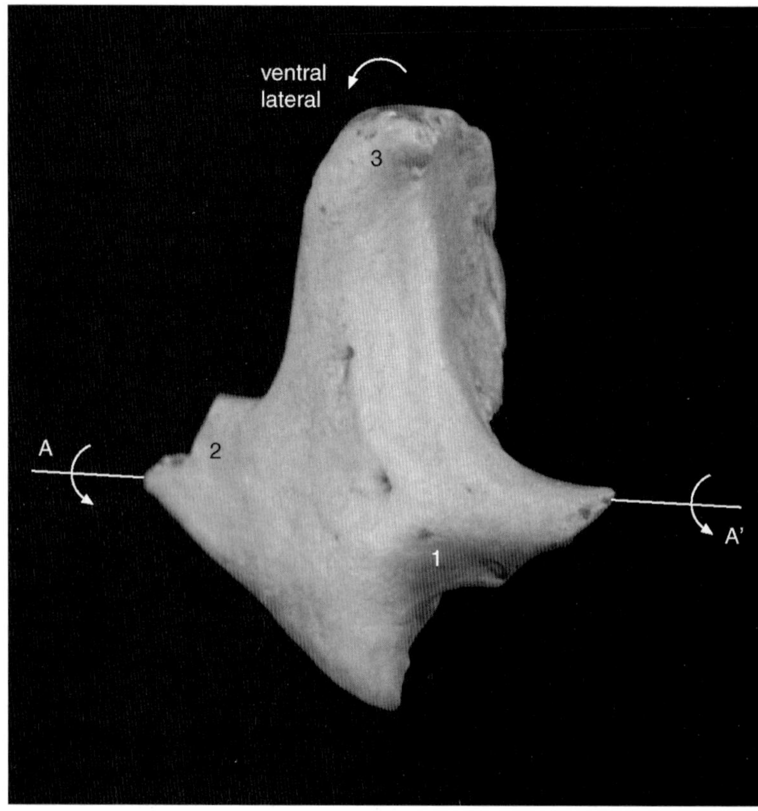

Anatomie

Das Os zygomaticum hat Kontakt zu folgenden Knochen: Os temporale, Os sphenoidale, Os frontale und Maxilla.

Das Os zygomaticum bildet mit der Maxilla, Os sphenoidale, Os frontale, Os ethmoidale, Os lacrimale und Os palatinum die Augenhöhle.

Der Ursprung des M. masseter ist der gesamte Jochbogen; die Sehnenplatte des M. temporalis zieht hinter bzw. unter dem Jochbogen hindurch.

Bewegungsphysiologie

Das Os zygomaticum überträgt die ventrolaterale (wenig auch caudale) Bewegung der Ala major ossis sphenoidalis auf den Proc. zygomaticus ossis frontalis und auf die Maxilla. Dadurch entsteht die laterale Türflügelbewegung des Os frontale und die Weitung des Zahnbogens. Das Gesicht erscheint breiter, die Augenhöhle größer. In einem fixierten Läsionsmuster der Flexion oder Extension ist dies im interpersonellen Vergleich unmittelbar nachzuvollziehen (s. dazu auch S. 154f.).

Dabei macht das Os zygomaticum eine Drehbewegung durch eine halbschräge Achse, die durch die Sutura temporozygomatica verläuft. Die Form dieser Sutur lässt eine Drehbewegung zu. Zusätzlich wird das Os zygomaticum durch das Os temporale (über den Proc. zygomaticus) entlang dieser Achse nach ventromedial – in Kombination mit der vom Os sphenoidale ausgehenden Bewegung – auf einer Kreisbahn geschoben. Für den Proc. maxillaris ist diese zentrifugale Weitung stärker als die zentripetale Bewegung durch die Rotation an der halbschrägen Achse.

Wegen der Häufigkeit von Frakturen sei an dieser Stelle auf die Möglichkeit von intraossären Läsionen hingewiesen (s. dazu S. 142).

Technik

Mobilisation Os zygomaticum

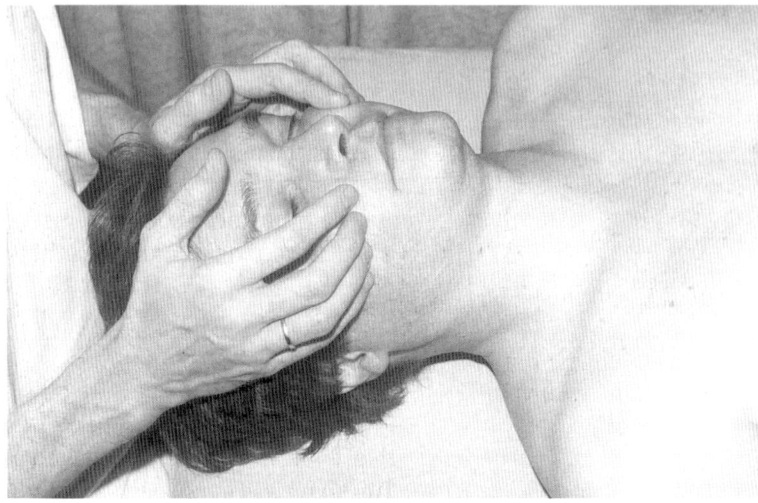

Befund und Indikation

- Suturrestriktion
- Faszienzüge
- Rhythmus (Frequenz, Amplitude, Qualität, Symmetrie)

Ausführung

Die Therapeuten-Finger werden auf bzw. um die Ossa zygomatica platziert. Testbewegungen sind Kompression/Traktion, Gleiten nach lateral/medial, cranial/caudal, Rotationen und Rhythmusbewegungen.

Technik

Traktion Os zygomaticum

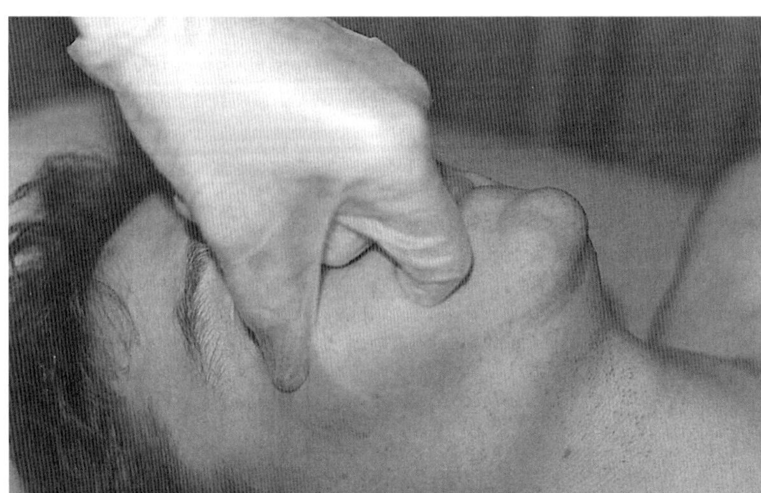

Befund und Indikation

- Suturrestriktion
- Faszienzüge
- Rhythmus (Frequenz, Amplitude, Qualität, Symmetrie)

Ausführung

Das Os zygomaticum wird gefasst zwischen dem von außen aufliegenden Daumen und dem sich intraoral einhakenden Zeigefinger. Lippen oder Wange sollten dabei entspannt bleiben. Testbewegungen sind Kompression/Traktion lateroventrocaudal, evtl. unter Betonung einer Sutur.

Technik
Sutura frontozygomatica

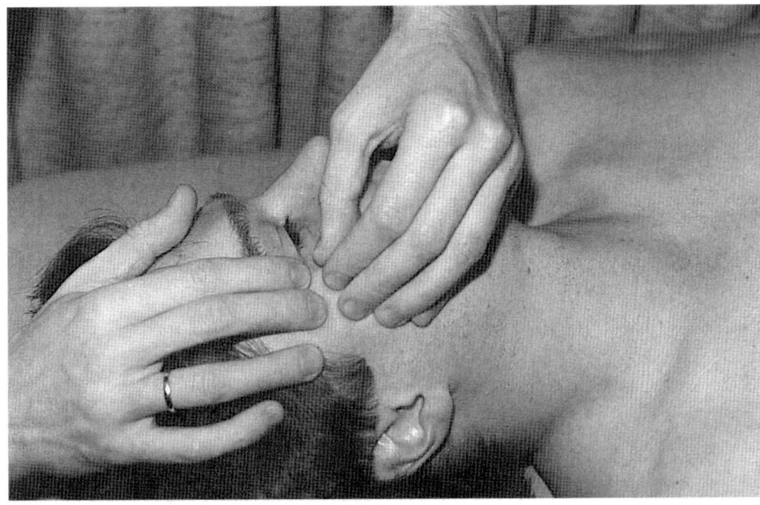

Befund und Indikation
- Suturrestriktion
- Faszienzüge
- Rhythmus (Frequenz, Amplitude, Qualität, Symmetrie)

Ausführung

Der Processus zygomaticus ossis frontalis und der Processus frontalis ossis zygomatici werden suturnah gefasst. Testbewegungen sind Kompression/Traktion (als Induktion in der Therapie am häufigsten verwendet), Lateralgleiten, Zentrifugal-/Zentripetalgleiten, Innen-/Außenrotation.

Technik
Sutura frontozygomatica
Darstellung am Präparat

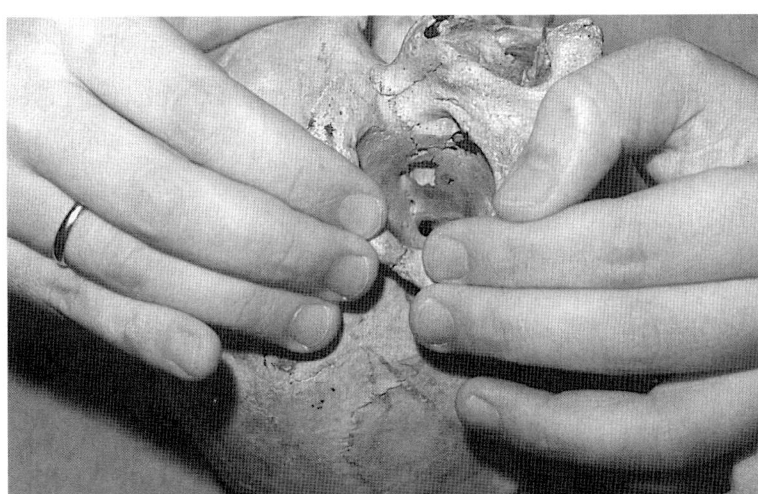

Anmerkung

Als Beispiel wurde hier die Sutura frontozygomatica dargestellt. Diese Technik ist auf die anderen Suturen übertragbar.

Os nasale

Rechtes Os nasale von rechtslateral

→ Flexionsrichtung

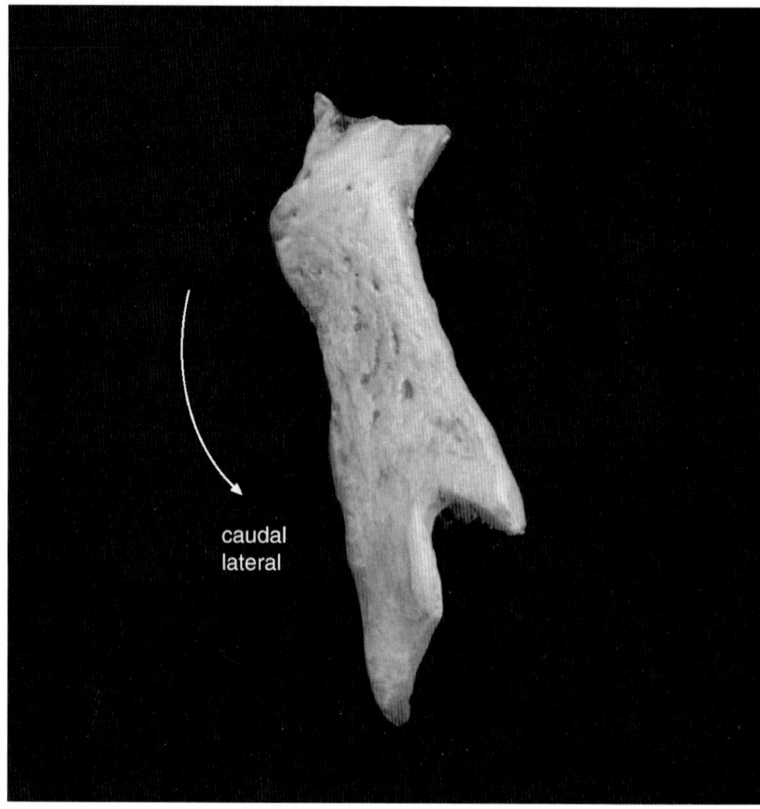

Anatomie

Das Os nasale hat Kontakt zu folgenden Knochen: Os frontale, Maxilla und Os ethmoidale.

Bewegungsphysiologie

Das Os nasale führt wie das Os frontale in der Flexionsphase eine Türflügelbewegung aus. Allerdings sind die Bewegungsausschläge deutlich kleiner. Der laterale Anteil des Os nasale bewegt sich lateral und ventral. Zusätzlich werden durch die Bewegung des Os ethmoidale die Sutura internasale gespreizt und die Ossa nasalia auf einer Kreisbahn caudal mitgenommen.

Bei Nasenbeinfrakturen finden sich nach der Frakturheilung regelmäßig intraossäre Restriktionen oder Restriktionen der Sutura frontonasalis und der Sutura internasalis (s. dazu auch S. 142). Am häufigsten ist dann ein eingeschränktes Caudalgleiten der Ossa nasalia.

Technik
Mobilisation Os nasale

Befund und Indikation
- Suturrestriktion
- Faszienzüge
- Rhythmus (Frequenz, Amplitude, Qualität, Symmetrie)

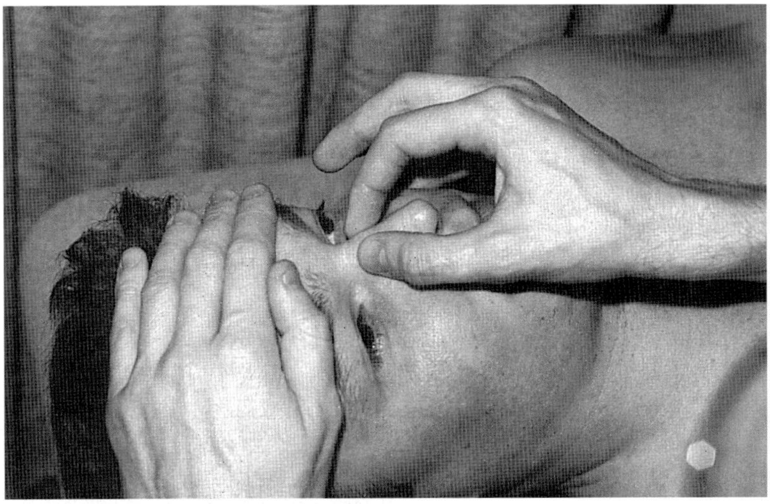

Ausführung

Craniale Therapeuten-Hand fixiert Os frontale. Mit Daumen und Zeigefinger der caudalen Therapeuten-Hand wird Kontakt mit den Ossa nasalia aufgenommen. Testbewegungen sind Kompression/Traktion, cranial/caudal und ventral/dorsal, Lateralgleiten, Rotationsbewegungen um verschiedene Achsen, Rhythmusbewegungen, Gleiten zueinander.

Technik
Mobilisation Os nasale
Darstellung am Präparat

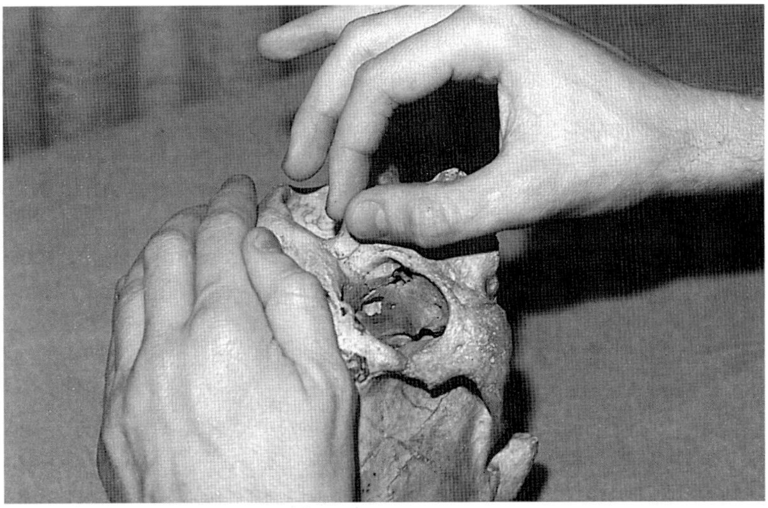

Os lacrimale

Rechtes Os lacrimale von ventral

1 Facies orbitalis
AA' Bewegungsachse
→ Flexionsrichtung

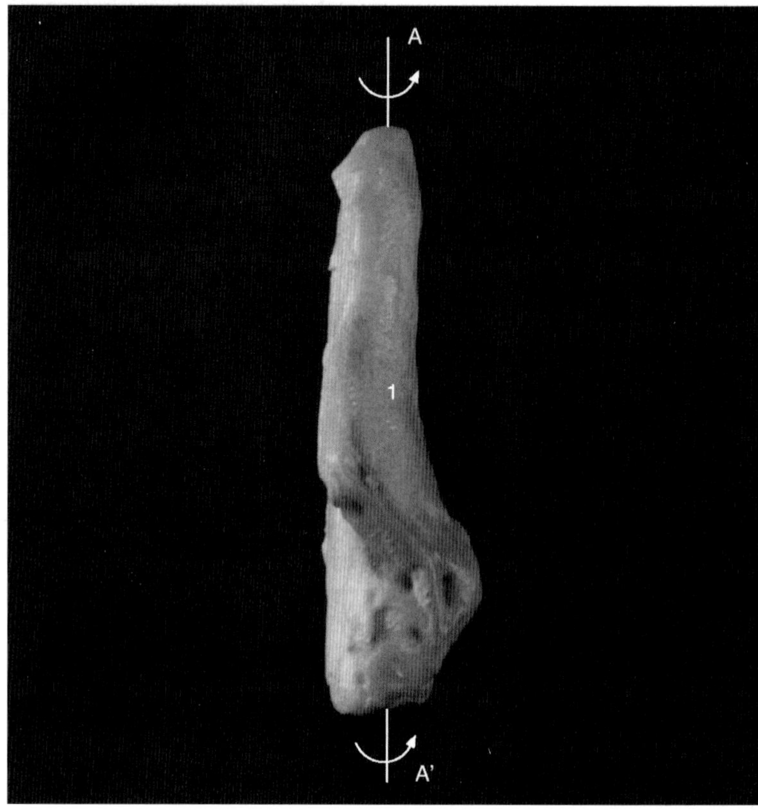

Anatomie

Das Os lacrimale hat Kontakt zu folgenden Knochen: Maxilla, Os frontale, Os ethmoidale und Concha nasalis inferior. Der Canalis nasolacrimalis wird gebildet von Maxilla, Os lacrimale und Concha nasalis inferior.

Bewegungsphysiologie

Das Os lacrimale führt in der Flexionsphase eine Rotationsbewegung um eine transversale Achse aus.

In der Flexionsphase findet eine Weitung des Canalis nasolacrimalis statt.

Technik
Mobilisation Os lacrimale

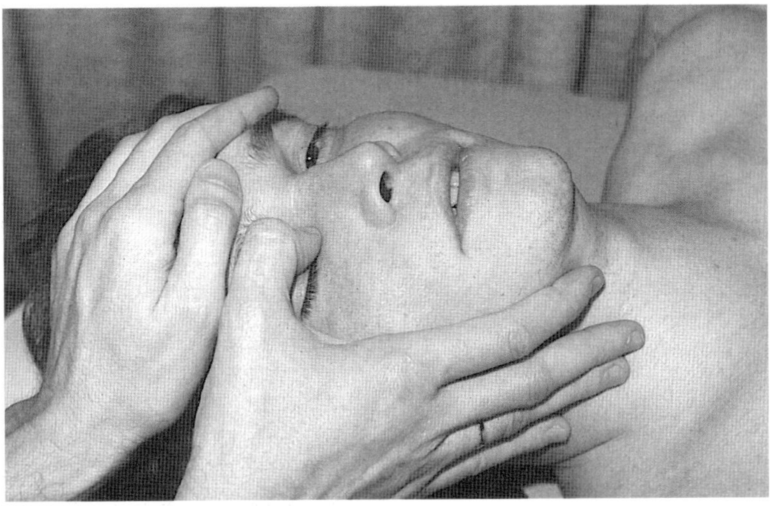

Befund und Indikation
- Suturrestriktion
- Faszienzüge
- Rhythmus (Frequenz, Amplitude, Qualität, Symmetrie)

Ausführung
Craniale Therapeuten-Hand fixiert das Os frontale. Mit dem Daumen der caudalen Therapeuten-Hand wird Kontakt mit dem Os lacrimale aufgenommen (dorsocaudal des Tränenpünktchens in der Augenhöhle). Testbewegungen sind zentrifugal/-petal, Kompression/Traktion in Richtung auf die verschiedenen Suturen, Rotation und Rhythmusbewegungen.

Hinweis
Es besteht die Möglichkeit, einen oculovagalen Reflex auszulösen.

Technik
Mobilisation Os lacrimale
Darstellung am Präparat

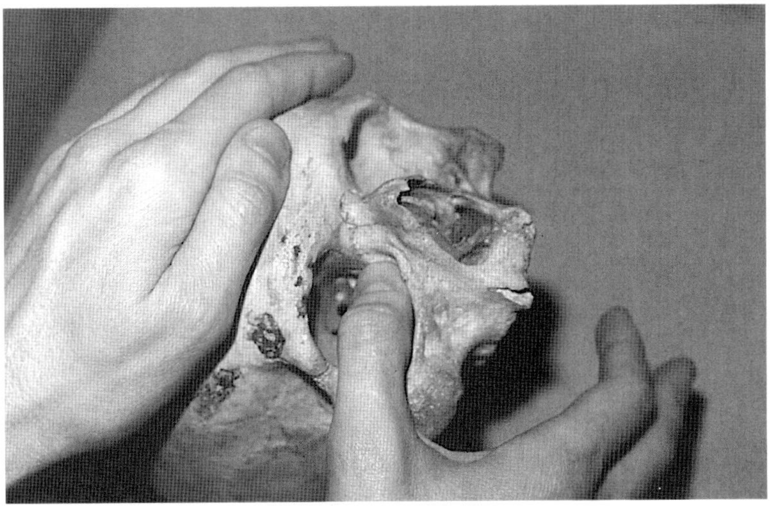

Os ethmoidale

Os ethmoidale von linkslateral

1 Crista galli
2 Os planum
X Bewegungsachse
→ Flexionsrichtung

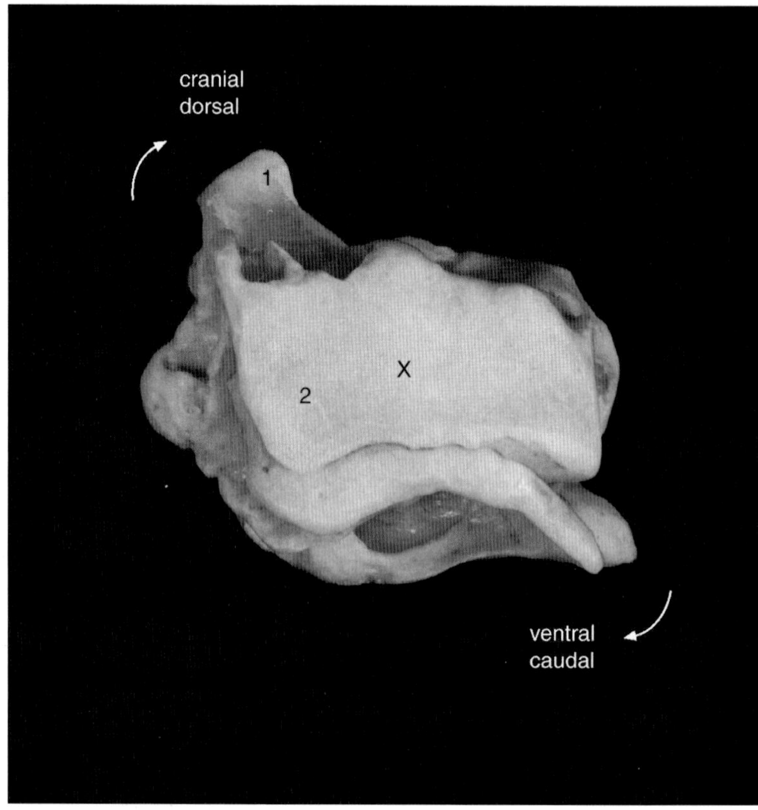

Anatomie

Das Os ethmoidale hat Kontakt zu folgenden Knochen: Os frontale, Os sphenoidale, Ossa palatina, Ossa nasalia, Ossa lacrimalia, Vomer, Maxillae und Conchae nasales inferiores. Die Verbindung zum Os sphenoidale ist die Synchondrosis sphenoethmoidalis.

Das Os ethmoidale wird cranial abgeschlossen durch die Lamina cribrosa ethmoidalis. Diese erlaubt den Durchtritt der Fila olfactoria. Die Crista galli, als Teil der senkrechten Lamelle des Os ethmoidale, ragt an der Incisura ethmoidalis ossis frontalis in die vordere Schädelgrube hinein. An ihr ist die Falx cerebri befestigt und aufgespannt.

Die Lamina perpendicularis (Lamina mediana) bildet den oberen Teil des Nasenseptums. Die Conchae nasalis superior et media sind Teile der oberen und mittleren Nasenmuschel. Diese sind dünne, gebogene, knöcherne Fortsätze des Os ethmoidale. Klinisch relevant sind die Cellulae ethmoidales.

Bewegungsphysiologie

In der Flexionsphase kippt das Os sphenoidale und damit die Crista sphenoidalis caudal. Das Os ethmoidale verhält sich zur Crista sphenoidalis wie ein Zahnrad: es rotiert um eine frontale Achse, d. h. gegenläufig zum Os sphenoidale, gleichsinnig mit dem Vomer und dem Os occipitale. Dadurch gleiten die dorsalen Anteile des Os ethmoidale nach ventrocaudal, die ventralen und insbesondere die Crista galli nach dorsocranial auf einer Kreisbahn (s. dazu auch S. 60). Zusätzlich findet eine intraossäre Spreizung in der Frontalebene statt, der untere Teil des Os planum bewegt sich beiderseits lateral. Diese Bewegung unterstützt die Vergrößerung der Augenhöhle in der Flexionsphase.

Die Bewegungen des Os ethmoidale sind einer Palpation nicht direkt zugänglich. Es kann nur indirekt auf Läsionen geschlossen werden bzw. es können nur die Phänomene behandelt werden, die den diagnostischen Schluss einer Läsion nahelegen. Eine Mobilisation ist z. B. über das Os sphenoidale oder den Vomer möglich.

Concha nasalis inferior

Rechte Concha nasalis inferior von lateral

1 Proc. maxillaris
→ Flexionsrichtung

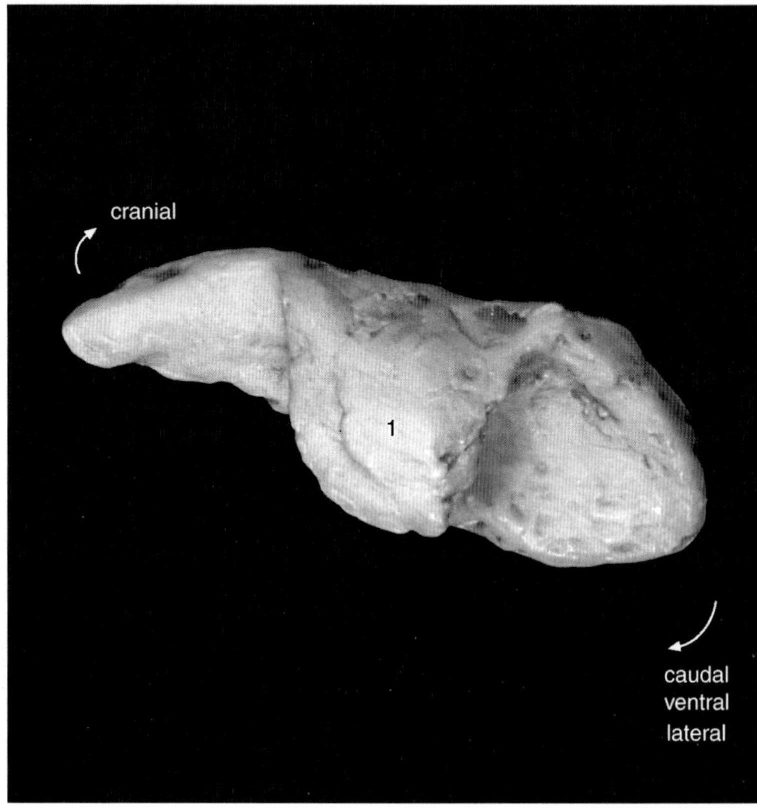

Anatomie

Die Conchae nasales inferiores haben Kontakt zu folgenden Knochen: Maxillae, Os ethmoidale, Ossa lacrimales und den Ossa palatina. Die Concha nasalis inferior bildet die untere Nasenmuschel. Sie ist über den Proc. maxillaris mit der Maxilla verbunden und bewirkt über eine Oberflächenvergrößerung eine zusätzliche Erwärmung und Anfeuchtung der Atemluft.

Bewegungsphysiologie

In der Flexionsphase folgen die Conchae nasales inferiores den Bewegungen der Maxillae und der anderen Knochen, mit denen sie Kontakt haben. Die Bewegungen der Conchae nasales inferiores sind einer Palpation nicht unbedingt zugänglich. Meist wird nur indirekt auf Läsionen geschlossen. Eine große klinische Relevanz fanden wir bisher nicht.

Mandibula

Mandibula von lateral (mit linkem Os temporale)

1 Proc. coronoideus
2 Proc. condylaris
3 Angulus mandibulae
4 Proc. mentalis
→ Flexionsrichtung

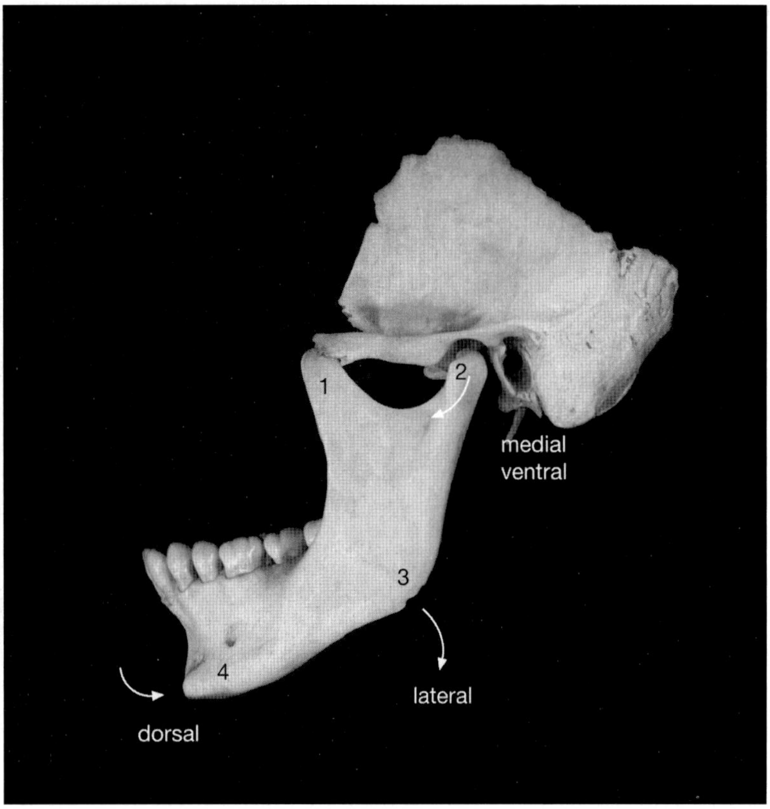

Mandibula und Ossa temporalia von ventral

1 Proc. condylaris
2 Angulus mandibulae
AA' Bewegungsachsen der Ossa temporalia
→ Flexionsrichtung

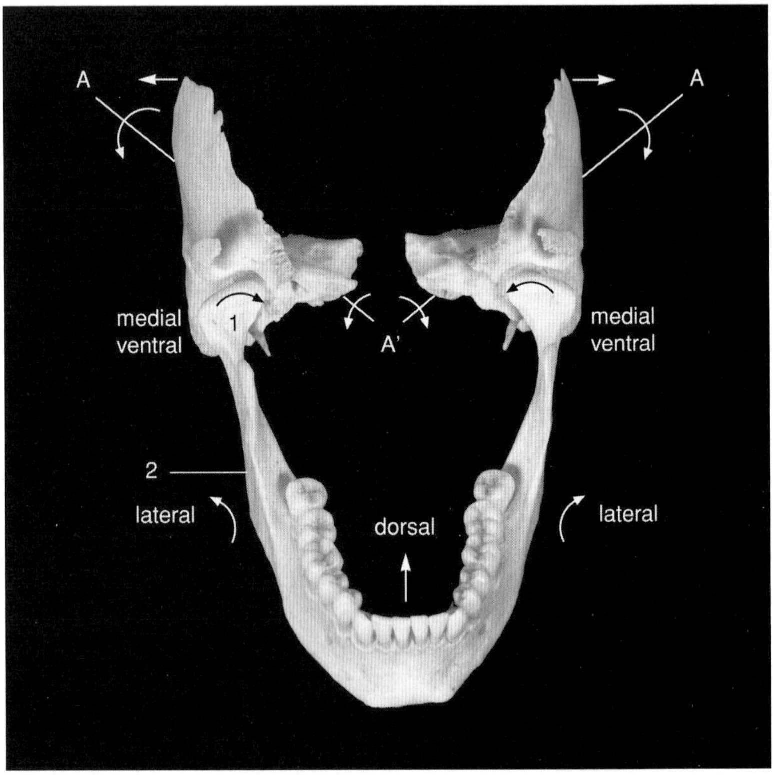

Anatomie

Die Kiefergelenke gehören zu den am meisten benutzten Gelenken. Sie werden knöchern gebildet aus den Proc. condylares mandibulae und den Ossa temporalia. Die Kiefergelenke haben einen bikonkav geformten Discus articularis. Er teilt jedes der beiden Kiefergelenke in zwei völlig getrennte **Gelenkräume** auf. Der craniale Teil (Tuberculum articulare und Diskusoberfläche) ermöglicht die Translation, bei der der Discus von der Fossa articularis bis auf das Tuberculum articulare gleitet. Diese Bewegung ist nach ventral, caudal und medial gerichtet. Die caudale Gelenkkammer wird von der Unterseite des Discus und dem Proc. condylaris mandibulae gebildet. In diesem Gelenk findet eine Rotation statt, die zu Beginn der Öffnungsbewegung überwiegt.

Der **M. pterygoideus lateralis** hat meistens zwei Bäuche. Der obere wesentlich kleinere Bauch zieht bei der Mundöffnung den Discus, der untere den Proc. condylaris ventral. Bei der Mundschließung gleitet der Discus in seine ursprüngliche Lage. In diese Lage wird er mit Hilfe des retrodiscalen Gewebes gezogen. Das retrodiscale Gewebe besteht aus dem Stratum superior mit elastischen Fasern und dem Stratum inferiorius mit kollagenen Fasern, die eine ventrale Discusluxation verhindern sollen. In der bilaminären Zone (Zone zwischen Discus und ventraler Gehörgangswand) befinden sich zusätzlich noch Fettgewebe, Nerven und Blutgefäße. Bei der Mundschließung wird das Zurückgleiten des Discus durch die exzentrische Arbeit des oberen Bauches des M. pterygoideus lateralis modifiziert.

Neben der Mundöffnung und -schließung können Protrusion, Retrusion und Laterotrusion von der Kaumuskulatur ausgeführt werden. Dabei werden **vier funktionelle Gruppen** unterschieden:

▷ 1. **M. temporalis** und **M. pterygoideus lateralis** sind vornehmlich für die Einstellung des Unterkiefers verantwortlich. Der M. temporalis zieht von der Linea temporalis inferior, der Facies temporalis ossis sphenoidalis und der Innenseite des Arcus zygomaticus zum Proc. coronoideus und strahlt in die vordere Kapsel des Kiefergelenkes ein. Seine Sehne kann intraoral palpiert werden. Der Ursprung des M. pterygoideus lateralis pars superior ist die Facies und Crista infratemporalis der Ala major ossis sphenoidalis, sein Ansatz der Discus und die Gelenkkapsel; für die Pars inferior ist der Ursprung die Lamina lateralis des Proc. pterygoideus, ihr Ansatz ist die Fovea pterygoidea am Proc. condylaris. Der M. pterygoideus lateralis entzieht sich der Palpation. Eine seiner Aufgaben ist die Protrusion. Dadurch wird die bilaminäre Zone entlastet.

▷ 2. **M. masseter** und **M. pterygoideus medialis** sorgen für die Kraftentfaltung beim Zubeißen. Der M. masseter zieht von dem Proc. temporalis ossis zygomatici und dem Proc. zygomaticus ossis temporalis zur Tuberositas masseterica und zum Angulus mandibulae. Eine Palpation ist von außen wie auch intraoral möglich. Der M. pterygoideus medialis hat seinen Ursprung in der Fossa pterygoidea ossis sphenoidalis, am Proc. pyramidalis ossis palatini und am Tuber maxillae, seinen Ansatz an der Innenfläche des Ramus und Angulus mandibulae. Dort ist er von außen palpabel. Intraoral ist sein Bauch in Höhe der oberen Weisheitszähne etwas lateral und dorsal zu tasten. Da Verbindungen zum Tensor veli palatini und M. constrictor pharyngis bestehen, kann eine Funktionsstörung des M. pterygoideus medialis sich auch in einer Funktionsstörung der Eustachischen Röhre äußern.

▷ 3. Die **supra- und infrahyalen Muskeln** sind an der Öffnungsbewegung im Kiefergelenk beteiligt. Die suprahyoidale Muskulatur besteht aus drei Muskeln: M. digastricus mit seinen zwei Bäuchen, Mm. mylohyoideus und stylohyoideus. Im Mundboden befinden sich außerdem die Mm. genioglossus und geniohyoideus. Der paarige M. mylohyoideus hat seinen Ursprung beginnend an der Spina mentalis auf der Unterkieferinnenseite bis in Höhe des 3. Molaren. An der Raphe mylohyoidea in der Mittellinie treffen sich beide Muskeln. Der M. digastricus pars anterior zieht von der ventralen Innenseite des Unterkiefers an der Fossa digastrica zur Ansa tendinis digastrici am Cornu majus des Os hyoideum, wo er in die Pars posterior übergeht. Die Pars posterior verläuft dann weiter zu seinem Ursprung, der Incisura mastoidea. Die Basis des Proc. styloideus ist der Ursprung des M. stylohyoideus, der zum Corpus und zum Cornu majus des Os hyoideum zieht.

Die Mm. omohyoideus, sternohyoideus, thyrohyoideus und sternothyroideus werden als infrahyale Muskeln zusammengefasst. Der M. omohyoideus kommt von der ventralen Seite des Angulus superior scapulae und geht zum hinteren Rand des Os hyoideum. (Dies erklärt die klinische Beobachtung einer Übertragung von Faszienzügen und Störungen zwischen beiden Strukturen.)

Besteht ein Hypertonus der hyalen Muskeln oder der Mm. constrictores pharyngei (s. S. 127), wird bei einer Mundöffnung der Unterkiefer in Retrusion geführt mit der Folge einer Kompression im Kiefergelenk.

▷ 4. Die **dorsalen und tiefen ventralen Halsmuskeln** sowie auch die mimische Muskulatur spielen eine Rolle bei der Einstellung des Unterkiefers. Extension der HWS und Reklination C_0/C_1 fördern eine Retrusion, HWS-Flexion und Inklination eine Protrusion (s. dazu auch S. 29). Dies erklärt die Koinzidenz von Kiefergelenksproblemen mit einer sternosymphysialen Belastungshaltung. Bei einer symmetrischen Verkürzung der Mm. sternocleidomastoidei und scaleni anteriores und eingetretener Umkehrfunktion wird eine Hyperlordose der HWS, bei einer asymmetrischen Verkürzung zusätzlich eine Rotation und Gegenseitneigung fixiert. In einer solchen Situation ist neben rezidivierenden Dysfunktionen, insbesondere der Kopfgelenke, und der Fehlbelastung, z. B. durch Retrusion, in der bilaminären Zone eine Bewegungseinschränkung des Os temporale für die Flexion zu spüren. Da das Os temporale dann in Extension steht, wird das Tentorium cerebelli vermehrt gespannt (Folgen davon s. S. 73). Bei asymmetrischen Verkürzungen tritt über diesen Mechanismus durch weitere Anpassungen regelmäßig eine Skoliose sowohl der Wirbelsäule als auch des Gesichtes auf (s. dazu auch S. 153ff.).

Für die **Koordination** der Muskulatur bedarf es eines Rückkopplungssystems. Dieses wird von den Muskelspindeln und vom Golgi-Apparat geleistet. Die Dichte der Muskelspindeln ist in der Kaumuskulatur deutlich höher als in der »normalen« Skelettmuskulatur incl. der kurzen Nackenstrecker, wobei als Ausnahme die Mundöffner bis auf den M. pterygoideus lateralis keine Muskelspindeln haben. So wird auch verständlich, dass schon kleine Verlagerungen der Unterkiefer- oder Kaulage gespürt werden und eine klinische Relevanz haben können. Das vorhandene Rückkopplungssystem erlaubt, dass bei den normalen Kaubewegungen die Zähne sich nicht berühren.

Fast alle Kaumuskeln werden vom **N. trigeminus (V)** innerviert. Dieser hat eine enge Beziehung zum retikulären Alarmsystem. Bei einer Aktivierung des retikulären Alarmsystems (z. B. durch Stress) wird auf somatischer Ebene der Sympathikus unspezifisch aktiviert. Auf psychischer Ebene können Angst oder Wut ausgelöst werden. Diese Gefühle finden ihren Ausdruck in einer Aktivierung des N. trigeminus; eine Flucht- oder Kampfreaktion bzw. -bereitschaft in der Kaumuskulatur wird ausgeführt (Zähne zusammenbeißen oder »Zähne fletschen«). Die mimische Muskulatur (über den N. facialis innerviert) unterstützt diesen Vorgang. Daneben ist der Mund bzw. die Kaumuskulatur die letzte Station in der Abfolge Lunge/Thorax, Hals, Mund, einen Affekt zurückzuhalten (ihn sich zu »verbeißen«). Regelmäßig findet sich bei beiden Möglichkeiten ein Hypertonus der Kaumuskulatur bzw. die Zähne werden aufeinandergepresst. Da die Zähne sich bei der normalen Kaubewegung nicht berühren, bedeutet diese unphysiologische Belastung einen vermehrten Abrieb an den Zähnen (auch Bruxismus). Durch die andauernde Belastung der Muskulatur entstehen Triggerpunkte und Ansatztendinosen, durch Fehlbelastung im Kiefergelenk eine Discopathie bzw. eine Kiefergelenksarthrose. Aktivierte Triggerpunkte können einen Referred Pain in den Zähnen, an verschiedenen Stellen des Kopfes und des Halses erzeugen (s. Einzelheiten dazu bei Simons u. Travell).

Die **Muskulatur des Mundbodens** wird innerviert durch die Nn. mylohyoideus (ein Ast des V_3), facialis (VII), hypoglossus (XII) und die Rami ventrales der Wurzeln C_1 und C_2. Ein dauernder Hypertonus dieser Muskeln hat häufig eine psychische Genese. Bei der intraoralen Palpation des Mundbodens kann eine Restriktion durch eine ohnehin schon palpationsempfindliche Glandula submandibularis vorgetäuscht werden.

Im **Zungengrund** finden sich mehr ventral und medial die M. geniohyoideus und M. genioglossus (Herausstrecker der Zunge), mehr dorsal und lateral die M. hypoglossus und M. styloglossus (ziehen Zunge dorsal und caudal).

Die **Zunge** ist ein mit Schleimhaut bedeckter Muskelkörper, der aus vertikalen, horizontalen und queren Muskelfasern besteht. Dadurch ist eine Vielzahl von Bewegungen möglich. Innerviert wird sie motorisch durch den N. hypoglossus, sensibel durch die N. vagus (Zungengrund), N. lingualis aus dem N. mandibularis (Zungenspitze), N. glossopharyngeus (Sulcus terminalis) und den N. hypoglossus (Geschmackspapillen).

In Ruhelage berührt die Zunge das Os incisivum. Beim **physiologischen Schlucken** tritt ein Unterdruck intraoral auf. Die Zungenspitze saugt sich dabei am Os incisivum fest, die Lippen sind geschlossen, der mittlere Teil der Zunge hebt sich.

Ist die funktionelle Einheit aus Zähnen, Zunge, Ober- und Unterkiefer und der Kau- und Gesichtsmuskulatur z. B. durch ein Pressen der Zunge zwischen die Frontzähne gestört, um bei einem Schlucken den Mundraum nach vorne abzuschließen, findet sich eine Hypotonie der Mundschließer und ein intraoraler Überdruck mit der Gefahr, dass die Zähne ventral wandern.

Bei der Mundatmung werden die Mundschließer reflektorisch gehemmt, es finden sich dann häufig ein gotischer Gaumen, ein Zahnengstand und weniger stark entwickelte Nebenhöhlen.

Durch das **Foramen mandibulare** tritt der N. alveolaris inferior als Teil des N. mandibularis in die Mandibula ein. Er tritt am Foramen mentale als N. mentalis wieder aus. Abzweigungen ziehen zu den Zähnen und zur Gingiva des Unterkiefers.

Die **Bogenform** des Unterkieferzahnbogens gleicht einer Parabel. Diese ist enger als die elliptische Form des Oberkiefers. Die Prämolaren und die Molaren sind nach innen geneigt und greifen in die nach außen geneigten Prämolaren und Molaren des Oberkiefers hinein. Dadurch überragen die Oberkiefermolaren die des Unterkiefers. Zermahlen wird die Nahrung zwischen den palatinalen Höckern der Oberkiefermolaren und den buccalen Höckern der Unterkiefermolaren.

Die **Dentes incisivi und canini** übernehmen vorwiegend die Funktion des Abreißens, Festhaltens, Ergreifens, Abbeißens. Dieser Funktion kommt die ventrale Neigung der Dentes incisivi entgegen. Auch hier überragen normalerweise die Zähne des Oberkiefers die des Unterkiefers.

Die **extrakapsulären** Lig. sphenomandibulare und stylomandibulare **begrenzen die Bewegungen** der Mandibula. Das Lig. sphenomandibulare zieht von der Spina sphenoidalis (am Foramen spinosum) zur Lingula mandibulae, das Lig. stylomandibulare vom Proc. styloideus des Os temporale zum Innenrand des Angulus mandibulae. Unterstützt wird diese Funktion von dem Lig. laterale, das den Arcus zygomaticus mit dem Proc. articularis verbindet. Die Capsula articularis lässt Bewegungen gut zu, da die Kapselbänder relativ lang sind.

Die Funktion der **Mm. constrictores pharyngei** ist der Schluckakt. Der M. constrictor pharyngis superior hat seinen Ursprung am Proc. pterygoideus ossis sphenoidalis, der M. constrictor pharyngis medius an den Cornua majora und minora des Os hyoideum und der M. pharyngis inferior am Schildknorpel. Alle diese Muskeln haben ihren Ansatz an der Raphe pharyngis. Innerviert wird der M. constrictor pharyngis superior vom N. glossopharyngeus (IX), die Mm. constrictores pharyngei medius und inferior vom N. vagus (X).

Bei einem Hypertonus der hyalen Muskeln halten die Mm. constrictores pharyngei gegen. Da diese mit der Halswirbelsäule über die Raphe pharyngis verbunden sind, wird die HWS in Extension gezogen und es entstehen in der Folge dort rezidivierende Dysfunktionen.

Bewegungsphysiologie

In der Flexionsphase bewegen sich die Fossae mandibulares der Ossa temporalia medioventral (und wenig caudal). Die Proc. articulares mandibulae folgen dieser Bewegung. Es kommt so zu einer Verwringung innerhalb der Mandibula: der Mandibula- bzw. Zahnbogen wird geweitet, die Anguli mandibulae wandern lateral, der dorsale Alveolarkamm relativ medial. Die Prämolaren und die Molaren stehen dadurch in der Flexionsphase mehr nach innen gekippt; dies entspricht der vermehrten Kippung der entsprechenden Zähne des Oberkiefers nach außen. Auch die Weitung der Zahnbögen im Unter- wie Oberkiefer entsprechen sich. So ist in den einzelnen Bewegungsphasen des craniosacralen Rhythmus immer ein guter Zahnschluss gewährleistet.

An der **ventralen Mandibula** drückt sich die Verwringungsbewegung in einer steileren Stellung der Dentes incisivi und in einer relativen Ventralbewegung der Protuberantia mentalis im Verhältnis zum Alveolarkamm aus. Die Palpation dieser Relativbewegung wird durch die Ventralverlagerung des gesamten Unterkiefers erschwert, da sich die Fossae mandibulares auch ventral bewegen. So ist hier ebenfalls die Bewegung der Dentes incisivi der Maxillae auf die der Mandibula funktionell abgestimmt.

Alle **Kaumuskeln** haben Einfluss auf den craniosacralen Rhythmus. So werden bei einem Hypertonus des M. temporalis die Sutura squamosa und Pterion ineinander verkeilt. Suturläsionen können entstehen. Ein Hypertonus des M. pterygoideus lateralis fixiert das Os sphenoidale in Extension, ein Hypertonus des M. pterygoideus medialis kann Störungen auslösen in den Suturen zwischen Maxilla, Os sphenoidale und Os palatinum. Ein Hypertonus des M. masseter fixiert die Sutura temporozygomatica. Ein Hypertonus der Mm. digastricus und stylohyoideus hat Einfluss auf das Os temporale. Seine Flexionsbewegung kann gehemmt werden.

Bei Störungen der fein abgestimmten **Discusbewegungen** während der Mundöffnung oder -schließung wie auch bei einem Hypertonus einzelner, mehrerer oder aller Kaumuskeln kommt es regelmäßig zu Fehlbelastungen des Discus und der bilaminären Zone. Einrisse oder Luxationen des Discus (Kiefergelenksknacken) finden sich regelmäßig. Bei Druck auf die bilaminäre Zone entstehen Schmerzen, Arthrosen sind häufig die Folge.

Eine typische für das Kiefergelenk **traumatisierende Bewegung** ist eine craniale und dorsolaterale Bewegung der Mandibula, da der Proc. condylaris dann in die bilaminäre Zone gepresst wird.

Häufig findet sich eine Koinzidenz zwischen einem erhöhten Muskeltonus der Kaumuskulatur und der Mm. sphincter ani externus und levator ani. Das verbindende Glied kann entweder in einer psychosomatischen Genese oder in einer traumatischen Läsion des Os coccygis gefunden werden.

Ein Hypertonus der Mm. constrictores pharyngei wird von Patienten als Globusgefühl beschrieben. Ein Hypertonus des M. constrictor pharyngeus superior bewirkt eine relative Extensionsstellung des Os sphenoidale.

Technik
Kiefergelenk
Kompression/Traktion

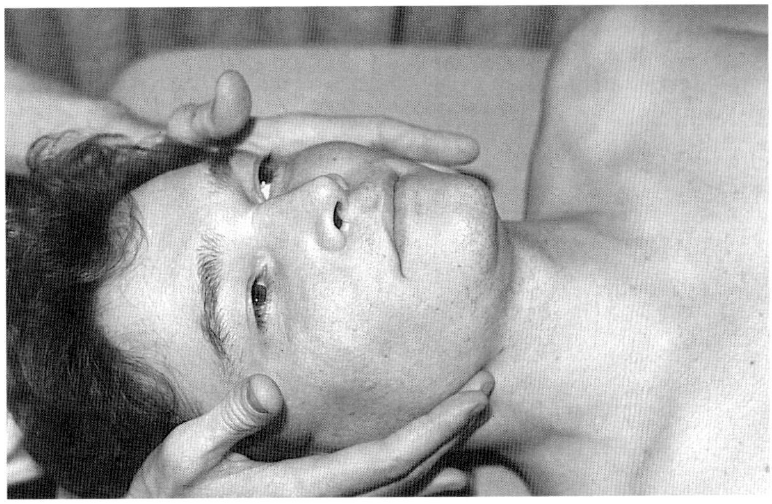

Befund und Indikation
- Restriktion der Kiefergelenke, der Suturae squamosae, Falx oder »mitgeteilte«
- Faszienzüge
- Rhythmus (Frequenz, Amplitude, Qualität, Symmetrie)

Ausführung
Die Therapeuten-Langfinger nehmen flächigen Kontakt am aufsteigenden Unterkieferast auf. Die Endglieder können sich am Angulus mandibulae einhaken. Die Handflächen liegen zur Palpation locker über den Suturae squamosae. Bei der Kompression wird ein cranialer Zug ausgeführt, der bei Weiterführung nach dem Kontaktschluss im Kiefergelenk zu einer Cranial- und Lateralbewegung der Ossa temporales in den Suturae squamosae und dann über die Ossa parietalia zu einer Traktion in der Falx, möglich sogar bis in die Dura mater spinalis führt. Bei der Kiefergelenkstraktion (auch als Technik für die Sutura squamosa) wird ein Zug caudal, für das translatorische Gleiten ein Zug ventrocaudal ausgeführt.

Technik

Kiefergelenk
Pro-/Retrusion
Laterotrusion
Kompression/Traktion
Rotation

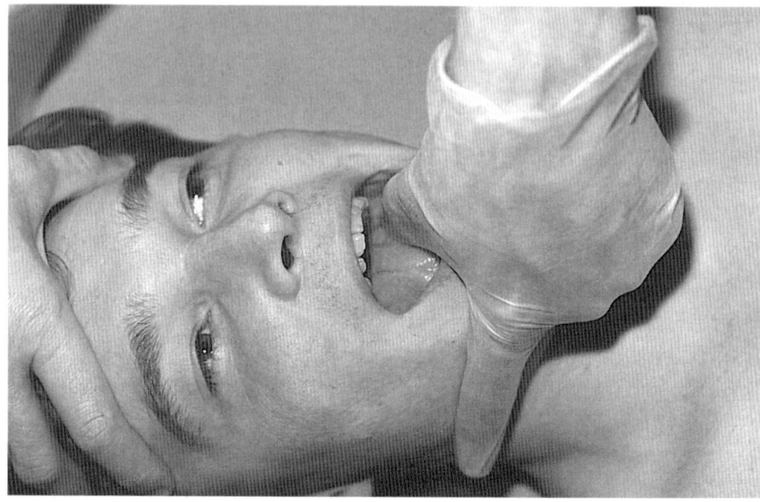

Befund und Indikation

- Restriktionen der Kiefergelenke
- Faszienzüge
- Rhythmus (Frequenz, Amplitude, Qualität, Symmetrie)

Ausführung

Die craniale Therapeuten-Hand fixiert den Patienten-Kopf, evtl. ist ein palpierender Finger über dem Kiefergelenk. Die zweite Therapeuten-Hand umfasst den Unterkiefer der zu behandelnden Seite durch Kontakt des Daumens auf der Zahnreihe, des Zeige- und Mittelfingers von außen auf dem Unterkiefer. Testbewegungen sind Pro-/Retrusion, Rechts-/Linkslaterotrusion, Kompression/Traktion und Rechts-/Linksrotation. Je nach Intention wird das Endgefühl des Gelenkes, der Muskeltonus, das Endgefühl der Faszie oder Faszienzüge beurteilt.

Hinweise

▷ Bei dieser und den folgenden Techniken ist auf eine entspannte Kaumuskulatur zu achten. Dies bedeutet bei den Techniken mit geöffnetem Mund, dass der Patient den Mund nicht aktiv geöffnet hält, um z. B. dem Therapeuten zu helfen, oder bei der Technik »Mundboden von außen«, dass z. B. die Zähne nicht aufeinander oder die Zunge nicht gegen die Zähne gepresst werden.

▷ Soll nicht intraoral gearbeitet werden (z. B. bei starkem Würgereflex), besteht die Möglichkeit, den Unterkiefer von außen zu führen.

Technik

Mundboden von außen

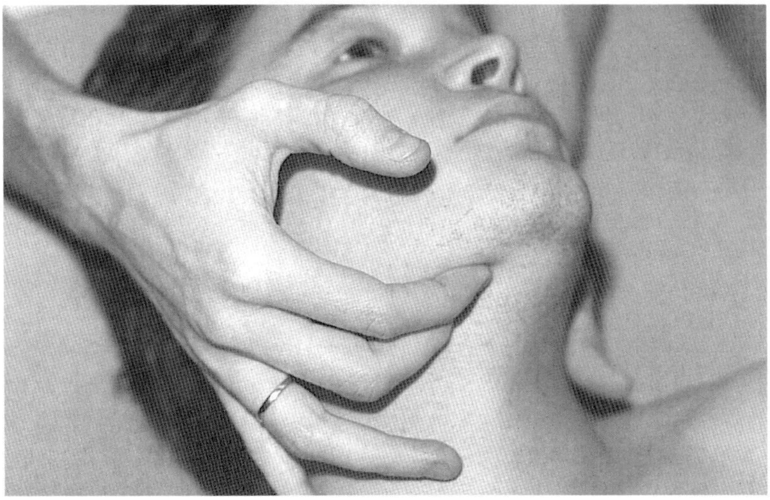

Befund und Indikation

- Restriktionen des Mundbodens
- Faszienzüge
- Rhythmus (Frequenz, Amplitude, Qualität, Symmetrie)

Relative Kontraindikation

- Sialolithiasis

Ausführung

Von außen wird der Mundboden palpiert und behandelt.

Am Kieferwinkel finden sich der M. digastricus venter posterior und der M. stylohyoideus, weiter nach ventral M. mylohyoideus und M. digastricus venter anterior.

Technik

Mundboden von innen

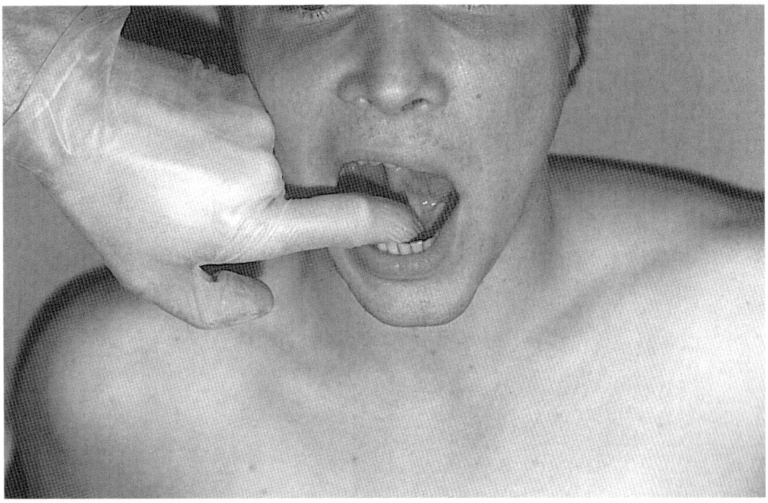

Befund und Indikation

- Restriktionen des Mundbodens
- Faszienzüge
- Rhythmus (Frequenz, Amplitude, Qualität, Symmetrie)

Relative Kontraindikation

- Sialolithiasis

Ausführung

Von innen wird der Mundboden palpiert und behandelt, evtl. mit der anderen Hand gegengehalten. Es finden sich die M. geniohyoideus, M. genioglossus und M. mylohyoideus.

Hinweis

Im Mund werden auch vestibulär die Mm. masseter et pterygoidei med., die Sehnen der Mm. temporales palpiert und bei Bedarf behandelt.

Technik

Zungengrund

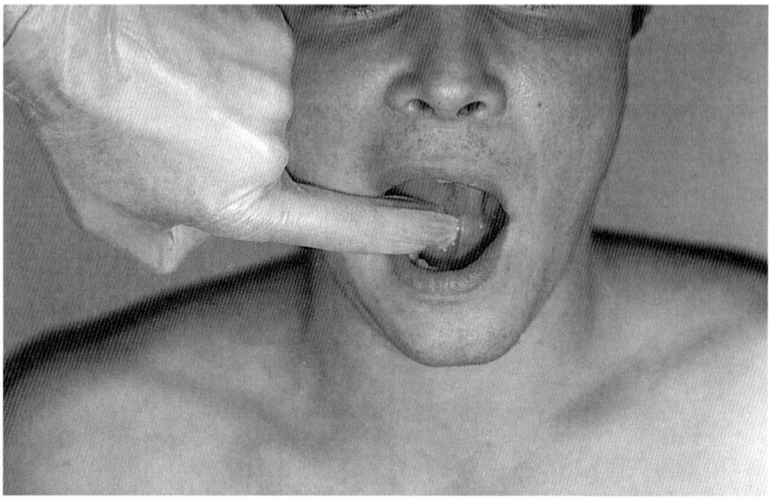

Befund und Indikation

- Restriktionen des Zungengrundes
- Faszienzüge
- Rhythmus (Frequenz, Amplitude, Qualität, Symmetrie)

Ausführung

Der Zungengrund wird palpiert und behandelt, evtl. mit der anderen Hand gegengehalten. Mehr ventral und medial finden sich die M. geniohyoideus und M. genioglossus (Herausstrecker der Zunge), mehr dorsal und lateral die M. hypoglossus und M. styloglossus (ziehen Zunge dorsal und caudal).

Technik

Zunge

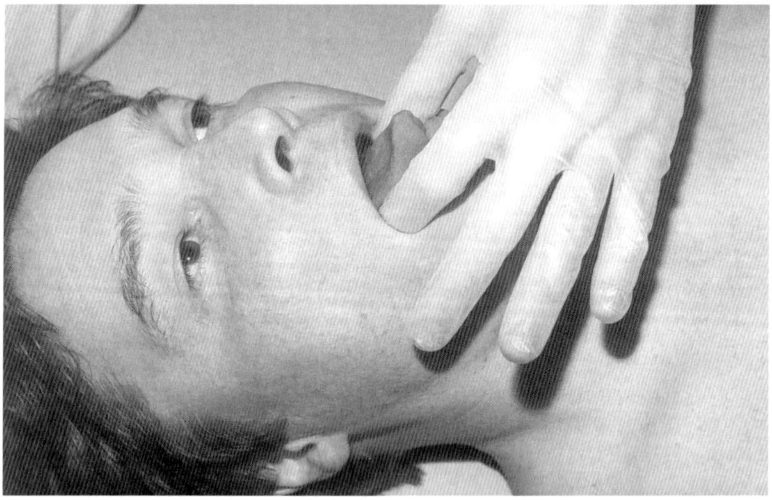

Befund und Indikation

- Restriktionen
- Faszienzüge
- Rhythmus (Frequenz, Amplitude, Qualität, Symmetrie)

Ausführung

Die Zunge wird gefasst zur Untersuchung und Behandlung der Beweglichkeit des Zungengrundes. Anschließend wird die Zunge selbst palpiert und behandelt.

Anmerkung

Bei entspannter Lage der Zunge im Mund hat sie lockeren Kontakt zum Os incisivum. Bei einer Parafunktion können die Dentes incisivi buccal wandern. Neben der Behandlung der Zunge empfiehlt sich dann häufig zur Wiederherstellung des muskulären Gleichgewichtes eine Kräftigung des M. orbicularis oris.

Technik
Kehlkopf, Trachea, Ösophagus

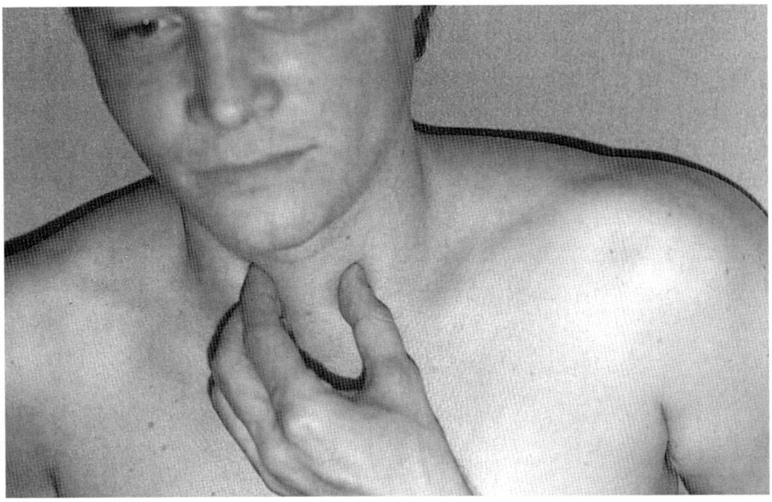

Befund und Indikation
- Restriktionen
- Faszienzüge
- Rhythmus (Frequenz, Amplitude, Qualität, Symmetrie)

Ausführung

Je nach zu prüfender/behandelnder Struktur wird der Kehlkopf, die craniale Trachea oder dorsal des Kehlkopfes oder der Trachea gefasst. Prüfrichtungen sind ventral/dorsal, lateral und cranial/caudal.

Hinweis

Wird diese Technik nicht korrekt angewendet, besteht die Möglichkeit, einen Carotissinus-Reflex auszulösen.

Technik
Mimische Muskulatur
hier: Mm. depressores labii inferiores et anguli oris, mentales, orbicularis oris

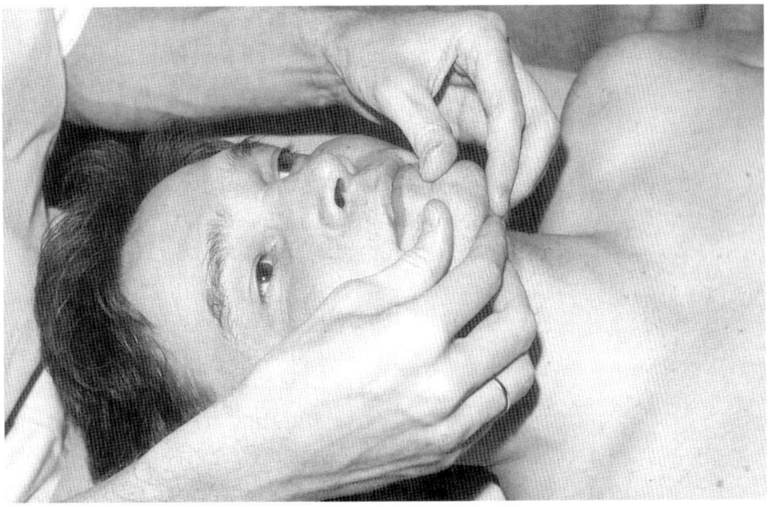

Befund und Indikation
- Restriktionen
- Faszienzüge
- Rhythmus (Frequenz, Amplitude, Qualität, Symmetrie)

Ausführung

Das Kinn wird umfasst. Als Induktion dient z. B. ein Verschieben zur Lippenöffnung.

Bulbus oculi

Anatomie

Die Augenhöhle setzt sich aus sieben Knochen zusammen. Der Boden wird gebildet von der Maxilla, dem Proc. orbitalis ossis palatini und der Facies orbitalis ossis zygomatici. Die mediale Wand besteht aus dem Proc. frontalis maxillae, dem Os lacrimale und dem Os planum ethmoidale. Das Orbitadach umfasst das Os frontale pars orbitalis und die Ala minor ossis sphenoidalis. Lateral wird die Augenhöhle begrenzt durch den Proc. zygomaticus ossis frontalis, das Os zygomaticum und das Facies orbitalis alae majoris ossis sphenoidalis.

Neben dem knöchernen Schutz für den Bulbus oculi bestehen als Schutzmechanismen die Augenlider, die Tunica conjunctiva und der Tränenapparat.

Die Augenlider werden geschlossen durch die Mm. orbiculares oculi (Innervation N. facialis), geöffnet über die Mm. levatores palpebrae (Innervation N. oculomotorius). Die Mm. tarsales haben als glatte Muskeln nur Haltefunktion. Sie werden sympathisch versorgt.

Die Augenmuskeln liegen im Fettkörper der Orbita. Sie haben ihren Ursprung am Anulus tendineus communis, ein sehniger Ring, der den Canalis opticus und den mittleren Teil der Fissura orbitalis superior umspannt. Der M. rectus superior hebt das Auge, adduziert und rotiert nach innen; der M. rectus inferior senkt das Auge, adduziert und rotiert nach außen. Der M. rectus medialis adduziert, der M. obliquus inferior abduziert und rotiert den Bulbus nach außen. Alle diese Muskeln werden durch den N. oculomotorius innerviert. Der M. obliquus superior senkt das Auge. Er wird vom N. trochlearis innerviert, der M. rectus lateralis als Abductor vom N. abducens.

Die Akkommodation wird durch den N. oculomotorius über das Ganglion ciliare und weiter durch den N. ciliaris sympathisch gesteuert. Eine Kontraktion des M. ciliaris führt zu einer verminderten Spannung der Aufhängevorrichtung (Zonulafasern). Dadurch krümmt sich die Linse vermehrt auf Grund ihrer Elastizität. Mit der Akkommodation ist die Pupillenverengung und -erweiterung durch die Mm. sphincter pupillae (parasympathisch) und dilatator pupillae (sympathisch) in der Iris koordiniert.

Der N. opticus ist intraorbital ca. 3 cm lang und von den Hirnhäuten umgeben. Im Canalis opticus des Os sphenoidale ist er mit der knöchernen Wand verwachsen. Die A. ophthalmica, ein Ast der A. carotis interna, zieht durch den Canalis opticus und versorgt den Orbitainhalt und die Augenlider. Sie anastomosiert über die A. dorsalis nasi mit der A. facialis, einem Ast der A. carotis externa.

Bewegungsphysiologie

Bei der Flexion rotieren die Augen nach außen und werden durch das Os sphenoidale ventral gedrängt.

Bei Restriktionen des Os sphenoidale kann die koordinative Leistung der Augenmuskeln reduziert sein.

Technik
Bulbus oculi

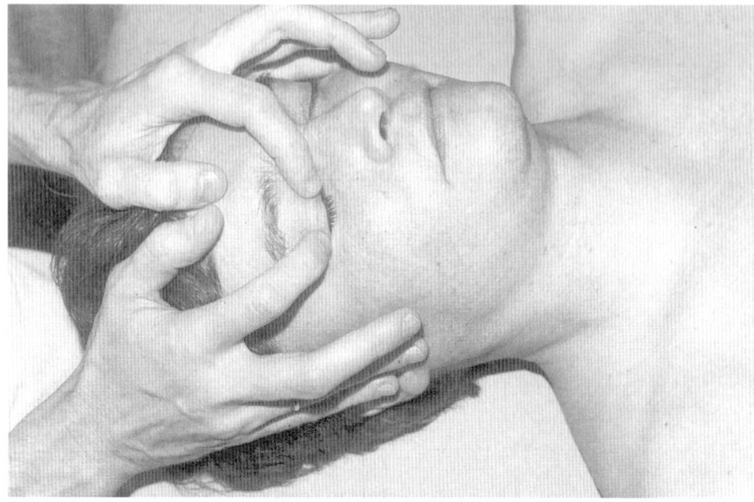

Befund und Indikation

- Rhythmus (Frequenz, Amplitude, Qualität, Symmetrie)
- Faszienzüge
- Restriktionen

Ausführung

Durch das Augenlid wird Kontakt mit dem Bulbus oculi aufgenommen. Die wesentlichen Testbewegungen sind medial/lateral, ventral/dorsal.

Technik
Bulbus oculi
Alternative Handhaltung

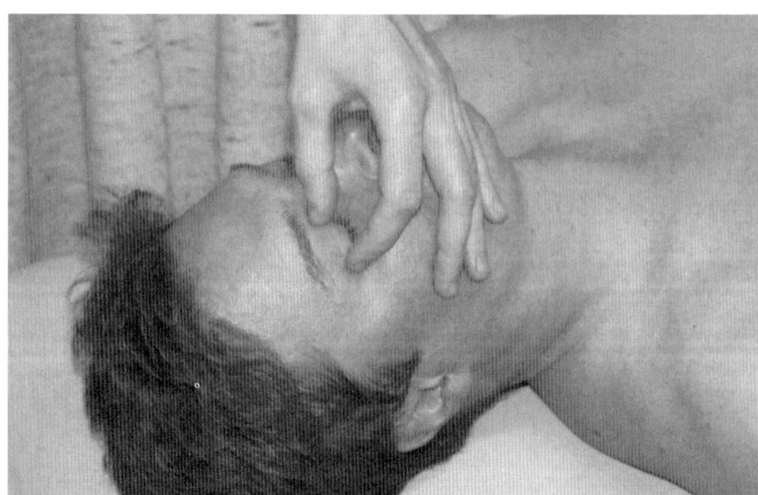

Ausführung

Die Kontaktaufnahme erfolgt hier im Pinzettengriff.

Hinweise

▷ Es besteht die Möglichkeit, einen oculovagalen Reflex auszulösen.

▷ Gewebehärten können auch z. B. durch ein Glaukom oder einen Morbus Basedow hervorgerufen werden. Es gibt Hinweise, dass durch eine Behandlung der Augeninnendruck günstig beeinflusst werden kann.

▷ Durch einen Release können neurasthenische Symptome, postoperative Reizzustände oder ein Strabismus günstig beeinflusst werden.

Weitere Techniken

Suturtechniken

Die Suturen werden benannt nach den jeweiligen Knochen, die eine Syndesmose bilden. Ausgenommen davon sind die Suturen des Schädeldaches. Diese sind: Sutura metopica (als Variation zwischen zwei Ossa frontalia), die Sutura coronalis (zwischen Os frontale und Osssa parietalia), die Sutura sagittalis (zwischen den Ossa parietalia), die Sutura squamosa (zwischen Os parietale und Os temporale) und die Sutura lambdoidea (zwischen Ossa parietalia und Os occipitale).

Die Suturen bestehen aus zwei äußeren und fünf inneren Schichten. Die äußeren Verbindungsschichten sind das Periost und die äußere Grundlamelle, die inneren Schichten sind nach Retzlaff zwei kollagene, zwei osteogene und eine retikuläre Schicht.

In diesem Kapitel sollen exemplarisch die Untersuchung und Behandlung der Suturen besprochen werden. Als Besonderheit sind Bregma, Lambda, Asterion und Pterion dargestellt.

Die vordere Fontanelle (Fonticulus anterior) schließt sich bis zum 18. Lebensmonat, Fonticulus posterior und Fonticulus sphenoidalis im 2. bis 3. Monat, Fonticulus mastoideus bis zum 12. Monat.

Ist die Komprimierbarkeit des Schädels eingeschränkt, liegt ein Sutur- oder ein intraossäres Problem (s. S. 142) nahe. Die Notwendigkeit einer Prüfung der **Suturbeweglichkeit** bzw. einer **Suturbehandlung** ergibt sich auch dann, wenn die Funktion eines Knochens durch die Behandlung dieses Knochens nicht wiederhergestellt werden kann oder z. B. bei einer Lift-Technik ein eindeutig bestehender mehr punktueller Widerstand besteht, der einer Sutur zugeordnet werden kann. Anamnestische Hinweise sind Frakturen, Operationen oder »schwere Geburten«.

Die Untersuchung und Behandlung richten sich nach der Form der Suturen:

- die Sutura plana (z. B. Sutura palatina mediana),
- die Sutura squamosa (z. B. Sutura parietotemporalis),
- die Sutura serrata (z. B. Sutura sagittalis).

Neben den Neutralpunkt- oder indirekten Techniken sind hier direkte Techniken üblich (Disengagement). Da sich in der Flexionsphase die Suturen weiten, bietet es sich an, eine Mobilisation in dieser Phase zu beginnen.

Technik

Sutur
hier: Sutura frontoparietalis

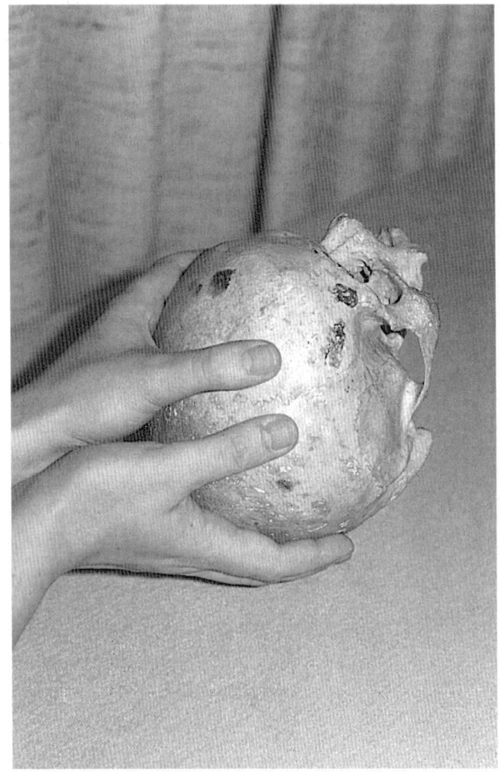

Befund und Indikation

- Suturrestriktionen
- Faszienzüge
- Rhythmus (Frequenz, Amplitude, Qualität, Symmetrie)

Ausführung

Zwei Finger, z. B. die Daumen, werden neben der Sutur platziert. Alternativ ist eine Überkreuzung der Daumen oder eine Ausführung mit mehreren Fingern möglich. Testbewegungen sind Kompression/Traktion und translatorisches Gleiten zentrifugal/-petal und in den planen Ebenen (je nach Verlauf der Sutur).

Technik
Bregma
(Os frontale, Ossa parietalia)

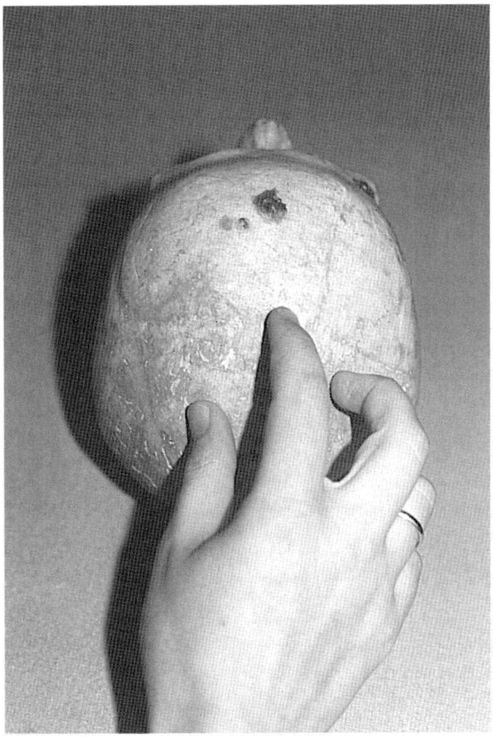

Befund und Indikation
- Restriktionen
- Faszienzüge
- Rhythmus
  (Frequenz, Amplitude, Qualität, Symmetrie)

Ausführung

Drei Finger werden bregmanah auf das Os frontale und die Ossa parietalia platziert. Testbewegungen sind konzentrische Kompression/Traktion und translatorisches Gleiten zentrifugal/-petal und in den planen Ebenen (je nach Verlauf der Suturen).

Technik
Lambda
(Os occipitale, Ossa parietales)

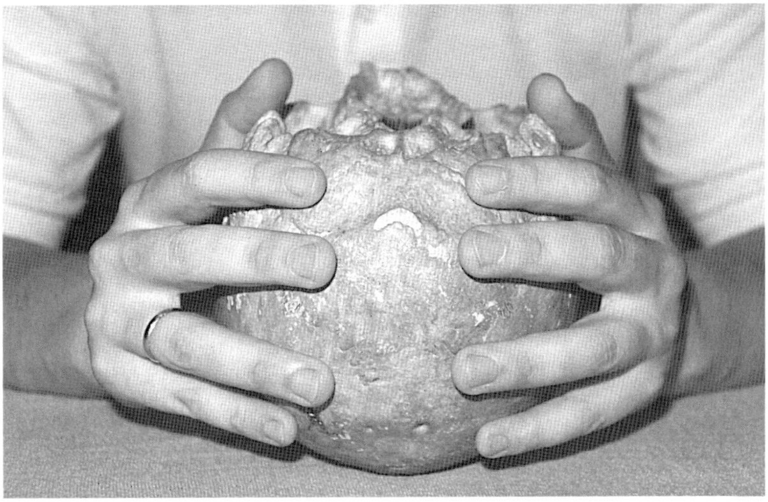

Befund und Indikation
- Restriktionen
- Faszienzüge
- Rhythmus
  (Frequenz, Amplitude, Qualität, Symmetrie)

Ausführung

Unter dem Patienten-Kopf werden von jeder Seite aus je zwei Langfinger auf das Os occipitale und auf die Ossa parietalia gelegt. Testbewegungen sind konzentrische Kompression/Traktion und translatorisches Gleiten zentrifugal/-petal und in den planen Ebenen (je nach Verlauf der Suturen).

Technik
Asterion
(Os parietale, Os temporale, Os occipitale)

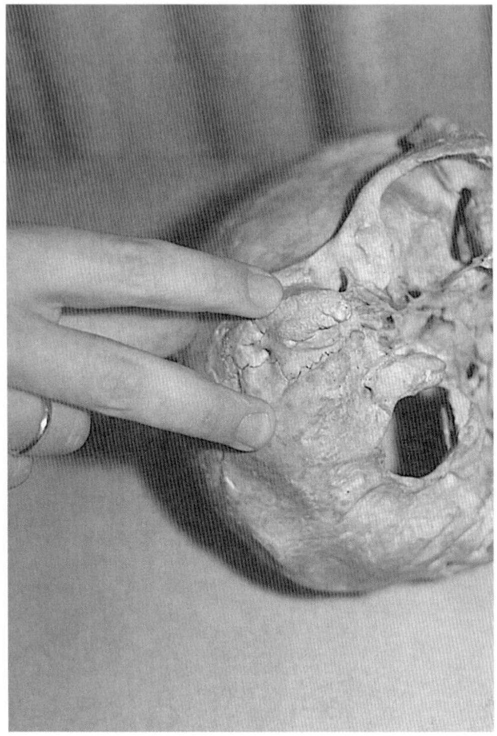

Befund und Indikation
- Restriktionen
- Faszienzüge
- Rhythmus
  (Frequenz, Amplitude, Qualität, Symmetrie)

Ausführung
Drei Finger werden asterionnah auf das Os occipitale, das Os temporale und das Os parietale platziert. Testbewegungen sind konzentrische Kompression/Traktion und translatorisches Gleiten zentrifugal/-petal und in den planen Ebenen (je nach Verlauf der Suturen).

Technik

Pterion (Os sphenoidale, Os temporale, Os parietale, Os frontale)

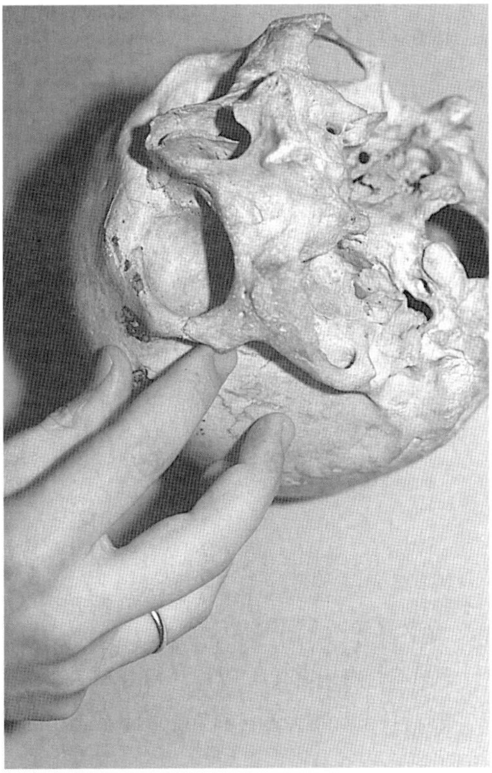

Befund und Indikation

- Restriktionen
- Faszienzüge
- Rhythmus (Frequenz, Amplitude, Qualität, Symmetrie)

Ausführung

Vier Finger werden pterionnah auf das Os sphenoidale, das Os temporale, das Os parietale und das Os frontale platziert. Testbewegungen sind konzentrische Kompression/Traktion und translatorisches Gleiten zentrifugal/-petal und in den planen Ebenen (je nach Verlauf der Suturen).

Intraossäre Restriktionen

Intraossäre Restriktionen – nicht nur im Schädel – entstehen meist durch ein Trauma (z. B. Frakturen), Verwringung (z. B. unter der Geburt oder faszialem Zug) oder durch nicht spannungsfreies Zusammenwachsen der Knochenkerne.

Das geläufigste Beispiel für die Entstehung einer intraossären Läsion unter der Geburt ist das Os occipitale. Es können dann Asymmetrien entstehen auch im Bereich des Foramen magnum, Formveränderungen der Condyli occipitales, Verkleinerung oder Vergrößerung der anderen Foramina. Pathogenetisch interessant ist, dass sich jeder Condylus occipitalis aus dem Knochenkern der Pars basilaris und dem der Pars lateralis entwickelt.

Sie werden diagnostiziert durch

- Local Listening,
- Prüfung der Flexibilität,
- Rhythmussprünge innerhalb des Knochens oder
- Vektorenbestimmung.

Eine veränderte Wärmeabstrahlung innerhalb des betroffenen Knochens kann auch ein Hinweis auf eine intraossäre Restriktion sein. Auch Arthrodesen können wie eine intraossäre Restriktion wirken.

Therapeutisch stehen alle bisher genannten Möglichkeiten zur Verfügung. Zusätzlich kann durch eine intraossäre Verformung (Molding Technique) eine Läsion mobilisiert werden. Nach einer Flexibilitätsprüfung wird direkt oder indirekt der entsprechende Knochen verformt. Durch eine solche Verformung können auch Suturen behandelt werden; allerdings besteht dann die Gefahr, dass die Behandlungsebenen nicht mehr genau definiert sind.

Sinus-durae-matris-Techniken

Anatomie

Das Sinus-durae-matris-System ist das intracraniale venöse Dränagesystem des Kopfes. Der gesamte Kopf wird venös von den Vv. jugulares internae und externae »entsorgt«. Verbindungen bestehen durch die Vv. emissariae, die »Emissurvenen« des Gesichtes (z. B. Vv. ophthalmicae) und den Sinus marginalis.

Die Sinus venosi sind klappenlose starrwandige Blutleiter. Sie sind von dem corticalen und visceralen Blatt der Dura mater encephali umschlossen. In die Sinus ragen die Pacchionischen Granulationen hinein.

Das meiste venöse Blut verlässt über die Foramina jugulares in die Vv. jugulares internae den Schädel. In den Bulbus venae jugularis superior münden der Sinus petrosus inferior, ein anastomosierender Sinus zum Sinus marginalis und als größter Sinus der Sinus sigmoideus. Der Sinus sigmoideus ist die Fortsetzung des Sinus transversus. Er liegt an der cerebralen Fläche des Proc. mastoideus. Gespeist wird er im wesentlichen aus dem Sinus transversus, der an der Innenseite des Os occipitale liegt. Die Projektion befindet sich außen in einer Knochenrinne, die an der Protuberantia occipitalis externa beginnt und lateral zieht. Nach etwa vier Querfingerbreiten gelangt man an die Projektionsstelle des Überganges in den Sinus sigmoideus. An der Protuberantia occipitalis interna befindet sich der Confluens sinuum. In ihm enden die Sinus occipitalis, Sinus sagittalis superior und der Sinus rectus. Der Sinus occipitalis projiziert sich caudal, ausgehend von der Protuberantia occipitalis externa. Der Sinus sagittalis superior verläuft von dort beginnend dann weiter unterhalb der Sutura sagittalis und der Mittellinie des Os frontale.

Bereits durch eine Hochlagerung des Oberkörpers von ca. 30° bis 45° wird der venöse Abfluss begünstigt und der Schädelinnendruck gesenkt.

Klinische Anwendungen

Störungen im Sinus-durae-matris-System drücken sich auch aus in Symptomen bzw. Erkrankungen, bei denen der venöse Abfluss gestört ist. Das Gefühl, der Kopf sei angeschwollen oder Kopfschmerzen, die an eine Migräne erinnern, werden dann häufig angegeben. Verklebungen entstehen regelmäßig bei einer Meningitis und nicht ganz so häufig nach subduralen oder arachnoidalen Blutungen. Dazu muss man wissen, dass Ludwig in einer Studie von 150 neurologisch symptomlosen Neugeborenen bei 18 % intra- und subdurale, bei 8 % arachnoidale, bei 2 % intracerebrale und bei 12 % intraventriculäre Blutungen fand.

Bei einer Störung im Dränagesystem des Kopfes kann es zu einer relativen Blutfülle im Schädel kommen. Da eine solche Blutfülle mit einer relativen intracranialen Druckerhöhung einhergeht, hat dies einen unmittelbaren Einfluss auf den craniosacralen Rhythmus. Wenn der craniosacrale Rhythmus nur mit kleiner Amplitude oder ungenau zu tasten ist, wenn Unsicherheiten bestehen, ob ein länger anhaltender Still Point vorhanden ist, oder wenn das intracraniale Membransystem nicht sicher beurteilt werden kann, ist an die Möglichkeit einer Störung im Sinus-durae-matris-System zu denken.

Direkte oder mitgeteilte Restriktionen der Schädelknochen, der Suturen, der Faszien oder des intracranialen Membransystems können Funktionsstörungen der Abflüsse bzw. Lumen verursachen. Ein Beispiel ist eine funktionelle Stenose des Foramen jugulare (s. auch S. 73).

Die **Reihenfolge der Untersuchung und Behandlung** ist analog zur Lymphdränage von zentral nach peripher: Sinus sigmoideus, Sinus transversus, Sinus rectus und confluens (Technik wie Sutherland-Fulcrum-Release, s. dazu S. 46), Sinus occipitalis, Sinus sagittalis superior.

Die Untersuchung und Behandlung der Sinus erfolgt indirekt über die Beurteilung der Separationsfähigkeit der Suturen bzw. der Flexibilität der Schädelknochen, nachdem Suturprobleme bzw. intraossäre Restriktionen gelöst worden sind. Auch wird die Fokussierung und Visualisierung auf die Sinus durch die Anatomie vorgegeben. Die Untersuchungs- bzw. Behandlungsstellen entsprechen den Projektionen auf die Schädelkalotte von außen. Der Sinus sagittalis inferior und die kleineren Sinus (z. B. Sinus petrosi) sind entweder nicht oder nur sehr schwer einer Beurteilung zugänglich.

In der Flexionsphase sind die Sinus relativ weit gestellt, in der Extensionsphase verengen sie sich.

Technik
Sinus-sigmoideus-Release

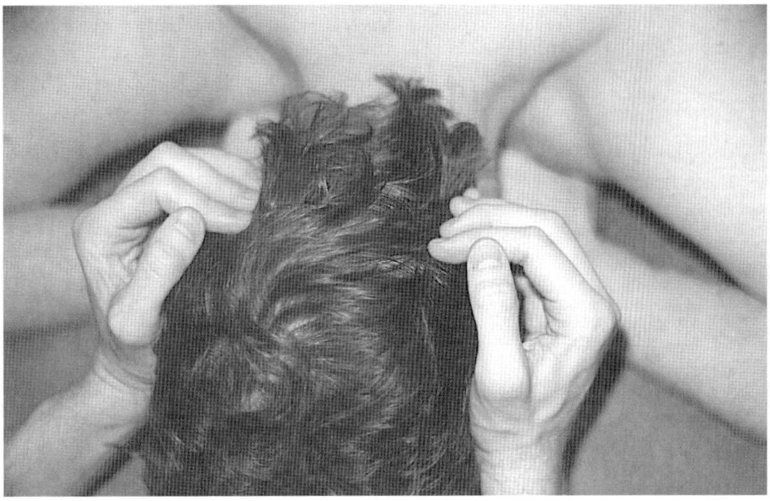

Befund und Indikation
- Abflussstörung
- Restriktionen
- Faszienzüge
- Rhythmus (Frequenz, Amplitude, Qualität, Symmetrie)

Ausführung

Patient in Bauch- oder Rückenlage. Therapeuten-Finger werden auf die Projektionsstellen der Sinus sigmoidei gelegt. Als Induktion dient Kontaktaufnahme in Richtung auf die Sinus sigmoidei.

Technik
Sinus-transversus-Release

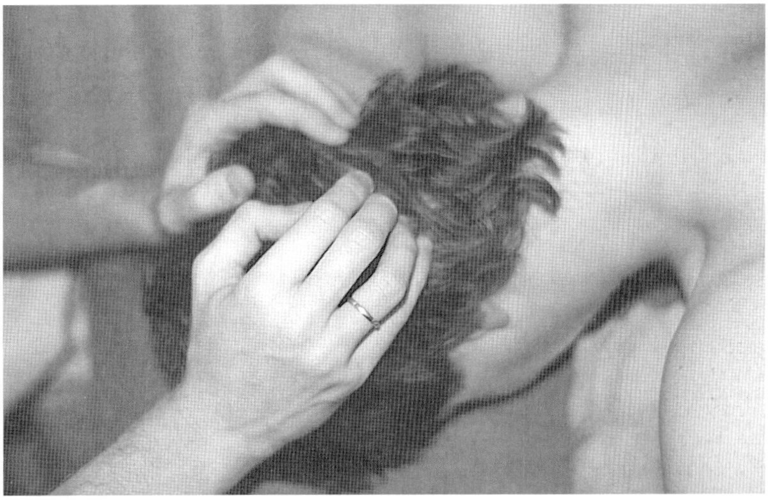

Befund und Indikation
- Abflussstörung
- Restriktionen
- Faszienzüge
- Rhythmus (Frequenz, Amplitude, Qualität, Symmetrie)

Ausführung

Patient in Bauch- oder Rückenlage. Therapeuten-Finger werden auf die Projektionsstellen der Sinus transversi gelegt. Als Induktion dient Kontaktaufnahme in Richtung auf die Sinus transversi.

Technik

Sinus-occipitalis-Release

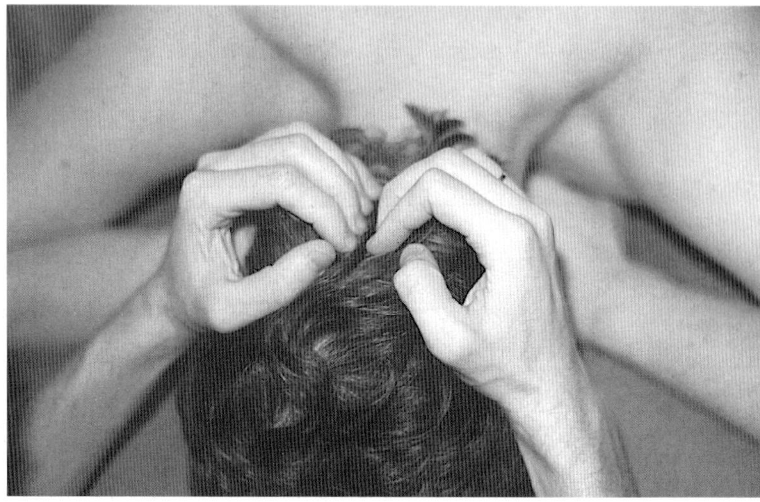

Befund und Indikation

- Abflussstörung
- Restriktionen
- Faszienzüge
- Rhythmus (Frequenz, Amplitude, Qualität, Symmetrie)

Ausführung

Patient in Bauch- oder Rückenlage. Therapeuten-Finger werden auf die Projektionsstelle des Sinus occipitalis gelegt. Als Induktion dient Kontaktaufnahme in Richtung auf den Sinus occipitalis. Auch kann eine Separation der beiden Hände sinnvoll sein, die auch als Induktion benutzt werden kann.

Technik
Sinus-sagittalis-superior-Release

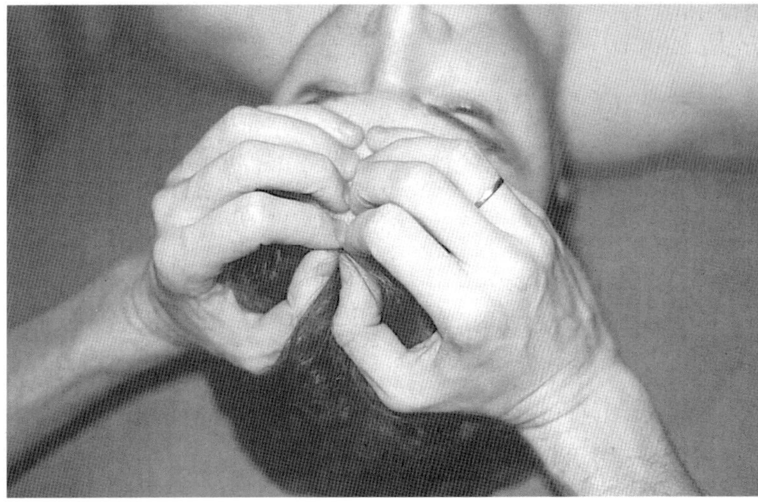

Befund und Indikation

- Abflussstörung
- Restriktionen
- Faszienzüge
- Rhythmus (Frequenz, Amplitude, Qualität, Symmetrie)

Ausführung

Therapeuten-Finger werden auf die Projektionsstelle des Sinus sagittalis superior gelegt. Als Induktion dient Kontaktaufnahme in Richtung auf den Sinus sagittalis superior. Auch kann eine Separation der beiden Hände sinnvoll sein, was auch als Induktion benutzt werden kann.

Technik
Sinus-sagittalis-superior-Release
Alternative Handhaltung

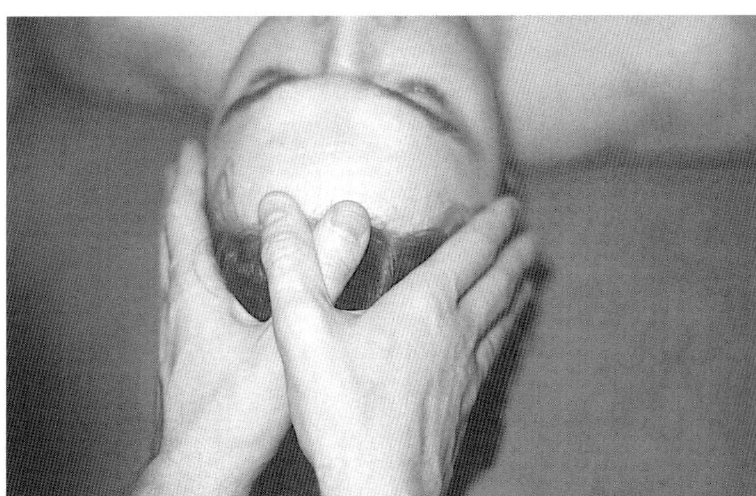

Befund und Indikation

- Abflussstörung
- Restriktionen
- Faszienzüge
- Rhythmus (Frequenz, Amplitude, Qualität, Symmetrie)

Ausführung

Therapeuten-Daumen werden neben die Projektionsstelle des Sinus sagittalis superior gelegt. Als Induktion dient Kontaktaufnahme in Richtung auf den Sinus sagittalis superior. Diese Technik empfiehlt sich besonders dann, wenn eine Separation nötig ist; diese wird initiiert durch Über-Kreuz-Auseinanderführen der beiden Daumen, was auch als Induktion benutzt werden kann. Der gesamte Sinus ist zu behandeln.

Orientierende Techniken

Die folgenden Techniken können als Untersuchungssequenz am Anfang oder zur Überprüfung einer Therapie verwendet werden. Natürlich ist es auch möglich, sie therapeutisch anzuwenden.

Technik
Craniosacrales System

Befund und Indikation
- Restriktionen
- Faszienzüge
- Rhythmus (Frequenz, Amplitude, Qualität, Symmetrie)

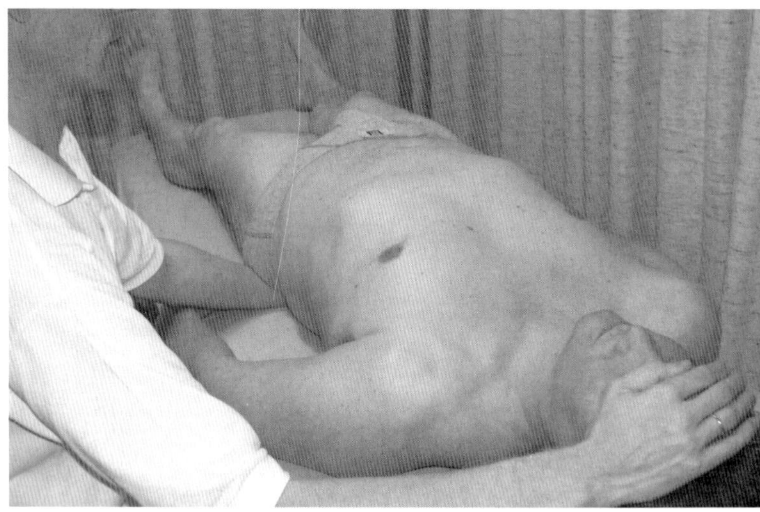

Ausführung

Eine Therapeuten-Hand nimmt Kontakt zum Os frontale auf, die andere liegt unter dem Os sacrum.

Technik
Spinales System

Befund und Indikation
- Restriktionen
- Faszienzüge
- Rhythmus (Frequenz, Amplitude, Qualität, Symmetrie)

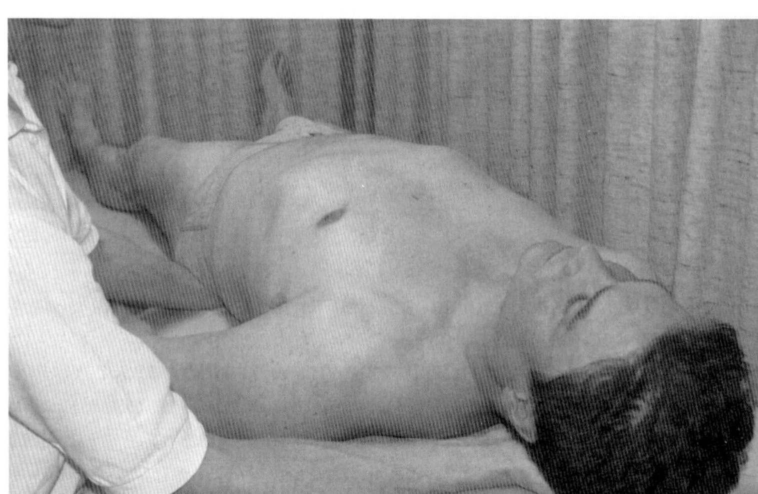

Ausführung

Die craniale Therapeuten-Hand wechselt zum Os occipitale.

Technik
Craniales System

Befund und Indikation
- Restriktionen
- Faszienzüge
- Rhythmus (Frequenz, Amplitude, Qualität, Symmetrie)

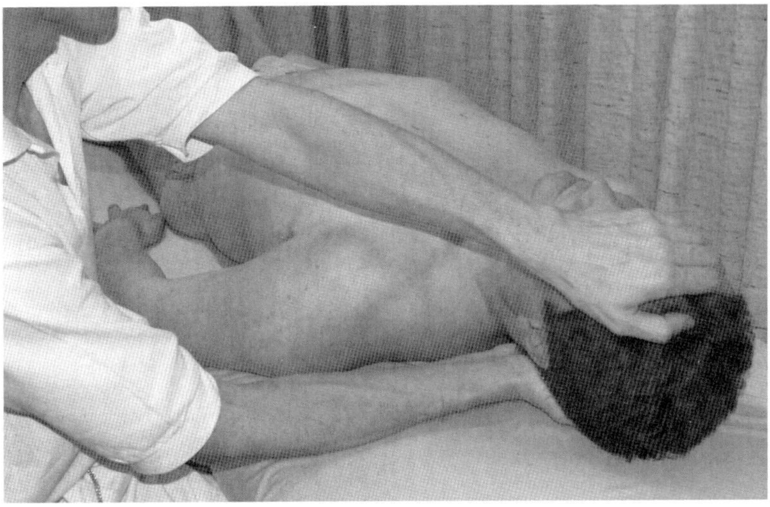

Ausführung

Die caudale Therapeuten-Hand wechselt dann zum Os frontale.

Technik
Sternooccipitales System

Befund und Indikation
- Restriktionen
- Faszienzüge
- Rhythmus (Frequenz, Amplitude, Qualität, Symmetrie)

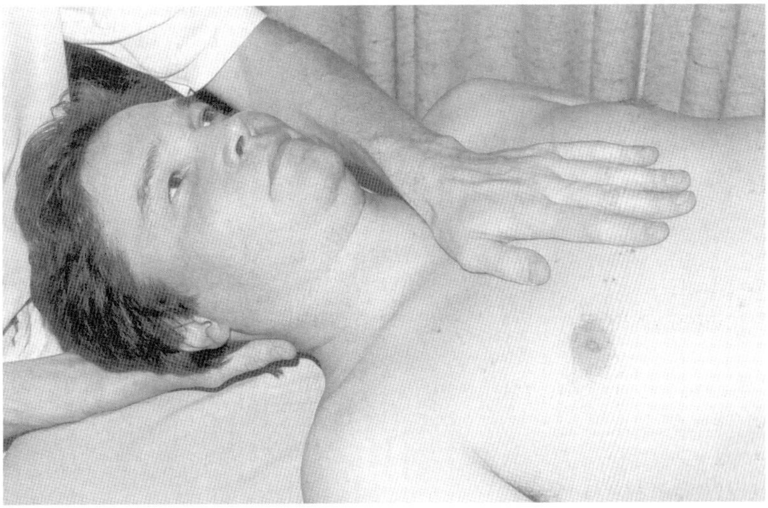

Ausführung

Der Therapeut setzt sich dann vor Kopf des Patienten. Eine Therapeuten-Hand liegt unter dem Os occipitale, die andere auf dem Sternum. Untersucht wird die gegenläufige craniocaudale Bewegung. Bei der Flexion bewegt sich die dorsale Körperseite eher caudal, die ventrale eher cranial.

Technik
Viscerocraniales System

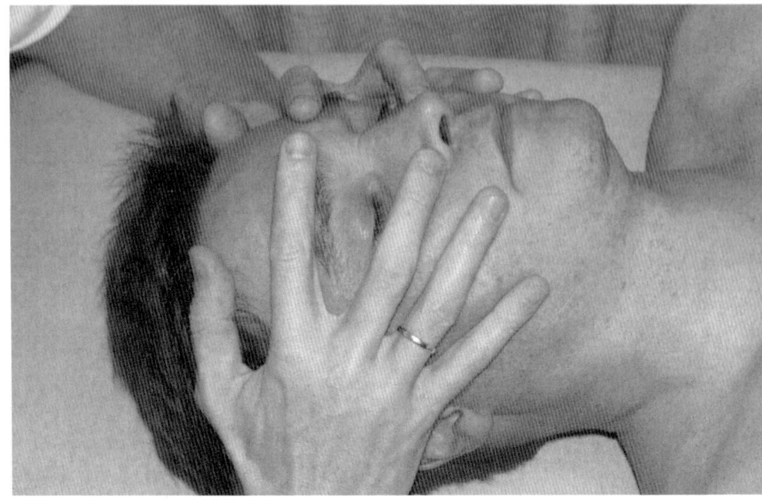

Befund und Indikation
- Restriktionen
- Faszienzüge
- Rhythmus (Frequenz, Amplitude, Qualität, Symmetrie)

Ausführung

Die Daumen und Zeigefinger nehmen Kontakt zum Os frontale auf, die Mittelfinger zu den Ossa zygomatica, die Ringfinger zu den Maxillae und die kleinen Finger zu der Mandibula.

Hinweise

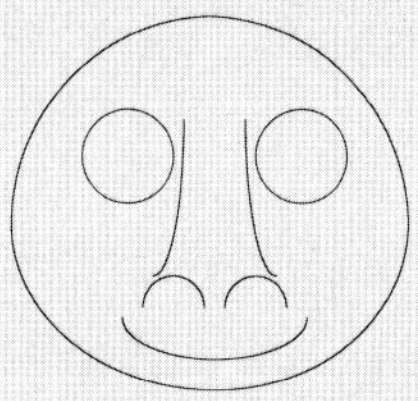

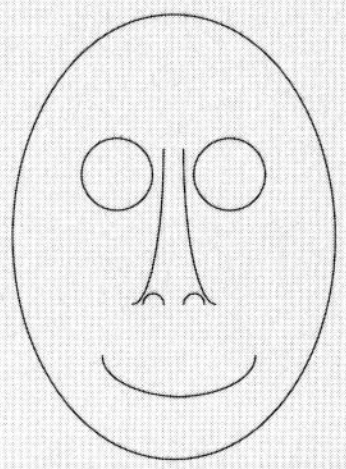

Einfluss der SSO-Stellung

Beziehung SSO-Stellung zum Schädel

Es werden die SSO-Stellungen in der Testung der generellen Handhaltung (s. S. 24) und die dazugehörenden typischen Schädel- bzw. Gesichtsformen beschrieben, wenn keine zusätzlichen Störungen vorliegen und sich die SSO-Stellungen den anderen Schädelknochen mitteilen. Abweichungen weisen auf Läsionen hin.

Zur Darstellung der jeweiligen Situation wird der Schädel in vier Quadranten aufgeteilt:

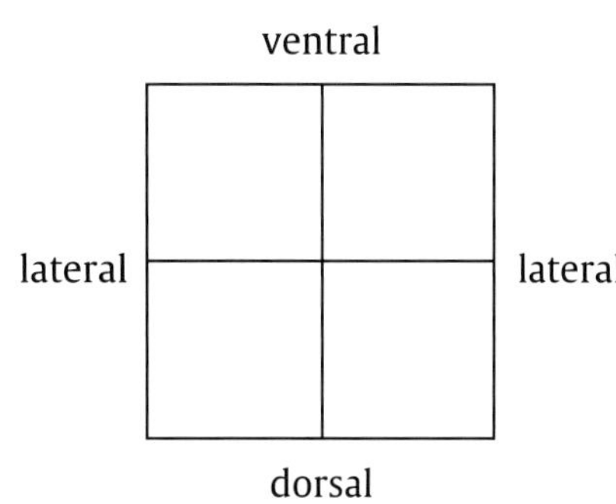

Aus der Sicht des Therapeuten und bei liegendem Patienten ist der Quadrant oben links das linke Os frontale, die linke Ala majoris ossis sphenoidalis incl. Pterion bzw. er steht für die vom Os sphenoidale »angetriebenen« Knochen. Der untere linke Quadrant umfasst das Os occipitale, Os temporale und das Os parietale auf der linken Seite bzw. er steht für die auf der linken Seite vom Os occipitale »angetriebenen« Knochen. Rechts sind die Verhältnisse entsprechend.

▷ **Für die Beurteilung des Rhythmus im Schädel** und damit der wechselnden Flüssigkeitsverteilung während der Flexions- und Extensionsphase hat sich die generelle Handhaltung bewährt. Das Verhältnis der vier Quadranten zueinander incl. der Beurteilung der Tuber, der Ossa parietalia und frontalia ist dadurch möglich. Andere Handhaltungen können im Einzelfall sinnvoll sein.

Ein größeres Quadrat in der Darstellung soll eine Verschiebung der Bewegungsmittellage in Richtung Flexionsphase mit »geweiteten« Knochen und relativ vermehrter Liquorfüllung darstellen, ein kleineres umgekehrt eine Verschiebung in Richtung Extensionsphase.

▷ **Restriktionen**, z.B. pathologische fasziale Züge, sind formverändernd, wenn sie längere Zeit und insbesondere während des Wachstums bestehen. Der Schädel versucht, trotz einer Läsion sich zu weiten und zu entleeren, gleichgültig ob eine Läsion noch funktionell ist oder sich schon in der Form ausgedrückt hat. Dadurch bewegen sich die

Schädelknochen nicht mehr in den »reinen« Flexions- bzw. Extensions-Bewegungen. Die Mittellage der Flexions- bzw. Extensionsbewegung in den einzelnen Quadranten kann verschoben sein. Um diese verschobene Mittellage entwickeln sich dann die Weitung und das Entleeren. Hier beschrieben werden die in diesen Fällen vorhandenen Veränderungen der Bewegungsmittellage bzw. Versätze der Quadranten.

▷ **Kleinere Läsionen** können gut kompensiert werden. Bei ausgeprägten Läsionen finden deutliche mechanische und reflektorische Fehlbelastungen statt, es resultiert eine Krankheitsbereitschaft.

Ergibt sich zusätzlich, dass diese Bewegungsmuster nicht ausgeführt werden können, dekompensiert das System regelmäßig. Das grundlegende Problem besteht darin, dass die Möglichkeit des Weitens und Entleerens nicht mehr vorhanden oder deutlich eingeschränkt ist. Deutliche Veränderungen des Rhythmus in Qualität, Amplitude, Frequenz und Symmetrie sind zu spüren.

Der Palpationseindruck bzw. die Lage der Finger zueinander wird beschrieben im Verhältnis zur Bewegungsmittellage bei »idealen« Verhältnissen.

Kompression

Alle Finger sind relativ angenähert (zentripetal), der Rhythmus ist nicht oder verringert zu tasten. Ein Gefühl von Verbacken oder Verkeilung kann auftreten.

Separation

Alle Finger sind relativ voneinander entfernt. Das Gefühl eines hypermobilen Schädels kann auftreten (Analogieschluss).

Flexion

alle Schädelknochen in Flexion

Flex.	Flex.
Flex.	Flex.

Daumen:	ventral und lateral
Zeigefinger:	ventral, caudal und lateral
Mittelfinger:	ventral, caudal und lateral
Ringfinger:	dorsal, cranial und medial
Kleiner Finger:	caudal und lateral
Handfläche:	Abflachung und Glättung der Tuber parietale

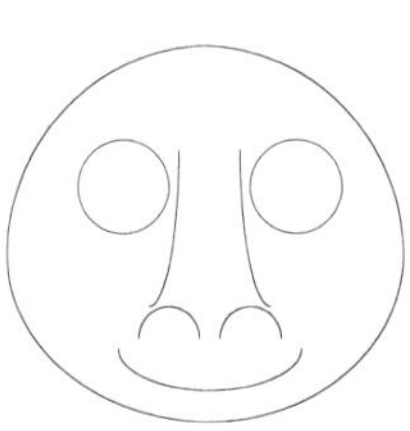

- rundes Gesicht
- Orbita groß, eher prominente Augen
- Stirn breit und niedrig
- Nasenlöcher weit, runde Nase
- breiter Alveolarbogen mit flachem Gaumen
- Mandibula tritt vor
- breiter Schädel

Extension

alle Schädelknochen in Extension

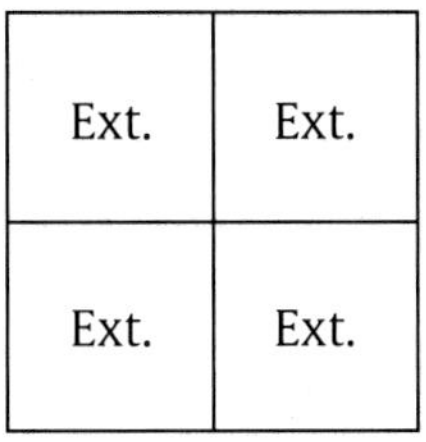

Daumen:	dorsal und medial
Zeigefinger:	dorsal, cranial und medial
Mittelfinger:	dorsal, cranial und medial
Ringfinger:	ventral, caudal und lateral
Kleiner Finger:	cranial und medial
Handfläche:	Wölbung der Tuber parietale

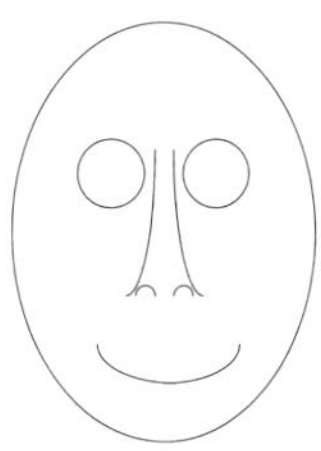

- langes ovales Gesicht
- Orbita klein, eher zurückliegende Augen
- Stirn schmal und hoch
- Nasenlöcher eng, spitze Nase
- enger Alveolarbogen mit gotischem Gaumen
- Mandibula steht dorsal
- schmaler, eher langgestreckter Schädel

Superior Vertical Strain

Os sphenoidale und die damit angetriebenen Knochen in Flexion, '
Os occipitale und die damit angetriebenen Knochen in Extension

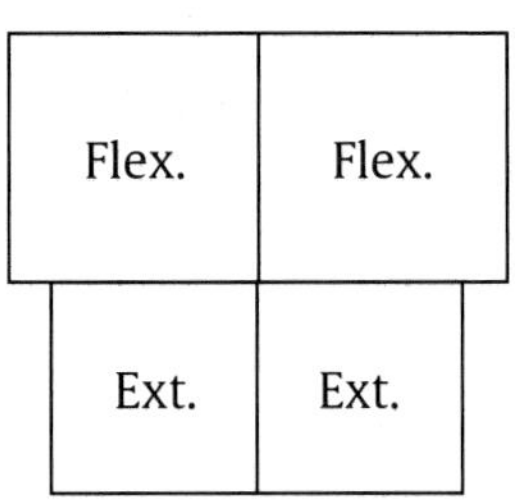

Daumen:	ventral und lateral
Zeigefinger:	ventral, caudal und lateral, zu den 5. Fingern cranial
Mittelfinger:	dorsal, cranial und medial
Ringfinger:	ventral, caudal und lateral
Kleiner Finger:	cranial und medial
Handfläche:	Wölbung der Tuber parietale

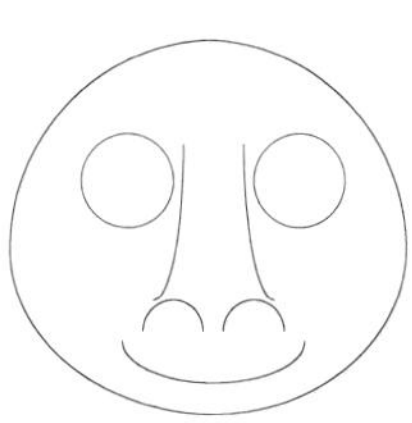

- rundes Gesicht
- Orbita groß, eher prominente Augen
- Stirn breit und niedrig
- Nasenlöcher weit, runde Nase
- breiter Alveolarbogen mit flachem Gaumen
- Mandibula tritt zurück, Retrusion, Distalbiss, bilateraler Kreuzbiss, fliehendes Kinn
- vorne breiter, hinten langer Schädel

Inferior Vertical Strain

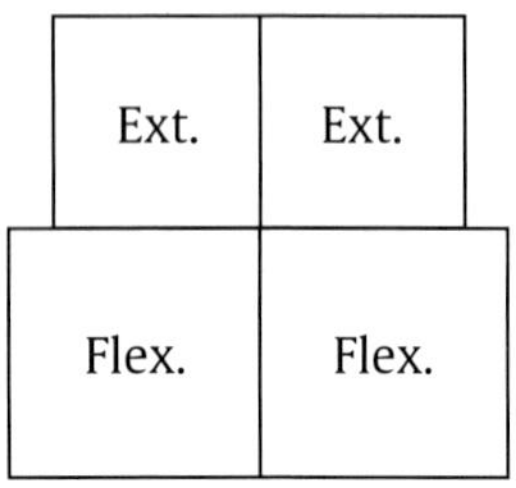

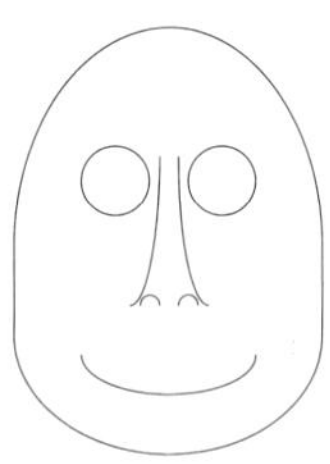

Os sphenoidale und die damit angetriebenen Knochen in Extension, Os occipitale und die damit angetriebenen Knochen in Flexion

Daumen:	dorsal und medial
Zeigefinger:	dorsal, cranial und medial, zu den 5. Fingern caudal
Mittelfinger:	ventral, caudal und lateral
Ringfinger:	dorsal, cranial und medial
Kleiner Finger:	caudal und lateral
Handfläche:	Abflachung der Tuber parietale

- langes, ovales Gesicht
- Orbita klein, eher zurückliegende Augen
- Stirn schmal und hoch
- Nasenlöcher eng, spitze Nase
- enger Alveolarbogen mit gotischem Gaumen
- Mandibula tritt vor, Protrusion, Mesialbiss, bilateraler Kreuzbiss
- vorne schmaler, hinten breiter Schädel

Lateral Strain Right

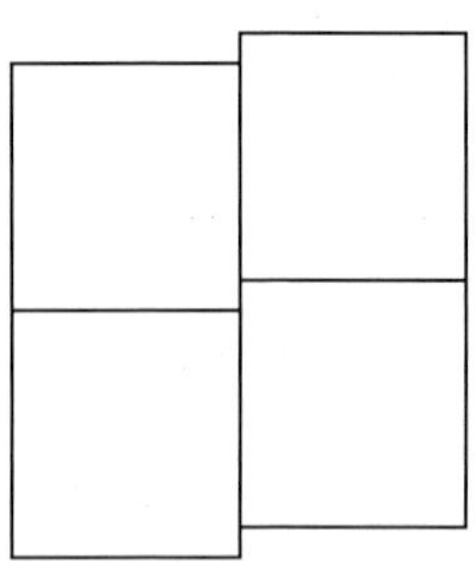

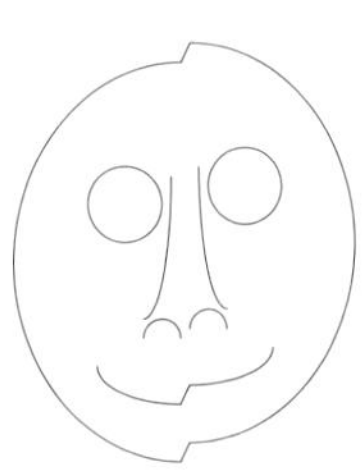

Jeder Finger wie auch die Handfläche der rechten Hand ist etwas ventral von dem entsprechenden der linken oder

der 1. Finger ist mehr rechts als der 2.,

der 2. mehr als der 3.,

der 3. mehr als der 4.,

der 4. mehr als der 5.,

beide Handflächen nach rechts gedreht.

- rechte Kopfhälfte vorne
- linke hinten wie Parallelogramm

Torsion Right

Os sphenoidale rechts in relativer Extension, links in relativer Flexion,
Os frontale rechts in Flexion, links in Extension,
Os occipitale rechts in relativer Flexion, links in relativer Extension,
Os temporale rechts in Extension, links in Flexion,
Os parietale rechts in Extension, links in Flexion

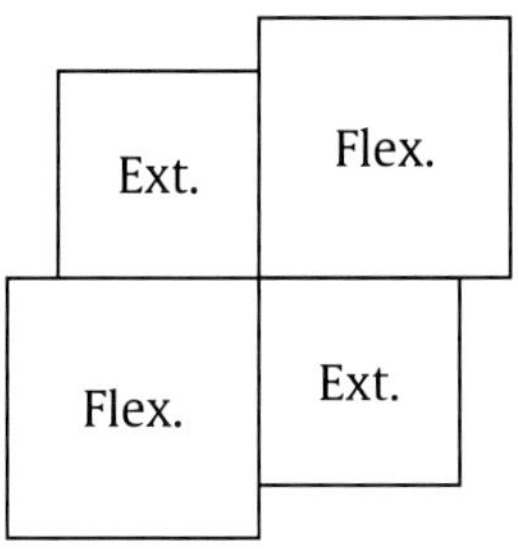

Daumen:	rechts ventral und lateral, links dorsal und medial
Zeigefinger:	rechts cranial, links caudal
Mittelfinger:	rechts dorsal, cranial und medial, links ventral, caudal und lateral
Ringfinger:	rechts ventral, caudal und lateral, links dorsal, cranial und medial
Kleiner Finger:	rechts caudal, links cranial
Handfläche:	rechts Wölbung des Tuber parietale, links Abflachung des Tuber parietale

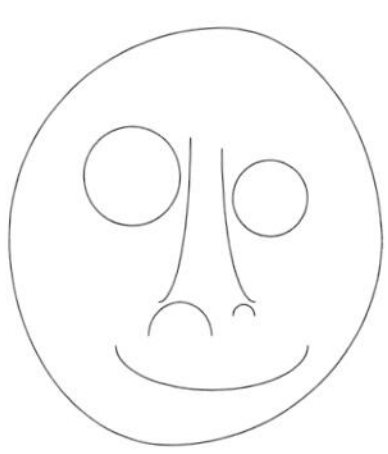

- Orbita rechts groß, links kleiner und tiefer stehend
- rechtes Nasenloch größer als links
- rechtes Ohr relativ zu links zurück
- Laterotrusion der Mandibula nach rechts, unilateraler Kreuzbiss
- Schädel oval (»ausgebeult«) von rechts vorne nach links hinten

Sidebending with Convexity Left

and Torsion Right von Os occipitale und Os sphenoidale,
alle anderen Schädelknochen rechts in Flexion, links in Extension

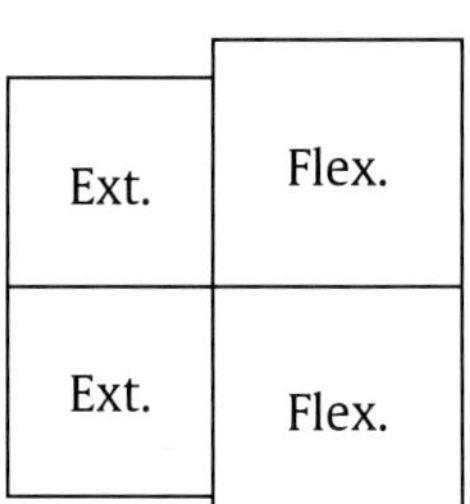

Daumen:	rechts ventral und lateral, links dorsal und medial
Zeigefinger:	zum 5. Finger rechts näher als links, rechts cranial, links caudal
Mittelfinger:	rechts ventral, caudal und lateral, links dorsal, cranial und medial
Ringfinger:	rechts dorsal, cranial und medial, links ventral, caudal und lateral
Kleiner Finger:	rechts cranial, links caudal
Handfläche:	rechts Abflachung des Tuber parietale, links Wölbung des Tuber parietale

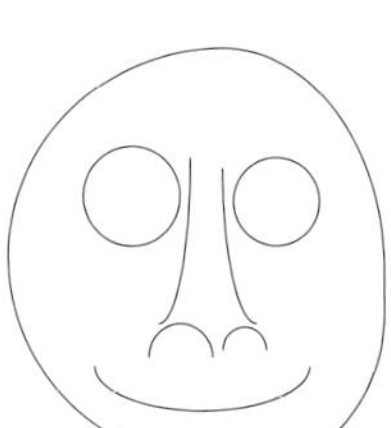

- rechte Orbita und rechte Gesichtshälfte größer
- Laterotrusion der Mandibula nach links
- Schädel »bananenförmig« mit der Konvexität rechts

Beziehung SSO-Stellung zum Os sacrum

Typische Kombinationen von Befunden

- Kompression
  Der Rhythmus im ganzen Körper, auch im Os sacrum, ist reduziert.
- Separation
  Die Läsion wird auf das Os sacrum nicht als ein wiederkehrendes Muster übertragen (Analogieschluss).
- Flexion
  Gegennutation (bilaterale Extension).
- Extension
  Nutation (bilaterale Flexion).
- Superior Vertical Strain
  Nutation (bilaterale Flexion).
- Inferior Vertical Strain
  Gegennutation (bilaterale Extension).
- Lateral Strain Right
  unilaterale Flexion rechts, unilaterale Extension links.
- Lateral Strain Left
  unilaterale Extension rechts, unilaterale Flexion links.
- Torsion Right (Os sphenoidale Linksrotation, Os occipitale und Os sacrum Rechtsrotation)
  in Flexionsphase RR, in Extensionsphase LR.
- Torsion Left (Os sphenoidale Rechtsrotation, Os occipitale und Os sacrum Linksrotation)
  in Flexionsphase LL, in Extensionsphase RL.
- Sidebending with Convexity Left (and Torsion Right; Ossa sphenoidale, occipitale und sacrum Linksrotation)
  LL.
- Sidebending with Convexity Right (and Torsion Left; Ossa sphenoidale, occipitale und sacrum Rechtsrotation)
  RR.

Hinweis

In der MET-Nomenklatur der Fore- and Backwardsrotations wird mit dem 1. Buchstaben die Rotation, mit dem 2. Buchstaben die schräge Achse bezeichnet.

Beziehung SSO-Stellung zum Körper

Typische Kombinationen von Befunden

- Kompression
  Insgesamt ist der Rhythmus herabgesetzt, gelegentlich ist eine zentripetale Spannung zu spüren.
- Separation
  Ein Einfluss ist nicht zu spüren, evtl. eine generelle Hypermobilität (Analogieschluss).
- Flexion
  Der Körper rotiert nach außen, d. h. die Bewegungsmittellage z. B. von Armen und Beinen ist in Richtung Außenrotation verschoben.
- Extension
  Der Körper rotiert nach innen, d. h. die Bewegungsmittellage z. B. von Armen und Beinen ist in Richtung Innenrotation verschoben.
- Superior Vertical Strain
  Wie bei Extension rotiert der Körper nach innen.
- Inferior Vertical Strain
  Wie bei Flexion rotiert der Körper nach außen.
- Lateral Strain Right
  Die rechte Körperhälfte steht mehr ventral als die linke (wie ein Parallelogramm), die rechte rotiert nach innen, die linke nach außen.
- Lateral Strain Left
  Die linke Körperhälfte steht mehr ventral als die rechte (wie ein Parallelogramm), die rechte rotiert nach außen, die linke nach innen.
- Torsion Right
  Es entsteht der Eindruck, dass ein Upslip der linken Körperhälfte vorhanden ist.
- Torsion Left
  Es entsteht der Eindruck, dass ein Upslip der rechten Körperhälfte vorhanden ist.
- Sidebending with Convexity Right (and Torsion Left)
  Die linke Körperhälfte steht mehr ventral als die rechte (wie ein Parallelogramm), die rechte rotiert nach außen, die linke nach innen; auch kann zusätzlich der Eindruck entstehen, dass ein Upslip der rechten Körperhälfte vorhanden ist.
- Sidebending with Convexity Left (and Torsion Right)
  Die rechte Körperhälfte steht mehr ventral als die linke (wie ein Parallelogramm), die rechte rotiert nach innen, die linke nach außen; auch kann zusätzlich der Eindruck entstehen, dass ein Upslip der linken Körperhälfte vorhanden ist.

Beziehung von Körper und Schädel zur SSO-Stellung

Prinzipiell sind alle beschriebenen Wege auch umgekehrt möglich. Jede fasziale Läsion des Körpers kann reflektorisch, Rhythmus modulierend oder durch den faszialen Zug auf das Os sacrum, die Nervenwurzeln, die Dura mater spinalis wirken. Auf diesem Wege werden Spannungen über das Os occipitale, die Falx und das Tentorium cerebelli auf den ganzen Schädel übertragen. Jede Störung im Schädel teilt sich in der SSO-Stellung mit, egal ob sie auf dem beschriebenen Weg »mitgeteilt« wurde oder eine eigene Störung ist. So können z. B. traumatische Ereignisse im Körper auch eine Gesichtsskoliose bewirken.

SER (Somatoemotional Release)

Einführung

Der SER (Somatoemotional Release) ist der Ausdruck eines Gefühles, das im Körper des Patienten aus verschiedenen Gründen bisher zurückgehalten oder gespeichert wurde (Upledger).

Tritt ein Trauma ein, treten physiologische Reaktionen auf. Diese sind psychisch und physisch. **Bleibende Verletzungen** entstehen, wenn in einer traumatisierenden Situation ein notwendiger Schutz nicht ausreichend aufgebaut werden kann, der »erlernte« Schutzmechanismus über das traumatisierende Ereignis hinaus erhalten bleibt oder inadäquat abläuft, sobald eine ähnliche Situation durchlebt oder ein ähnliches Trauma erlitten wird.

Mit einem so erlernten Schutzmechanismus wehrt sich der Patient psychisch gegen inneres Leid (auch vermeintlichem und neuem), physisch mit Ruhigstellung durch eine Kontraktion des umgebenden Gewebes, die bis zu einer Panzerung führen kann.

Psychisch ist der Patient dann nicht mehr so »beweglich«, er ist eingeengt in seinem Verhaltensrepertoire, die Entwicklung neuer Verhaltensmuster ist erschwert, er ist in seinen Entscheidungen nicht mehr frei. Auf körperlicher Ebene wird eine Restriktion als Ausdruck des Traumas gesetzt, die Bewegungen hemmt und neue fasziale Züge aufbaut. Beides wirkt formgebend. Auszuführende Bewegungen können nur noch innerhalb der dann bestehenden Möglichkeiten ablaufen. Der Patient ist in seiner Bewegungsausführung nicht mehr »frei«. Er »macht sich hart«, physisch und psychisch.

So kann der Schutzmechanismus (Abwehr) nach Ablauf des Traumas selbstverletzend werden. Je früher der Patient ein »bleibendes« Trauma erfahren hat, desto formgebender und prägender wirkt es auf seine Charakter- und Körperstruktur.

Pathophysiologische Vorstellungen

Für eine Erinnerung ist im Gehirn eine kreisende Erregung notwendig, ohne sie kann sie nicht »abgerufen« werden. Auch »Erinnerungsproteine« müssen für die Verwendbarkeit der gespeicherten Information erst einmal eine kreisende Erregung erzeugen oder modulieren. Die morphologischen Voraussetzungen für die Erzeugung einer kreisenden Erregung bestehen nicht nur im Gehirn, sondern auch überall dort, wo Zellen adäquate Verbindungen eingehen können. Dies ist auch in der Peripherie der Fall. Dort sind afferente und efferente Zellen sowohl im Rückenmark als auch im Zielgewebe miteinander verbunden. Im Rückenmark besteht die Verbindung direkt oder über Zwischenneurone. Im Zielgewebe liegen die Zellen direkt nebeneinander oder sind über Zwischengewebe miteinander verwoben. Diese Voraussetzung, einen Kreis zu bilden, erfüllt auch das Bindegewebe, da visköse und elastische Fasern sich gegenseitig beeinflussen und

z. B. mechanische Traumen wie ein Abdruck im Gewebe »gespeichert« werden können (**Tissue Memory, Gewebeerinnerung**).

Möchte ein Patient auf den »Tisch hauen«, gestattet sich aber diesen Gefühlsausdruck nicht, hemmt er seinen Affekt. Der Tonus der entsprechenden Muskulatur steigt, kann sich aber nicht entladen (Heinl). Solche **»abgebrochenen« Bewegungsmuster** können durch Überlastungen symptomatisch werden. Auch (unterschwellige) chronische oder wiederholte Schreck-, Angst- und Trauerreaktionen (z. B. auch »unter Druck setzen« und Imponiergehabe) führen zu Fehlbelastungen und Restriktionen. In körperlichen Haltungen drücken sich Befindlichkeitsstörungen oder Lebenskonzepte aus.

In unserer **Begegnung** mit einem Patienten und Berührung des Patienten zeigt er uns regelmäßig seine Abwehr- und Schutzmechanismen, jedoch nicht unbedingt seine Verwundung. Über seine Charakter- und Körperstruktur, seine Verhaltens- und Bewegungsmuster, seinen z. T. überraschend kreativen Umgang mit seinen Möglichkeiten, sein Symptomerleben und seine Restriktionen ist es möglich, gemeinsam mit dem Patienten die Verbindung zwischen dem psychischen und physischen Aspekt eines Traumas zu erarbeiten und Therapieziele festzulegen.

Setting

In *jeder* craniosacralen Therapiesitzung nehmen der Patient und der Therapeut **Kontakt** auf. Der Kontakt bildet die Grenze zwischen zwei Individuen. Da bei dem körperlichen Kontakt die Berührung und das Anfassen leicht sind, bekommt das Setting einen »zärtlichen« Charakter. Um zu vermeiden, dass der Therapeut seine Grenzen überschreitet oder sich unbewusst zurückzieht, muss er wissen, wo er steht und wo seine Grenzen sind. Er muss präsent sein, ansehen und zuhören können, empathisch sein, den Patienten achten und beachten, seine Gegenübertragungsgefühle wahrnehmen und dafür offen sein. Ist dies nicht möglich, hilft Ehrlichkeit weiter.

Das Setting beinhaltet starke **regressive Elemente.** Falls ein Patient regrediert, kann dies therapeutisch genutzt werden. Auf die Möglichkeit einer malignen Regression oder psychotischen Reaktion sei hingewiesen. Besondere Vorsicht ist geboten bei Patienten mit (wiederholten) schweren Traumatisierungen, Borderline-Störungen und Psychosen. Aber auch dabei ist es mit Hilfe der CSO häufig möglich, Patienten im »Hier und Jetzt« zu halten.

Es liegt in der Entscheidung des Therapeuten, ob er psychotherapeutisch arbeitet oder nicht. Auch wenn der Therapeut für sich entschieden hat, nicht psychotherapeutisch zu behandeln, muss er um die Möglichkeit von Affekten oder Regressionen wissen, da der Versuch, Restriktionen mit den Techniken der Craniosacralosteopathie zu lösen, immer wieder mit dem Bewusstwerden von Traumata oder der dazugehörenden »gespeicherten« Affekte einhergeht.

Eine Katharsis, ein Affekt oder eine Regression eines Patienten kündigt sich im allgemeinen an. Zeichen hierfür können sein:

- ein Still Point in Kombination mit ausgeglichenen Faszienzügen, meist auf hohem Spannungsniveau, während des Unwinding (Significance Detector nach Upledger),
- Vergrößerung des Tränensees, Erhöhung der Schluckfrequenz, evtl. Gefühl einer »laufenden« oder plötzlich »verstopften« Nase,
- Schwitzen (besonders der Hände, auch kalter Schweiß), Frieren, Gänsehaut, Schauer,
- Speichel vermehrt (wässrig, dünn) oder vermindert (zäh, klebrig)
- Erhöhung der Herzfrequenz, Erschütterung des Thorax durch den Herzschlag (»Das Herz schlägt bis zum Hals.«),
- Änderung der Atemfrequenz und -qualität (z. B. Hecheln, Hyperventilation, tiefes Durchatmen, Seufzen),
- Flimmern der Augenlider bei (halb-)geschlossenen Augen, Bulbusbewegungen, weit geöffnete Augen, ohne Lupe sichtbare Pupillenunruhe, unscharfes Sehen,
- häufige Muskelfazilitationen, auch -zuckungen, insbesondere über mehrere Körperregionen, Zittern,
- Erhöhung der Muskelspannung (Panzerung), meist konzentrisch, auch im Sinne einer Kompression, Zusammenbeißen der Zähne; z. T. mit Auftreten oder Verstärkung von Schmerzen,
- motorische Unruhe, wiederholte Lageänderungen, Anfassen der Liege (Halt suchen),
- Erniedrigung der Muskelspannung z. T. mit Auftreten von Bänderschmerzen, »weiches Gefühl in den Beinen«, Schwindel, Unsicherheit,
- Änderung der Stimme und Stimmlage, Verschlucken von Silben, Stottern,
- Auftreten funktioneller Symptome (z. B. Globusgefühl, Herzbeschwerden, Druck auf der Brust, Magenbeschwerden, Bauchkrämpfe, Darmgeräusche), Erröten, Blässe,
- Fluchttendenzen des Patienten.

Die **körperlichen Zeichen**, mit denen sich ein Affekt bei einem Patienten ankündigt, beruhen meist auf unspezifischen Aktivierungen des sympathischen oder parasympathischen Systems. Therapeutisch werden dann die assoziativen Bahnen des Patienten genutzt. Dabei nimmt das Aktivitätsniveau regelmäßig zu, bis es sich in einem SER »entlädt«. Unter dem Erleben eines Gefühles tritt regelmäßig eine vegetative Beruhigung und eine für den Patienten und Therapeuten gleichermaßen deutlich spürbare muskuläre Entspannung durch Reduktion der Aktivität der χ-Motoneurone auf. Die Entspannung ist nur von kurzer Dauer, wenn das zugrunde liegende (neurotische) Verhaltensmuster oder die zugrunde liegende Situation nicht aufgedeckt und geändert wird.

So ergibt sich durch die Craniosacralosteopathie sowohl eine sehr elegante Möglichkeit der **Standortbestimmung** als auch der **Konfrontation**, da das Erleben auch alter Verletzungen unmittelbar wird (im Hier und Jetzt). So kann analytisch gearbeitet werden, aber auch stützend, wenn es darum geht, eine positive Körpererfahrung zu vermitteln und gegen ein Trauma zu setzen.

In der therapeutischen Sitzung kann sich der Patient an seiner Grenze zwischen äußerer und innerer Wahrnehmung befinden. Durch diese Fokussierung ist der Übergang in eine **Trance** fließend und möglich.

Ist das **therapeutische Ziel,** eine Regression oder eine Katharsis auszulösen, ist eine Kombination mit anderen aus der Psychotherapie bekannten Techniken möglich. Dazu eignen sich besonders NLP (Neurolinguistisches Programmieren), Visualisierungs- oder Imaginationstechniken. Eine Reifung des Patienten in seinem Gefühlserleben kann so eingeleitet und unterstützt werden.

Die sich anbahnende Erinnerung an ein psychisches Trauma lässt häufig unbewußt ein **Abwehrmuster** ablaufen, das seinen Ausdruck in körperlichen Reaktionen findet. Diese körperlichen Reaktionen beinhalten regelmäßig eine Spannungszunahme. Wird mit den Techniken der Craniosacralosteopathie diese Spannung aktualisiert oder der Patient zum »Entspannen eingeladen«, kann sich der Patient über assoziative Bahnen häufig spontan an sein Trauma erinnern.

Wird eine Restriktion mit einem Bewusstwerden der gespeicherten Situation oder des gespeicherten Gefühles gelöst, so ist es unsere Aufgabe, dem Patienten empathisch zu begegnen, aber auch ein Muster zu erkennen, wie beides entstand. Ein psychisches Trauma verursacht ein Abwehrmuster, das schützen soll. Zu dem Zeitpunkt des Traumas ist dieses Muster für den Patienten das kleinere Übel, in der darauffolgenden Zeit ist es einschränkend und selbstverletzend. Ziel einer Behandlung sollte es sein, den Patienten in die Lage zu versetzen, seine Ressourcen wahrzunehmen, neue Verhaltensmuster zu entwickeln oder sich (bewusst) für sein altes zu entscheiden.

In einer therapeutischen Sitzung bieten der craniosacrale Rhythmus und die fasziale Spannung eine Möglichkeit, den Fortgang und den Erfolg der Therapie zu überprüfen.

Typische Fallstricke

Da der Therapeut auch als Mensch beteiligt ist, können Probleme in der Behandlung auftreten. Typische Fallstricke sind z. B.:

- Unklarheit im Wollen, Können und Möchten des Therapeuten,
- Nichtbeachten der eigenen Grenzen,
- Manipulieren oder Pressen des Patienten (nicht genügend »passiv« sein können),
- Provozieren immer wieder desselben Gefühles beim Patienten,
- »Einfangen«, Verwickeln oder pathologisch Binden lassen (z. B. durch ein [forderndes] Lob oder wenn für den Grad der Vertrautheit überraschend viel erzählt wird oder eine inadäquate Vertraulichkeit entsteht),
- Distanzlosigkeit des Therapeuten,
- Gefühle des Therapeuten, die über die »normale« Gegenübertragung hinausgehen,
- Assoziationen des Therapeuten, von denen er sich nicht distanzieren kann und die sein Verhalten beeinflussen,
- unkontrollierte Aktionen des Therapeuten auf der Basis von Affekten (z. B. »intellektuelle Kämpfe«),
- Neugier, Sensationslust (z. B. Gefallen finden am hysterischen »Spiel« des Patienten),
- falsches Umgehen mit Ehrlichkeit oder Spiegeln,
- »Stolpern« über immer dieselben Fallstricke,
- fehlende Präsenz in einer Behandlung,
- Verlieren des Behandlungszieles,
- Nichtbeachten von Kritik und Entwertungen durch den Patienten und Therapeuten (sachlich und psychodynamisch),
- deutliches Überschreiten des vorgegebenen Zeitrahmens,
- Nichtbeachten von Körperreaktionen des Patienten oder Therapeuten,
- Erfüllung regressiver Bedürfnisse des Therapeuten oder des Patienten (mit Vorbehalt Ausnahme bei symbiotischen Beziehungen),
- Ähnlichkeit der Traumata und der Charakterstrukturen der eigenen Patientenklientel als möglicher Hinweis auf Projektionen,
- Missbrauch des Patienten bei der Lösung eigener Probleme.

Wenn Probleme auftreten, ist eine Klärung nötig. Supervisionen und Selbsterfahrungen des Therapeuten sind dabei sehr hilfreich. Immer ist auch der Therapeut gefragt, ob er sich bei der Therapie und auch aus Distanz betrachtet »wohl« fühlt. Er sollte physisch wie psychisch ausgeglichen sein, eine innere Gelassenheit haben, frei von Bewertungen und achtsam sein, da sonst die Qualität der Palpation und der Behandlung leidet.

Behandlungsaufbau

Die von Upledger vorgeschlagene Behandlungsreihenfolge Ten Step Protocol hat sich besonders für den Anfänger bewährt. Sie kann als Orientierung dienen, da wichtige Strukturen von peripher nach zentral überprüft und behandelt werden.

1. Still Point (CV-4 oder Induktion von peripher)
2. Entspannung der Diaphragmen (incl. Occipital Release)
3. Dura mater spinalis (Os occipitale/Os sacrum; aber auch: Separation L_5/S_1)
4. Frontal Lift (mit vertikalem Membransystem)
5. Parietal Lift (mit vertikalem Membransystem)
6. Kompression und Dekompression SSO (mit horizontalem Membransystem)
7. Temporale Dekompression (Ear Pull) (mit horizontalem Membransystem)
8. Mobilisation Os temporale
9. Kiefergelenkskompression, -dekompression
10. Still Point (CV-4)

Sind bei der Arbeit mit diesem Protokoll je nach Befund zusätzliche Techniken notwendig, werden sie zwischen den Punkten 9 und 10 eingefügt. Ein evtl. SSO-Stacking wird unmittelbar vor dem letzten CV-4 ausgeführt.

Greenman empfiehlt folgendes Vorgehen: Ist die Flexions-Extensionsbewegung an der SSO eingeschränkt oder fühlt sich der Kopf hart an, sollten die Sinus-durae-matris-Techniken, die condyläre Dekompression (s. Anmerkung S. 32) und CV-4 durchgeführt werden. Es schließen sich die Techniken für Läsionen der SSO in der Reihenfolge Kompression, Vertical Strain, Lateral Strain, Sidebending, Torsion, Flexion und Extension an. Dann werden beide Ossa temporalia synchronisiert und evtl. die Suturen zu den Nachbarknochen behandelt. Abgeschlossen wird mit der Behandlung der übrigen Schädelknochen (je nach Befund) und mit einer generellen Diagnostik bzw. Behandlung des craniosacralen Rhythmus. Greenman weist auch auf die gegenseitige Beeinflussung von Dysfunktionen des Schädels und der des übrigen Körpers hin.

Ziel einer jeden Behandlung ist es aber, die aktuelle Faszienspannung des Patienten und den Craniosacralen Rhythmus in seinem Körper wahrzunehmen, Restriktionen zu bestimmen, gegenseitige Abhängigkeiten zu erfassen und mit dem Einverständnis des Patienten zu behandeln und den Rhythmus zu harmonisieren. Die älteste, sog. primäre Restriktion und davon abhängige Restriktionen, die bereits eine Eigendynamik entwickelt haben, sollten therapiert werden, da sonst Rezidive auftreten. Die Behandlung der primären Restriktion in der ersten Sitzung kann zu eingreifend sein und evtl. sogar als Übergriff erlebt werden.

Multiple-Hands-on-Technique

Es hat sich bei pathogenetischen Ketten bewährt, innerhalb einer Behandlung mehrere Restriktionen gleichzeitig zu behandeln. Co-Therapeuten sind dabei sehr hilfreich (Multiple-hands-on-technique). Wird mit mehreren Therapeuten gearbeitet, sind vorher Absprachen zu treffen. Der »Haupttherapeut« und die zuarbeitenden Therapeuten sind festzulegen, ebenfalls deren Aufgaben.

Folgendes Beispiel soll dies verdeutlichen: Der Teamleiter sitzt am Kopf des Patienten und überprüft während der Behandlung immer wieder die SSO auf Rhythmus, Stellungsdiagnose und Faszienzüge. Neben seiner eigenen Behandlung ist so eine laufende Therapiekontrolle der gesamten Behandlung, auch die der Assistenten möglich. Die Assistenten kalibrieren sich am Anfang der Behandlung am Teamleiter. Er ordnet die Assistenten den zu behandelnden Restriktionen zu und gibt evtl. die Behandlungstechnik vor. Die Assistenten geben ihrerseits Rückmeldung über Gewebereaktionen oder sonstige Beobachtungen. Ein evtl. zu führendes Gespräch mit dem Patienten oder eine Wahrnehmungsleitung kann auch an einen Assistenten delegiert werden. Der Teamleiter strukturiert die Behandlung und legt auch deren Ende fest.

Viscerale Osteopathie

In dieser von J.-P. Barral inaugurierten Methode werden weitere fasziale Diagnosetechniken vorgestellt, die Flexions- und Extensionsbewegung der Inneren Organe und neben den bisher bekannten Behandlungsprinzipien die Recoiltechniken als Möglichkeit der faszialen Manipulation beschrieben. Eine genaue anatomische Kenntnis der Faszien ist notwendig (s. dazu auch S. 33). Gelegentlich wird auch mit sogenannten energetischen Techniken gearbeitet.

Restriktionen der Inneren Organe oder ihrer Gleitflächen haben Einfluss auf den Craniosacralen Rhythmus und bewirken neben reflektorischen Phänomenen zusätzliche Faszienzüge. Dadurch ist die Viscerale Osteopathie eine gute Ergänzung zur Craniosacralosteopathie.

Quellenangaben und weiterführende Literatur

Adams, Th.: Parietal Bone Mobility in the Anesthetized Cat. Journal of the American Osteopathic Association, Vol. 92, Number 5, May 1992.

Agustoni, D.: Craniosacral Rhythmus. Heinrich Hugendubel Verlag, München, 1999.

Allen, B. K., Bunt, E. A.: Dysfunctioning of the Fluid Mechanical Craniosacral System as Revealed by Stress/ Strain Diagnosis. International Conference on Bioengineering, Cape Town, South Africa, 1977.

Arbuckle, B.: The Selected Writings of Beryl Arbuckle. National Osteopathic Institute and Cerebral Palsy Foundation, Camp Hill, Pennsylvania, 1977.

Arbuckle, B.: Cranial Reinforcement from a Manipulative Standpoint; Articulations, Stress Bands, Buttresses. JAOA, 49: 188–194, 1949.

Arbuckle, B.: Craniocervical Area. JAOA, 52: 415–422, April 1952.

Arbuckle, B.: Early Cranial Considerations. JAOA, 47: 315–320, Feb. 1948.

Arbuckle, B.: Effects of Uterine Forceps Upon the Fetus. JAOA, 53: 499–508, Mai 1954.

Arbuckle, B.: Scoliosis Capitus. JAOA, 70:131–137, Okt. 1970.

Arbuckle, B.: Subclinical Signs of Trauma. JAOA, 58: 160–166, Nov. 1958.

Arbuckle, B.: The Cranial Aspect of Emergencies in the Newborn. JAOA, 47:507–511, Mai 1948.

Arbuckle, B.: Through Cranial Base. JAOA, 48:458–460, Mai 1949.

Arbuckle, B.: Value in Rehabilitation of Cerebral Palsy Victim. JAOA, 55:227–237, Dez. 1955.

Arnold, W., v. Ilberg, C.: Connections of the Cerebrospinal Fluid with the Lymphatic System of Head and Neck. Zentrum der Hals-, Nasen- und Ohrenheilkunde der J.W.v. Goethe Universität, Frankfurt/M.

Bahnemann, F.: Anthropologische Grundlagen einer Ganzheitsmedizin aus kieferothopädischer Sicht. Haug Verlag, Heidelberg, 1992.

Baily, K. G.: Head Trauma in Children and its Effect on Pituitary Gland. JAOA, 54:208–211, Nov. 1954.

Baker, E. G.: Alteration in Width of the Maxillary Arch and Its Relation to Sutural Movement of Cranial Bones. JAOA, 70: 559–564, Feb. 1971.

Barillon, Gabarel, G.: Le crâne et la santé. 1981.

Barral, J.-P., Mathieu, J. P., Mercier, P.: Aus dem Französischen ins Deutsche übersetzt: Die Untersuchung der Wirbelsäule. Osteo 2000, Gent, 1993.

Barral, J.-P., Mercier, P.: Manipulationes viscérales. Maloine, Paris, 1983. Ins Englische übersetzt: Visceral Manipulation. Eastland Press, Seattle, Washington, 1988. Ins Deutsche übersetzt: Viszerale Manipulation. Band I. Osteo 2000, Gent, 1993.

Barral, J.-P.: Diagnostic Thermique Manuel. Maloine, Paris, 1994. Ins Englische übersetzt: Manual Thermal Diagnosis. Eastland Press, Seattle, Washington, 1996.

Barral, J.-P.: Le Thorax. Maloine. Paris, 1989. Ins Englische übersetzt: The Thorax. Eastland Press, Seattle, Washington, 1991.

Barral, J.-P.: Manipulations uro-génitales. Maloine, Paris, 1983.

Barral, J.-P.: Manipulations viscérales (II). Maloine, Paris, 1983. Ins Englische übersetzt: Visceral Manipulation II. Eastland Press, Seattle, Washington, 1989. Ins Deutsche übersetzt: Viszerale Manipulation. Band II. Osteo 2000, Gent, 1993

Barral, J.-P.: Nouvelles techniques uro-génitales. Maloine, Paris, 1992.

Barral, J.-P.: Urogenital Manipulation. Eastland Press, Seattle, Washington, 1993.

Bay, D. E. W.: Mental deficiency in children. J. Osteopathic Cranial Assn., 3–14. 1949.

Becker, R. E.: Be Still and Know, A Dedication to William Garner Sutherland. D. O. Cranial Academy Newsletter, Dez. 1965.

Becker, R. E.: Craniosacral Trauma in the Adult. Osteopathic Annals, 4: 43–59, Mai 1976.

Becker, R. E.: Diagnostic Touch: Its Principles and Application, Part I. AAO Yearbook, 63: 32–40, 1963.

Becker, R. E.: Diagnostic Touch: Its Principles and Application, Part III. AAO Yearbook, 64: 161–166, 1964.

Becker, R. E.: Diagnostic Touch: Its Principles and Application, Part IV. AAO Yearbook, 65 (2): 165–177, 1965.

Becker, R. E.: Whiplash Injuries. AAO Yearbook, 64: 91–104, 1964.

Becker, R. E.: Cranial Therapy Revisited. Osteopathic Annals. 5: 11–40, Juli 1977.

Becker, R. E.: Meanings of Fascia and Fascial Continiuty. Osteopathic Annals, 3: 8–32, Feb. 1975.

Beckwith, C. G.: Headache. JAOA, 48: 385–390, April 1949.

Bell, W. E.: Clinical Management of Temporomandibular Disorders. Yearbook Medical Publishers, Chicago, 1982.

Bell, W. E.: Orofascial Pains. 3rd. ed. Yearbook Medical Publishers, Chicago, 1985.

Benninghoff, A., Goerttler, K.: Lehrbuch der Anatomie des Menschen, Band I–III. Urban & Schwarzenberg, München, Berlin, Wien.

Bering, E. A.: Choroid Plexus and Arterial Pulsation of Cerebrospinal Fluid: Demonstration of Choroid Plexuses as a Cerebrospinal Fluid Pump. Arch. of Neurol. Psychiatry, 73: 165– 173, 1955.

Beter, T. R., Cragin, W. E. and Drury, M.: The Mentally Retarded child and His Motor Behavior. Charles C. Thomas, Springfield, 1972.

Billig, H. E. Jr.: Traumatic Neck, Head, Eye Syndrome. J. Int. Col. Surg. 20: 558–561, Nov. 1953.

Blood, H. A.: Infections of the Ear, Nose and Throat. Osteopathic Annals, 6: 14, Nov. 1978.

Blum, C. L.: Biodynamics of the Cranium: A Survey. J. Craniomand. Pract., 3: 164–171, 1985.

Bochuberg, C.: Traitment osteopathique des rhinites et sinusites chronique. Paris, Maloine, 1986.

Bondi: Orofasciale und craniozervikale Myotherapie. Quintessenz Verlag, Berlin, Chicago, London, Sao Paulo, Tokio, 1994.

Bowsher, D.: Cerebrospinal Fluid Dynamics in Health and Disease. C. C. Thomas, Publisher, 1960.

Brierly, J. B., Field, E. J.: Connection of Spinal and Subarachnoid Space with Lymphatic System. J. of Anatomy, 82: 153–166, 1948.

Brierly, J. B.: Metabolism of the Nervous system. Dited By S. Fichter. Pergamon Press, New York, 1957.

Britt, R. H., Rossi, G. T.: Quantitative analysis of methods for reducing physiological brain pulsations. Journal of Neuroscience Methods, 6 (3): 219–229, 1982.

Brown, J. H. V., Jacobs, J. E. and Stark, L.: Biomedical Engineering. Davis Publishing Co., Philadelphia, 1971.

Brügger, A.: Die Erkrankungen des Bewegungsapparates und seines Nervensystems. Gustav Fischer Verlag, Stuttgart, New York, 1980.

Buchmann, J., Weber, K.: Weiche Techniken in der Manuellen Medizin. 2. Auflage, Hippokrates Verlag, Stuttgart, 1997.

Busquet, L.: Osteopathie cranienne. Maloine, Paris, 1985.

Carlson, G. E., Kopp, S., Lindstrom, J., et al.: Surgical Treatment of TMJ Disorders. Swed. Dent. J., 5(2): 41–54, 1981.

Carlson, G. E.: Long-Term Effects of Treatment of Craniomandibular Disorders. Cranio-J. Craniomandibular Pract. 3 (4): 337–342, Sept. 1985.

Cathie, A.: Applied Anatomy of Skull and its Neurovascular Contents. JAOA, 44: 267–270, Feb. 1945.

Cathie, A.: Fascia of the Head and Neck as it applies to Dental Lesions. JAOA, 51: 260–261, Jan. 1952.

Cathie, A.: Growth and Nutrition of the Body with Special Reference to the Head. AAO Yearbook, 62: 149–153, 1962.

Cathie, A.: The Fascia of the Body in Relation to Function and Manipulative Therapy. Amer. Acad. of Osteopathy Yearbook, 81–84, 1974.

Chadwick, R.: The Effects of Cranial Manipulation Upon Ryodoraku Acupuncture Meridiens. Unveröffentlicht. Zitiert aus: Upledger, J. E.: Research and Observations Support The Existence of a Craniosacral System. UI Enterprises, 1995.

Chapman, J. D.: Perinatal factors causing brain injuries. Osteopathic J. of Ob. and Gyn. Vol. X, No. 1. Jan. 1962.

Chauffour, Guillot: Le Lien mecanique osteopathique. Maloine, Paris, 1985.

Chester, L. H.: A History of Cranial Osteopathy. JAOA, 47: 269–272, Jan. 1948.

CIBA Foundation: CIBA Foundation Symposium of Cerebrospinal Fluid Production, Circulation, and Absorption. Little, Brown Publishing Co., Boston, 1958.

Clark, L. C.: Discussion of evidence for the participation of serotonin in mental processes. Op. cit., 12: 668.

Cloet, E., Colot, T., Ranson, G., Schallier, F., Verheyen, M.: Praxis der Osteopathie. Hippokrates Verlag, Stuttgart, 1995.

Coffin, G.S.: Asymmetry of the Human Head: Clinical Observations. Clin. Pediatr., 25: 230–232, April 1986.

Cohen, D.: The Cranial Rhythmic Impulse. The American chiropractor, March 1989.

Cohen, M.: Sutural Biology and the Correlates of Craniosynostosis. Am. J. Med. Genetics, 47: 581–616, 1993.

Cope, M. K., Dunlap, S. H.: Calibration of a Divice for the Measurements of the CRI. JAOA, 83: 69ff., Sept. 1983.

Cranial Academy, Expanding Osteopathic Concept, Academy of Applied Osteopathy, Chicago 1960.

Crools, C. M., Kao, F. F. and Lloyd, B. B.: Cerebrospinal Fluid and the Regulation of Ventilation. Davis Publishing Co., Philadelphia, 1965.

Curl: The chiropractic approach to temporomandibular disorders. Williams & Wilkins, Baltimore, 1991.

Cushing, H.: Third Circulation and its Channels. Lancet, 2: 851–857, 24.10.1925.

Dandy, W.: The Brain. Harper and Row (Hoeber Medical Division), New York, 1969.

Danese, S.: CranioSacral Therapy. Toronto New Age Monthly, Dimensions, Vol. IV, No. 2, Feb. 1989.

Davson, H.: Physiology of the Cerebrospinal Fluid. Churchill, London, 1967.

De Battersby, R., Williams, B., Birth Injury: A Possible Contributory Factor in the Etiology of Primary Basilar Impression. J. Neurol., Neurosurg. & Psychiatry, 45: 879–883, 1982.

De Coster, M., Pollaris, A.: Viszerale Osteopathie. 2. Auflage, Hippokrates Verlag, Stuttgart, 1997.

De Jarnette, M. B.: Cranial Technique 1968. Eigenverlag, Nebrasca City.

De Jarnette, M. B.: Cranial Technique 1979–1980. Eigenverlag, Nebrasca City.

Deane, J.: Körperarbeit. Knaur Verlag, München, 1992.

Desforges, G., et al.: Traumatic rupture of the diaphragm – Clinical manifestation and surgical treatment. J. Theracic Surg., Vol 34, No. 6, Dec. 1957.

Dinnar, Upledger, J. E., et al.: Description of fifty diagnostics tests used with osteopathic manipulation. AAO, Vol. 81, Jan. 1982.

Dovesmith, E.: Growing Skull and the Injured Child. AAO Yearbook, 34–40, 1967.

Downs, J. R.: Treating the TMJ Dysfunction. Osteopathic Physician. 43:106–113, März 1976.

Drew, E. G.: Diagnosis of Acute Brain Injuries. JAOA, 36: 517–518, Juli 1937.

Du Boulay, G. H.: Pulsatile Movements in the Cerebrospinal Fluid Pathways. Br. J. Radiol., 39: 255–262, April 1966.

Dunbar, H. S., Guthrie, T. C., Karspell, B.: Study of the Cerebrospinal Fluid Pulse Wave. Arch. Neurol., Chicago, 14: 624–630, Juni 1966.

Eastwood, A. W.: Assessment of Facial Form, in Symposium on Guiding the Developing Debtition. Dent. Clin. North Am., 22 (4): 539–555, Okt. 1978.

Edmunds, V.: Hiatus hernia – a clinical study of 200 cases. Q. J. Med., Vol. 26, No. 104, Okt. 57.

Eich, W., Hrsg.: Psychosomatische Rheumatologie. Springer Verlag, Berlin, Heidelberg, New York, 1991.

Enlow, D. H.: Handbuch des Gesichtswachstums. Quintessenz Verlag, Berlin, Chicago, London, Sao Paulo, Tokio, 1989.

Enzmann, D. R., O'Donohue, J., Rubin, J. B., Cogen, P., Silverberg, G.: CSF pulsations within nonneoplastic spinal cord cysts. Ajr. American Journal of Roentgenology, 149 (1): 149–157, 1987.

Erlingheuser, R. F.: Circulation of the Cerebrospinal Fluid through the Connective Tissue System. AAO Yearbook, 59: 77–87, 1959.

Farrar, W. B., McCarty, W. L.: Clinical Outline of Temporomandibular Joint Diagnosis and treatment. Montgomery, Ala. Normandie Study Group Publications, 1982.

Farsijn, A.: Nieuwe hypothese betreffende de oorsprong van het zgn. »Cranio Sacral Motion«-fenomeen. Ned. Tijdschr. Man. Ther., 8: 47–50, 1989.

Feldenkrais, M.: Abenteuer im Dschungel des Gehirns. Der Fall Doris. Insel Verlag, Frankfurt/Main, 1981.

Feldenkrais, M.: Das starke Selbst. Suhrkamp Verlag, Frankfurt, 1989.

Feldenkrais, M.: Die Entdeckung des Selbstverständlichen. Insel Verlag, Frankfurt/Main, 1985.

Feldenkrais, M.: Die Feldenkraismethode in Aktion. Junfermann Verlag, Paderborn, 1990.

Feldenkrais, M.: Bewußtheit durch Bewegung. Der aufrechte Gang. Suhrkamp Verlag, Frankfurt/Main, 1978.

Feldenkrais, M.: Body and Mature Behavior. Routledge and Kegan Paul, London, 1949. Ins Deutsche übersetzt: Der Weg zum reifen Selbst – Phänomene menschlichen Verhaltens. Junfermann Verlag, Paderborn, 1994.

Feldenkrais, M.: Gehirn und Nervensystem. Spektrum der Wissenschaft, Heidelberg, 1985.

Ferner, H., Staubesand, J.: Sobotta Atlas der Anatomie des Menschen, Band I–III. Urban & Schwarzenberg, München, Wien, Baltimore.

Flexner, L. B.: Some Problems of the Origin, Circulation and Absorption of Cerebrospinal Fluid. Quart. Review of Biol., 8: 397–422, 1933.

Foldes, F. F. and Arrowhead, J. C.: Changes in Cerebrospinal Fluid Pressure Under the Influence of Continuous Subarachnoid Infusions of Normal Saline. J. Clin. Invest., 27: 346, 1948.

Frick, H., Leonhardt, H., Starck, D.: Allgemeine Anatomie; Spezielle Anatomie I und II. Thieme Verlag, Stuttgart, New York.

Friedman, M. H., Weisberg, J.: Application of Orthopedic Principles in Evaluation of the Temporomandibular Joint. Phys. Ther. 62 (5): 597–603, Mai 1982.

Frisch, H.: Programmierte Therapie am Bewegungsapparat, Chirotherapie, 3. Aufl., Springer-Verlag, Berlin, Heidelberg, New York, 1999.

Fryette, H. H.: Principles of Osteopathic technique. American Academy of Osteopathy, Colorado Springs, 1980.

Frymann, V. M.: Cranial Anatomy and Motions. (Videotape. color, 35 min.) KCOM-Av-Dept., 53–4, 10–26–72.

Frymann, V. M.: A Study of the Rhythmic Motions of the Living Cranium. JAOA, 70: 928–945, Mai 1971.

Frymann, V. M.: Core Link and the Three Diaphragms – Unit for Respiratory Function. AAO Yearbook, 68: 13–9, 1968.

Frymann, V. M.: Cranial Osteopathy. (Audiotapes 2 Hrs.) KCOM-AV-Dept., No. 97, 10–25–72.

Frymann, V. M.: Hand Positions in Infants (Videotape, 9 min. color) KCOM-AV-Dept., No. 53–4, 10–26–72.

Frymann, V. M.: Learning difficulties of children viewed in the light of osteopathic concept. JAOA, 76: 46–61, Sept. 1976. Und in: Retzlaff E. W., Mitchell F. L. (eds.) The cranium and its sutures. 27–47, Springer-Verlag, Berlin, Heidelberg, New York, 1988.

Frymann, V. M.: Osteopathic Approach to Cardiac and Pulmonary Problems. JAOA, 77: 668–673, Mai 1978.

Frymann, V. M.: Palpation in the Functional Techniques. (Videotape, color, 60 min.) KCOM AV-Dept., No. 53–3, 10–23–72.

Frymann, V. M.: Palpation: Its Study in the Workshop. AAO Yearbook, 63: 16–31, 1963.

Frymann, V. M.: Relation of disturbances of craniosacral mechanisms to symptomatology of the newborn. A Study of 1,250 Infants. JAOA, 65: 1059–1075, Juni 1966.

Frymann, V. M.: The Expanding Osteopathic Concept. Published by the Cranial Academy, 1960.

Frymann, V. M.: The trauma of birth, Osteopathic Annals 4 (22): 8–14, Mai 1976.

Frymann, V. M.: Sacral Motions. (Videotape, color, 3 min.) KCOM-AV-Dept., No. 53–4, 26.10.72.

Gaab, M. R.: Die Registrierung des intracraniellen Druckes. Grundlagen, Techniken, Ergebnisse und Möglichkeiten. Fortschritte der Medizin, 102 (38): 957–962, 1984.

Gabarel, B., Roques, M.: Les fasciae. Maloine, Paris, 1985.

Garliner, D.: Myofunctional Therapy. Philadelphia. W. B. Saunders Co, 1976.

Gehin, A.: Atlas of Manipulative Techniques for the Cranium and Face. Eastland Press, Seattle, Washington, 1985.

Gelb, H., Arnold, G. E.: Syndromes of the Head and Neck of Dental Origin. AMA Archives Otolaryngol., 70: 681–689, 1959.

Gelb, H., Tarte, J.: Two-year Clinical Dental Evaluation of 200 Cases of Chronic Headaches: The Craniocervical-Mandibular Syndrome. J. AM. Dent. Assoc. 91 (6): 1230–1236, Dez. 1975.

Gelb, H.: An Orthopedic Approach to Occlusal Imbalance and Temporomandibular Joint Dysfunction. Dent. Clin. North Am., 181–198, April 1979.

Gelb, H.: Clinical Management of Head, Neck and TMJ Pain and Dysfunction. Philadelphia, W. B. Saunders Co, 1976.

Gelb, H.: Killing Pain without Prescription: A New and Simple Way to Free Yourself from Headache, Backache and other sources of Chronic Pain, New York. Barnes and Noble, 1982.

Gelb, H.: Review Correlating the Medical-Dental Relationship in the Craniomandibular Syndrome. NY J. Dent. 41 (5): 163–175, 1971.

Gillespie, B.: Dental Considerations of Craniosacral Mechanism. J. Craniomand. Pract., 3: 381–384, Dez. 1985.

Gilmore, N. J.: Right Brain, Left Brain Asymmetrie. ACLD Newsbriefs, Juli–Aug. 1982.

Girardin, M., Höppner, J.-P.: Osteopathie im neurophysiologischen Bereich. Hippokrates Verlag, Stuttgart, 1996.

Girgis, F. L., Pritchard, J. L., Scott, J. H.: Structure and Development of Cranial Bone Sutures. J. Anat., 90: 70–86, 1956.

Gloeb, J. D.: Fourth Ventricle Compression. Nov. 1979 (unveröffentlicht).

Goodheart, G. J. Jr.: The Cranial Sacral and Nutritional Reflexes and Their Relationship to Muscle Balancing. Detroit, Eigenverlag, 1968.

Goodheart, G. J. Jr.: The Ileocecal Valve Syndrome, Chiro Econ, Vol. 19, No. 6, Mai/Juni 1967.

Gordon, R. B.: Cranial Treatment. AAO Yearbook. 44: 21–23, 1943.

Graber, T. M.: Overbite-The Dentist's Challenge. J. Am. Dent. Assoc., 79: 1135–1145, Nov. 1969.

Graham, M. M., Staling, L. M.: Temporomandibular Joint Dysfunction With or Without Functional Occlusion: The Neuro-Muscular Physiologic Basis of Myo-Urofascial Pain. Baltimore College of Dental Surgery, 1979.

Greenman, P. E. (Hrsg.): Concepts and mechanism of neuromuscular functions. Springer-Verlag, Berlin, Heidelberg, New York, 1984.

Greenman, P. E.: Roentgen findings in the craniosacral mechanism. JAOA, Vol. 70, No. 1: 24–35, Sept. 1970.

Groot Landeweer, G.: CranioSacrale Therapie. In: Hrsg.: Koster, B., Ebelt-Paprotny, G.: Leitfaden Physiotherapie. Jungjohann Verlagsgesellschaft, Neckarsulm, Lübeck, Ulm, 1996.

Gudmundsson, K., Rhoton, A. L. jur., Rushton, J. G.: Detailed Anatomy of the Intracranial Portion of the Trigeminal Nerve. J. Neurosurg., 35: 592–600, November 1971.

Gunnergaard, K.: Rhythmische und nicht rhythmische Veränderungen der Dimensionen des menschlichen Schädels. Dtsch. Zschr. f. Biol. Zahnmed., 8 (4): 160–169, 1992.

Gunnergaard, K.: pers. Mitteilung. Zitiert aus: Upledger, J. E.: Research and Observations Support The Existence of a Craniosacral System. UI Enterprises, 1995.

Hamit, H. F., Beall, A.-C. and DeBakey, M.E.: Hemodynamic Influences Upon the Brain and Cerebrospinal Fluid Pressures and Pulses. J. of Trauma. 5: 174–184, 1965.

Handy, C. L.: A History of Cranial Osteopathy. JAOA, 47: 269–272, Jan. 1948.

Hansson, T.: Current Concepts about Temporomandibular Joint. J. Prosthet. Dent. 55: 370–371, März 1986.

Hansson, T., Honée, W., Hesse, J.: Funktionsstörungen im Kausystem. Hüthig Buch Verlag, Heidelberg, 1990.

Hansson, T., Minor, Taylor: Physiotherapie bei craniomandibulären Funktionsstörungen. Quintessenz Verlag, Berlin, Chicago, London, Sao Paulo, Tokio, 1993.

Harakal, J. H.: An Osteopathic integrated Approach to the Whiplash Complex. JAOA, 74: 941–955, Juni 1975.

Harakal, J. H.: Dissection Offers Proof of Sutherlands Concept. JAOA, 82:87, Okt. 1982.

Harakal, J. H.: Manipulative Medicine in Dentistry: A New Potential for Diagnosis & Treatment. J. Craniomand. Pract., 3: 68–69, Dez. 1984.

Harakal, J. H.: Rationale for Manipulative Medicine. J. Craniomand. Pract., 2: 250–252, Juni 1984.

Hassin, G. B.: Cerebrospinal Fluid Pathways, A Critical Note. J. Neuropath. Exp. Neurol., 6: 172–176, April 1947.

Hayashi, T., Shirozu, T., Shojima, T., Watanabe, M., Takagi, S.: Analysis of anterior fontanelle pulsation wave. 1. Relationship between the pulsation wave and intracranial pressure; No to Shinkel. Brain and Nerve, 28 (3): 271–277, 1976. Investigative Radiology, 25 (1): 72–78, 1990.

Heinl, H.: Körpertherapie in der Praxis. In: Lindauer Texte, Hrsg.: Buchheim, P., Cierpka, M. & Seifert, Th., Springer-Verlag, Berlin, Heidelberg, New York, 146–159, 1992.

Heinl, H., Petzold, H.: »Editorial«. Integrative Therapie, 3/4: 145–146, 1977.

Heinl, H.: »Editorial«. Integrative Therapie 4: 275–277, 1979.

Heinl, H.: »Editorial«. Integrative Therapie 2/3: 57, 1975.

Heinl, H.: Groddeck und die Integrative Leibtherapie. In: Groddeck Almanach, Stroemfeld/Roter Stern, Basel und Frankfurt/Main, 179–185, 1986.

Heinl, H.: Körper und Symbolisierung. In: Integrative Therapie, 3/4, 227–231, 1985.

Heinl, H.: Körpersprache, Wahrnehmung und Entschlüsselung. In: Der informierte Arzt-Gazette Médicale. Schweizerische Zeitschrift für moderne Therapie und Fortbildung, Separatum 6: 461–464, 1993.

Heinrich, P. T.: Toward an Understanding of Cranio Sacral Therapy. Physical Therapy Forum Vol. X, No. 13, 5.4.1991.

Heinrich, S.: Body Watch: The Importance of Dialogue and Myofascial Unwinding in Creating a Safe Place to Heal. Physical Therapy Forum, 15.1.1990.

Heinrich, S.: Physical Therapy Forum, 19.6.1989.

Heinrich, S.: The Role of Physical Therapy in Craniofacial Pain Disorders: An Adjunct to Dental Pain Management. Journal of Craniomandibular Practice, Vol. 9, No.1, Jan. 1991.

Hermann, N.: Sutherland, Arbuckle, Upledger. Zur Geschichte und Theorie der osteopatischen Kraniosakral-Therapie. Naturheilpraxis, 913–918, 1991.

Herniou, J. C.: Studies of the Structures and Mechanical Properties of the Cranium.

Hier, D. R., et al.: Autism: Association with reversed Cerebral Asymmetry. Neurolgy, 28:348–349, April 1978.

Hönigmann, E.: Begegnung. Behinderte in Familie, Schule und Gesellschaft, Graz, 3: 29–33, 1993.

Hoppenfeld, St.: Klinische Untersuchung der Wirbelsäule und der Extremitäten. Gustav Fischer Verlag, Stuttgart–Jena–New York, 1992.

Hoyte, D. A.: The Cranial Base in Normal and Abnormal Skull Growth. Neurosurgery Clinics of North America, 2: 515–537, 1991.

Issartel, L.: L'ostéopathie exactement. Laffont, Paris, 1983.

Jackowski, L. T.: Functional hypoadrenia and his relationship to the reocurring open ileocecal and spastic or closed ileocecal valve syndrome. Proceedings of Summer Meeting, ICAK, Detroit, 1978.

Jacob, S. W. and Fracone, S. A.: Structure and Function in Man. W. B. Saunders Co., Philadelphia, 1974.

Jenkins, Campbell and White: Modulation Resembling Traube-Hering Waves Recorded in Human Brain. European Neurology, 5: 1–6, 1971.

Jones, L. H., Retzlaff, E. W., Mitchell, F. L., Upledger, J. E., Walsh, J.: Significance of nerve fiber interconnecting cranial sutures vasculature, the superior sagittal sinus and the third ventricle. JAOA, 82: 113, 1982.

Jones, L. H.: Strain and Counterstrain. The American Academy of Osteopathy, Newark, Ohio, 1981.

Jouvin: Kinésithérapie mandibulo-faciale. Maloine, Paris, 1985.

Juhan, D.: Job's Body, A Handbook of Bodywork. Station Hill Press, 1987.

Kappler, R. E.: Osteopathy in the Cranial Field, Its History, Scientific Basis and Current Status. Osteopathic Physician, 46 (2): 13–20, Feb. 1979.

Karni, Z., Upledger, J. E., Mizrahi, J., Heller, L., Becker, E. und Najenson, T.: Examination of the Cranial Rhythm in Long-Standing Coma and Chronic Neurologic Cases. Israel Institute of Technology, April 1980. Ins Deutsche übersetzt: Upledger, J. E., Vredevoogd, J. D.: Lehrbuch der Kraniosakral-Therapie. 315–322, Haug Verlag, Heidelberg, 1991.

Kimball, C. M.: Cranial and Structural Evaluation of Newborns: A review of 54 Infants and Correlation of Structural Findings to the Mechanisms of Delivery. UI Enterprises, Palm Beach Gardens, Florida.

Kimberly, P. E.: Application of the Respiratory Principle to Osteopathic Manipulative Procedures. JAOA, 48: 331–334, März 1949.

Kimberly, P. E.: Cranial Contribution within the Academy. AAO Yearbook, 61: 30–32, 1961.

Kimberly, P. E.: Cranial Osteopathy. Des Moines, Still College of Osteopathy and Surgery, 1947.

Kimberly, P. E.: Modus Operandi of Cranial Lesions. AAO Yearbook, 51: 139–142, 1951.

Kimberly, P. E.: Osteopathic Cranial Lesions. JAOA, 47: 261–262, Jan. 1948.

Kimberly, P. E.: Outline of the Cranial Concept. Ed. 2. Published by the author, 1950.

Kimberly, P. E.: Two Case Records of Cranial Lesions. Osteopathic Professional, 12 (6): 29–30, März 1945.

Klose, U., Requardt, H., Schroth, G., Deimling, M.: MR-tomographische Darstellung von Liquorpulsationen. (MR tomographic demonstration of liquor pulsation.) Fortschritte auf dem Gebiet der Röntgenstrahlen und der Nuklearmedizin, 147 (3): 313–319, 1987.

Korr, I. M.: The neural basis of the osteopathic lesion. JAOA, 191–198, 1947.

Kostopoulos, D., Keramidas, G.: Changes in Elongation of Falx Cerebri During Craniosacral Therapy. Techniques Applied on the Skull of an Embalmed Cadaver. J. Craniomand. Pract., 10:9–12, 1992.

Kostopoulos, D., Keramidas, G.: Changes in Magnitude of Relative Elongation of Falx Cerebri During the Application of Externel Forces on the Frontal Bone of an Embalmed Cadaver. M. S., Physical Therapie Forum, 5.4.1991 und Journal of Craniomandibular Practice, Jan. 1992.

Kurtz, R.: Körperzentrierte Psychotherapie – Die Hakomi Methode. Synthesis Verlag, Essen, 1985.

Lang, G., Reding, R., (Hrsg.): Schädel-, Hirn- und Mehrfachverletzungen. J. A. Barth, Leipzig, 1985.

Lason, G., Peeters, L.: Das Becken. Osteo 2000, Gent, 1993.

Latey, P.: Still and Osteopathy before 1900. JOE, 1: 9–12, Jan. 1993.

Latey, P.: An expansion of modern osteopathic theory of technique. British Osteopathic Journal, 51–56, 1984.

Lay, E. M., Cicora, R. A., Tettambel, M.: Recordings of the Cranial Rhythmic Impulse. JAOA, 78: 149, Okt. 1978.

Lay, E. M.: The Osteopathic Management of Trigeminal Neuralgia. JAOA, 74: 373–389, Jan. 1975.

Lebowitz, M.: Treating the adrenal glands. Chiro Econ, Vol. 28, No. 4, Jan./Feb. 1986.

Lechner, J.: Dysgnathische Hypophysenstörungen. Dtsch. Zschr. f. Biol. Zahnmed., 2: 130–137, 1986.

Leusen, I.: Regulation of Cerebrospinal Fluid Composition with Reference to Breathing. Physiology Review, 52: 1–56, 1972.

Lewer Allen, K., Bunt, E. A.: Dysfunctioning of the Fluid Mechanical Cranio Spinal Systems as Revealed by Stress/ Strain Diagrams.

Libin, B.: Occlusal Changes Related to Cranial Bone Mobility. International Journal of Orthodontics, Vol. 20, No. 1, März 1992.

Libin, B.: The cranial mechanism: Its relationship to cranialmandibular function. J. Prosthet Dent, Vol. 58, No. 5, Nov. 1987.

Liem, T.: Kraniosakrale Osteopathie. Hippokrates Verlag, Stuttgart, 1998.

Lignon, A.: The cranial puzzle – le puzzle cranien. Editions de Verlaque, Aix en Provence, France, 1989.

Lippincott, H. A.: Compression of the fourth ventricle. J. Osteopathic Cranial Assn., 51–57, 1948.

Lippincott, H. A.: Osteopathic technique of William G. Sutherland. Year Book, Academy of Applied Osteopathy. 1–24, 1949.

Lippincott, R. C., Lippincott, H. A.: Compression of the Condylar Parts of the Occiput. W. G. Sutherland, St. Peter, MN Free Press, Mankato, 1945.

Lippincott, R. C., Lippincott, H. A.: Manual of Cranial Technique. Academy of Applied Osteopathy, Chicago, 1948.

Lippincott, R. C.: Cranial Osteopathy. AAO Yearbook, 47: 103–111, 1947.

Lippincott, R. C.: The fundamentals of Cranial Osteopathy. Outline of Practice Sessions. Eigenverlag, Mai 1950.

Livingston, R. B., Woodbury, D. M. and Patterson, J. L.: Fluid Compartments of the Brain: Cerebral Circulation. Edited by Ruch, T. C. and Patten, H. D. Physiology and Biophysics. 939–958. W. B. Saunders Co., Philadelphia, 1965.

Luckey, E. H. Wright, I. S.: Cerebral Vascular Diseases. Grune and Stratton, 22, 1955.

Magoun, H. I.: As the Twig is Bent. Sutherland Cranial Teaching Foundation, 1959.

Magoun, H. I.: Clinical Application of the Cranial Concept. JAOA, 47: 413–415, April 1948.

Magoun, H. I.: Commentaries on Dr. Sutherlands Recordings. Sutherland Cranial Teaching Foundation, 1961.

Magoun, H. I.: Cranial Concept of General Practice. Osteopathics Annals, 4: 32–42, Mai 1976.

Magoun, H. I.: Craniocervical Junction. D. O. Magazine, 5 (1): 101–103, Sept. 1964.

Magoun, H.I .: Dental Equilibration and Osteopathy. JAOA, 74: 91–98, Juni 1975.

Magoun, H. I.: Dental Search for a Common Denominator in Craniosacral Pain and Dysfunction. JAOA, 78: 810, Juli 1979.

Magoun, H. I.: Entrapment Neuropathy, JAOA, 73: 643–652, April 1968.
Magoun, H. I.: Entrapment Neuropathy, Part III. JAOA, 76 (8): 889–899, April 1968.
Magoun, H. I.: Glossary of Terms relating to Osteopathy in the Cranial Field. Sutherland Cranial Teaching Foundation, 1961.
Magoun, H. I.: Idiopathic Adolescent Spinal Scoliosis: A Reasonable Etiology. D. O. Magazine, 13 (6): 151–160, Feb. 1973.
Magoun, H. I.: Newer Knowledge of the Skull. JAOA, 73: 250–252, Dez. 1973.
Magoun, H. I.: Osteopathic Approach to Dental Enigmas. JAOA, 62: 110–118, Okt. 1962.
Magoun, H. I.: Osteopathy in the Cranial Field. MD. Journal Printing Co., Kirksville, 1966 und Cranial Academy, 1976.
Magoun, H. I.: Pertinent Approach to Pituitary Pathology. D. O. Magazine, 11 (11): 133–141, Juli 1971.
Magoun, H. I.: Practical Osteopathic Procedures. M. D. Journal Printing Co., Kirksville, 1978.
Magoun, H. I.: The Temporal Bone: Troublemaker in the Head. JAOA, 73: 825–835, Juni 1974.
Magoun, H. I.: Trauma – A Neglected Cause of Cephalgia. JAOA, 74: 400–410, Jan. 1975.
Magoun, H. I.: Whiplash Injury: A Greater Lesion Complex. JAOA, 63: 524–535, Feb. 1964.
Magoun, H. .: Work of Our Hands. Sutherland Cranial Teaching Foundation, 1959.
Manheim, C. J., Lavett, D. K.: The Self-Healing Body: Craniosacral Therapy and Somato-Emotional Release. Slack, Thorofare, 1989.
Marmarou, A., Shulman, K. and LaMorgese, J.: Compartment Analysis of Compliance and Outflow Resistance of the Cerebrospinal Fluid System. J. of Neurosurg. 43: 523– 534, 1975.
Matzuzawa, H., Hida, K., Houkin, K., Yoshinobu, I., Abe, H., Akino, M., Saito, H.: Quantitative analysis of cerebrospinal fluid dynamics in syringomyelia using cine MRI with presaturation. No Shinkel. Brain and Nerve, 44 (1): 24–29, 1992.
McCatty, R. R.: Essentials of Craniosacral Osteopathy. Ashgrove Press. Bath., 1988.
McCaughan, R. C.: Osteopathic opportunities in pediatrics. J. of the Amer. Osteopathic Assn., 95–102, Okt. 1936.
Mennel, J. M.: Joint Pain: Diagnosis and Treatment Using Manipulative Techniques. Little Brown and Co, Boston, 1964.
Meyers, T. J.: The osteopathic approach to epilepsy. J. Amer. Osteopathic Assn., 216–221, Jan. 1941.
Michael, D. K. and Retzlaff, E. W.: A Preliminary Study of Cranial Bone Movement in the Squirrel Monkey, Research Report. JAOA, 74: 133–138, Mai 1975.
Michael, D. K.: Cerebrospinal Fluid values for Compliance and Resistance to Absorption. JAOA, 74: 873–876, Mai 1975.
Michael, D. K.: The Cerebrospinal Fluid: Values for Compliance and Resistance to Absorption. JAOA, 74: 874–876, 1974.
Miller, H.: Head Pain. JAOA, 72: 135–143, Okt. 1972.
Miller, H.: Work of Our Hands. (W.G. Sutherland Cranial Concepts) (28 min., color, movie) KCOM-AV-Dept., No. 66, and (Creative Media, Louisville, KY).
Mitchell, F. L., Pruzzo, N.: Investigation of Voluntary and Primary Respiratory Mechanisms. JAOA, 70: 1109–1113, Juni 1971.
Moore, K.-L.: Embryologie. Schattauer Verlag, Stuttgart, New York, 1990.
Morey, L. W.: Uses of Cranial Manipulative Therapy. Osteopathic Medicine, 3 (7): 43–52, Juli 1978.
Morgan, D. H., House, L. R., Hall, W. P., et al.: Disease of the Temporomandibular Apparatus – A Multi-Disciplinary Approach. St. Louis, Mo: C. V. Mosby Co, 1982.
Morris, C. R. and Whiting, H. T. A.: Motor Impairment an Compensatory Education. G. Bell and Sons, London, 1971.
Moskalenko, Y. E., Naumenko, A. I.: Movement of Cerebrospinal Fluid in the Cerebral & Spinal Cord Spaces. Fiziol. zh. SSSR., No. 10, 43: 928–933, 1957.
Naidich, T. P., Altman, N. R., Gonzales-Arias, S. M.: Phase contrast cine magnetic resonance imaging: normal cerebrospinal fluid oscillation and applications to hydrocephalus. Neurosurgery Clinics of North America, 4 (4): 677–705, 1993.
Naylor, C. L.: Symposium on the Plastic Basicranium. I: The Basicranium. JAOA, 37: 94–97, Nov. 1937.
Northup, T. L.: Temporal Lesion. AAO Yearbook, 25–28, 1943/44.
Norton, J. M.: Characterization of the Cranial Rhythmic Impulse in Healthy Human Adults Journal of the American Osteopathic Association, Fall 1992.
Norton, J. M.: Failure of Tissue Pressure Model to Predict Cranial Rhythmic Impulse Frequency. Journal of the American Osteopathic Association, Vol. 92, No. 10, Okt. 1992.
Ogus, H. D., Toller, P. A.: Common Disorders of the Temporomandibular Joint Briston, Eng: John Wright Pub, 1981.
Oster, C., Miller, T. L., Hayakawa, K., et al.: Characterizations of Temporomandibular Joint Sounds: A Preliminary Investigation with Arthrographic Correlations. Oral Surgery, 58 (1): 10–16, Juli 1984.
Oudhof, H. A. J., van Doorenmaalen, W. J.: Skull Morphogenesis and Growth: Hemodynamic Influences. Acta Anat., 117: 181–186, 1983.
Oudhof, H. A. J.: De Betekenis von de Suturae voor de Groei van het Calvarium. Dissertation, Reichsuniversität Utrecht, Abtlg. für Anatomie, Orthodontie, Niederlande, Feb. 1978.
Owman, C. and Edvinsson, L., eds.: Neurogenic Control of the Brain Circulation. The Proceedings of the International Symposium held in the Wenner-Gren Center, Stockholm. Pergamon Press, Oxford, 1977.
Page, E.: Diagnosis of Intracranial Lesions (Case). JAOA, 26: 56, Sept. 1926.
Page, E.: The role of the fasciae in the maintenance of structural integrity. Year Book, Academy of Applied Osteopathy, 70–73, 1952.
Palmer, D. W., Haughton, V. M., Hellmann, R. S., Palmer, S. R., Rajnak, S. L.: Accuracy and precision of radionuclide measurement of CSF oscillation in the spine.

Pang, L. Q.: Otological Aspects of Whiplash Injuries. Laryngoscope; 81: 1381–1387. Sept. 1971.
Peele, T. L.: Neuroanatomical Basis for Clinical Neurology. McGraw Hill Publishing Company, 67, 1954.
Petzold, H., Heinl, H., Hrsg.: Psychotherapie und Arbeitswelt. Junfermann Verlag, Paderborn, 1983.
Petzold, H., Hrsg.: Die neuen Körpertherapien. Junfermann Verlag, Paderborn, 1977.
Pierce, R. H., Mainen, M. W., Bosma, J. F.: Cranium of the Newborn Infant: An Atlas of Tomography and Anatomical Sections; U.S. Dept. HEW-PHS-NIN-Nat'l. Inst. Dent. Res-Diagnostic Radiology Sec. DHEW (NIH) 78–788: 148, 1977.
Pinder, D., Mines, J. L.: Fetal Cranial Stresses During Prognancy and Parturition. JAOA, 4: 67, Nov. 1954.
Pischinger, A.: Das System der Grundregulationen. 8. Auflage, Haug Verlag, Heidelberg, 1990.
Podlas, H., Allen, K. L., Bunt, E. A.: Computed Tomography Studies of Human Brain Movements. South African J. Surg., 22 (1): 57–63, März 1984.
Popevec, J. P., Biggert, T. P., Retzlaff, E. W.: Histological Techniques for Cranial Bone Studies. JAOA, 75: 606–607, Feb. 1976.
Pritchard, J. J., Scott, J. H. and Girgis, F. G.: The Stucture and Development of Cranial and Facial Sutures. J. of Anatomy. 90: 70–86, 1956.
Pronsati, M. P.: Erb's Palsy: Once Considered Incurable, Now Helped With NDT, Cranio Sacral Therapy and Manual Therapie. 27.5.1991.
Raemer, W. M.: The Colorado Board of Medical Examiners vs. Court of Appeals, State of Colorado, Case No. 87 CA 1589, 22.3.1990.
Rang, N. G., Höppner, S.: CranioSacralOsteopathie, 3 Tafeln, 3. Aufl., Hippokrates Verlag, Stuttgart, 2001.
Rang, N. G., Höppner, S.: CranioSacralOsteopathie. In: Buchmann, J., Weber, K.: Weiche Techniken in der Manuellen Medizin, 3. Aufl., Hippokrates Verlag, Stuttgart, 2000.
Rauber, F., Kopsch: Anatomie des Menschen, Band I–III. 20. Auflage, Thieme Verlag, Stuttgart, New York, 1987.
Reid, C. C.: Cranial as Related to Eye, Ear, Nose & Throat. JAOA, 48: 421–428, April 1948.
Rennels, M., et al.: Evidence for a »Paravascular« Fluid Circulation in the Mammalian CNS, provided by the rapid Distribution of tracer Protein throughout the Brain from the Subarachnoid Space. Brain Res., 326: 47–63, 1985.
Rennels, M., Blaumanis, O. R., Grady, P. A.: Rapid solute transport throughout the brain via paravascular fluid pathways. Advances in neurology, 52: 431–439, 1990.
Retzlaff, E. W., et al.: Role of Proprioceptive Components of the Fifth Nerve in TMJ-Syndrome. JAOA, 83: 74ff., Sept. 1983.
Retzlaff, E. W., et al.: The Structures of Cranial Bone Sutures. Research Report. JAOA, 75: 607–608, Feb. 1976.
Retzlaff, E. W., et al.: Age-Related Changes in Human Cranial Sutures. JAOA, 79: 115–116, 1979.
Retzlaff, E. W., et al.: Craniosacral Mechanisms. JAOA, 76: 288–289, Dez. 1976.
Retzlaff, E. W., et al.: Nerve fibers and endings in cranial sutures, Research Report. JAOA, 77: 474–475, Febr. 1978.
Retzlaff, E. W., et al.: Possible Functional Significance of Cranial Bone Sutures. Report, 88th Session Am. Assn.
Retzlaff, E. W., et al.: Preliminary Study of Cranial Bone Movement in the Squirrel Monkey. Research Report. JAOA., 75: 133–138, Mai 1975.
Retzlaff, E. W., et al.: Temporalis Muscle Action in Parieto-Temporal Suture Compression. JAOA, 78: 127, Okt. 1978.
Retzlaff, E. W., Michael, D. K., Roppel, R. M.: Cranial Bone Mobility. JAOA, 74: 866–873, Mai 1975.
Retzlaff, E. W., Mitchell, F. L., Upledger, J. E., Biggert, T.: Sutural Collagenous Bundles and Their Innervation in Saimuri Sciureus. Anatomy Records, 187: 692, April 1977.
Retzlaff, E. W., Mitchell, F. L.: The cranium and its sutures. Springer-Verlag, Berlin, Heidelberg, New York, 1987.
Retzlaff, E. W., Mitchell, F. L., Upledger, J. E., Vredevoogdt, J. D., Walsh, J.: Light and Scanning Microscopy of Neuropraxis in Human Cranial Sutures and Associated Structures. Anatomical Record, Vol. 196, No. 3, März 1980.
Retzlaff, E. W., Mitchell, F. L., Upledger, J. E., Vredevoogdt, J. D., Walsh, J.: Neurovascular mechanisms in cranial sutures. JAOA, 80: 218–219, 1980.
Retzlaff, E. W., Upledger, J. E.: Sutures of Primates Including Man. AOA Research Conference, 1981.
Retzlaff, E. W., Upledger, J. E., Vredevoogd, J. D.: A Proposed Mechanism for Drugless Pain Control. Michigan Osteopathic Journal, Nov. 1979.
Retzlaff, E. W., Upledger, J. E., Mitchell, F. L., Walsh, J.: Aging of Cranial Sutures in Humans. The Anatomical Record, Vol. 193, No. 3, März 1979.
Roca, P. D.: Ocular Manifestations of Whiplash Injuries. Ann. Ophthalmol., 4: 63–73, Jan. 1972.
Rocabado, M.: Head, Neck and Temporomandibular Joint Dysfunctions. Tacoma, Wash: Rocabado Institute, 1981.
Rogal, O.: Head, Facial & Neck Pain Treatment. Position Paper. Philadelphia, Pa: Am. Acad. Head, Facial & Neck Pain & TMJ Ortho, 1986.
Rohen, J. W., Yokochi, C.: Anatomie des Menschen, Schattauer Verlag, Stuttgart, New York, 1993.
Rohen, J. W.: Funktionelle Anatomie des Menschen. 7. Auflage, Schattauer Verlag, Stuttgart, New York, 1993.
Rohen, J. W.: Funktionelle Histologie. 2. Auflage, Schattauer Verlag, Stuttgart, New York, 1990.
Rolf, I. P.: Rolfing. Dennis Landmann, Santa Monica, 1977.
Rommeveaux, L.: pers. Mitteilung. Zitiert aus: Upledger, J. E.: Research and Observations Support The Existence of a Craniosacral System. UI Enterprises, 1995.
Roppel, R. M., St. Pierre, N., Mitchell, F. L.: Measurements of Accuracy in Bimanual Perception of Motion. JAOA, 77: 475, Feb. 1978.
Rossaint, A., Lechner, J., van Assche, R.: Das cranio-sakrale System. In Reihe: Medizin und ganzheitliche Zahnheilkunde, Hüthig Buch Verlag, Heidelberg, 1991.
Royder, J. O.: Structural Influences in TMJ Pain & Dysfunction. JAOA, 80: 460–467, März 1981.

Rubin, J. B., Enzmann, D. R.: Dyke award. Harmonic modulation of proton MR pressional phase by pulsatile motion: origin of spinal CSF flow phenomena.

Rubin, R. C., et al.: The Production of Cerebrospinal Fluid in Man and Its Modification by Acetozolamide. J. of Neurosurg., 25: 430–435, 1966.

Ruddy, T. J.: Osteopathic rhythmic resistive duction therapy. Year Book, Academy of Applied Osteopathy. 58–68, 1961.

Rywerant, Y.: Die Feldenkrais Methode. Goldmann-Ratgeber, 1989.

Sanborn, E. E.: Symposium on the Plastic Basicranium. II: The Intracranium. JAOA, 37: 137–141, 1937.

Schaltenbrand, G.: Normal and Pathological Physiology of Cerebrospinal Fluid Circulation. Lancet, 264: 805–808, 1953.

Schmidt, C. F.: The Cerebral Circulation in Health and Disease. C. C. Thomas, Publisher, 1950.

Schönberger, F.: »Konzentratives Bewegungshandeln« und Kooperative Pädagogik im Vergleich. In: Arbeitskreis Kooperative Pädagogik e.V. (Hrsg.): Sprache und Bewegung, Aspekte eines pädagogischen Förderkonzepts, Frankfurt a. M., 1991.

Schönberger, F.: Wie Bewegung Bedeutung gewinnen kann – Konzentratives Bewegungshandeln mit Miriam Goldberg. Krankengymnastik, 1: 43–54, 1991.

Schönberger, F.: Ein Vormittag mit Miriam Goldberg. Zur Dramaturgie des Konzentrativen Bewegungshandelns. Behinderte in Familie, Schule und Gesellschaft, Graz, 3: 11–27, 1993.

Schöttl: Die craniomandibuläre Regulation. Hüthig Buch Verlag, Heidelberg, 1991.

Schonig, Bruno: Für mich ist das das Modell, was im Leben passiert. Behinderte in Familie, Schule und Gesellschaft, Graz, 3: 43-51, 1993.

Schooley, T. F.: Correlated Mechanics of the Secondary Respiratory Mechanisms. J. of OCA, 1: 48–53, 1953.

Schooley, T. F.: Embryologic Development of the Central Nervous System. Osteopathic Annals. 4: 20–21, Mai 1976.

Schooley, T. F.: Fetal Distortion: Origins of Adult Dysfunction. Osteopathic Annals. 7 (1): 45–48, Jan. 1979.

Schooley, T. F.: Force Behind the Cranisacral Mechanism. J. of OCA.; 3–7, 1948.

Schroth, G., Klose, U.: Cerebrospinal fluid flow. I. Physiology of cardiac-related pulsation. Neuroradiology, 35 (1): 1–9, 1992.

Schroth, G., Klose, U.: Cerebrospinal fluid flow. II. Physiology of respiration-related pulsation. Neuroradiology, 35 (1): 10–15, 1992.

Schuster, M. M.: Disorders of motility. In: Cecil Textbook of Medicine. 15th ed, ed P. B. Beeson, W., McDermott & J. Wyngaarden (Philadelphia: W. B. Saunders Co), 1979.

Sergueef, N.: Die kraniosakrale Osteopathie bei Kindern. Deutsche Übersetzung von M. Seitschek. Verlag für Osteopathie Dr. Erich Wühr, Kötzting/Bayer. Wald.

Seugling, R. A. Jr.: Incidence of the Sphenobasilar faults in functional hypoadrenia. In: 1982 Selected Papers of the International College of Applied Kinesiology. Ed. W. H. Schmitt, Jr., MI: ICAK, Detroit, 1982.

Shapiro, S. L.: Otologic Symptoms of Cervical Whiplash Injuries. Eye, Ear, Nose & Throat Monthly, 51: 259–263, Juli 1972.

Shore, N. A.: Occlusal Equilibration and TMJ Dysfunction. 2nd ed. Philadelphia, Pa: Lippincott, 1976.

Skwerer, L.: Bodymind and Soul II: Cranio Sacral Therapy and Myofascial Release. Massage Therapy Journal, Spring 1991.

Smith, S. D.: Head Pain and Stress from Jaw Joint Problems: Diagnosis & Treatment in Temporomandibular Orthopedics. Osteopathic Medicine, 5 (2): 35–54, Feb. 1980.

Smith, S. D.: Need for Dental and Osteopathic Cooperation, Letter. JAOA, 79: 138–139, Nov. 1979.

Smith, S. D.: Neuromuscular Considerations in Mandibular Resposturing: The Visceral Skeleton. Am. J. Physiolog. Dent., Basal Facts 4 (1), 1980.

Smith, S. D.: Temporomanibular Joint Disorders and Craniofacial Pain. Fam. Pract. Recertification, 5: 71–102, Apr. 1983 und 5: 129–159, Mai 1983.

Smith, S. D.: TMJ Disorders and Craniofacial Pain. Philadelphia: PCOM, Smith, Stephen, DMD, 1986.

Smith, S. D.: Vascular Analysis in Temporomandibular Orthopedics: Quantifying Blood Flow Related to Occlusal Dynamics. Osteopathic Medicine, Part I, 5 (8): 61–74, Part II, 5 (10): 29–41 und 71, 1980.

Smoley, R.: Exploring Cranio Sacral Therapie. Yoga Journal, Mai/Juni 1991.

Snyder, G. E.: Fascia – Applied Anatomy and Physiology. JAOA, 68: 675–685, Mai 1969.

Sollmann, U.: Bioenergetische Analyse. Aus: Körperkonzentrierte Psychotherapie, Die Hakomi Methode von Ron Kurtz. Synthesis Verlag, Essen, 1985.

Speransky, A. D.: Basis for the Theorie of Medicine. International Publishers Inc. (out of print), 1943.

Sperino, G.: Anatomica Humana (zitiert von Upledger), 1931.

St. Pierre, N., Roppel, R. M., Retzlaff, E. W.: The Detection and relative Movement of Cranial Bones. JAOA, 76: 289, Dez. 1976.

Stark, E. H., Tilley, R. M.: Clinical Review Series Osteopathic Medicine. Acton, Mass: Publishing Sciences Group, 1975.

Steer, J., Horney, F. D.: Evidence of Passage of Cerebrospinal Fluid along Spinal Nerves. Can. Med. Assoc. J., 98 (2): 71–74, Jan. 1968.

Stevenson, G. M.: Improvement of Traumatic Head Injuries under Osteopathic Care. JAOA, 43: 120, Okt. 1943.

Still, A. T.: Osteopathy, Research and Practice. Eastland Press, Seattle, WA, 1992. Nachdruck von: Osteopathy, Research and Practice. Eigenverlag Kirksville, Missouri, 1910.

Still, A. T.: The Philosophy of Osteopathy. American Academy of Osteopathy, 1986. Nachdruck von: The Philosophy of Osteopathy. Still, Kirksville 1899.

Stolze, H.: Die Konzentrative Bewegungstherapie, Grundlagen und Erfahrungen. 2. erg. Aufl., Springer-Verlag, Berlin, Heidelberg, New York, 1989.

Stone, C.: Die Inneren Organe aus der Sicht der Osteopathie. Verlag für Ganzheitliche Medizin Dr. Erich Wühr, Kötzting/Bayer. Wald.

Strachan, F., Robinson, M. J.: New Osteopathic Research Ties Leg Disparity to Malocclusion. Osteopathic News, 6 (2): 1 und 7, April 1965.

Sutherland, A. S., Wales, A. L.: Contributions of Thought, Collected Writings of William Garner Sutherland, D. O., D. Sc. (Hon.). Sutherland Cranial Teaching Foundation, 1976.

Sutherland, A. S.: With thinking fingers, The Story of W. G. Sutherland, D. O., Cranial Academy, 1959 und 1962.

Sutherland, W. G.: Contributions of Thought. Sutherland Cranial Teaching Foundation, Meridian, Idahoe, 1967.

Sutherland, W. G.: Contributions to osteopathic thought. Ed. A. S. Sutherland, 1967.

Sutherland, W. G.: Cranial Bowl. JAOA, 43: 348–353, April 1944.

Sutherland, W. G.: Teaching in the Science of Osteopathy. Sutherland Cranial Teaching Foundation, 1990.

Sutherland, W. G.: The Cranial Bowl. Free Press Co., Mankato, 1939. Und: Cranial Academy, 1948.

Sutherland, W. G.: Three in one. J. of the Osteopathic Cranial Assn., 1949.

Sutherland, W. G.: Unusual Special Technique: Treatment of Modified Vertebrae in Respiratory Influenza. Osteopathic Profession, 1 (12): 14–15, Sept. 1934.

Sutherland, W. G.: Science of Osteopathy. (Original lectures on 78 records transcribel to audio tapes; Record 1 [36 min.]; Record 2 [32 min.]; Record 4 [31 min.]) KCOM-AVDept., No. 191, 2.6.80.

Tettambel, M., Cicora, R. A., Lay, E. M.: Recordings of the Cranial Rhythmic Impulse. JAOA, 178: 149, Okt. 1978.

Thomas, L. M., et al.: Static Deformation and Volume Changes in the Human Skull. 12th Annual Conference. Stapp Car Crash Proceedings, Detroit, Michigan, 1968.

Toglia, J. U., Rosenberg, P. E., Ronis, M. L.: Post Traumatic Dizziness, Vestibular, Audiologic and Medicolegal Aspects. Arch. Otolaryngol., 92: 435–492, Nov. 1970.

Towbin, A.: The Pathology of Cerebral Palsy. C. C. Thomas, Publisher, 1960.

Tran, T. A., Kirby, J. D.: The effects of upper thoracic adjustment upon the normal physiology of the heart. ACA J Chiro, Vol. 14, No. 3, März 1977.

Travell, J. G., Rinzler, S. H.: Myofascial Genesis of Pain. Postgrad. Med., 2: 425, 1952.

Travell, J. G.: Temporomandibular Joint Pain Referred from the Muscles of the Head and Neck. J. Prosthet. Dent., 10: 745, 1960.

Travell, J. G.: Lecture on Head Pain. Convocation of AAO, Colorado Springs, 25.5.1973.

Travell, J. G., Simons, D. G.: Myofascial Pain and Dysfunction – The Trigger Point Manual. Williams & Wilkins, Baltimore, 1983.

Travell, J. G., Simons, D. G.: Myofascial Pain and Dysfunction, Vol. 2 – The Trigger Point Manual, The Lower Extremities. Williams & Wilkins, Baltimore, 1992.

Travener, D.: Treatment of facial palsy. Arch. Otolaryng., 81: 489–493, 1965.

Tweedle, C. D., Popiela, H., Thornton, C. S.: An Ultrastructural Investigation of the Trophic Role of the Nerve in the Development and Maintenance of Muscle. JAOA, 74: 880, Mai 1975.

Ulrich, N. A.: Symposium on the Plastic Basicranium. Obstetrical Lesioning of the base. JAOA, 37: 248–252, Feb. 1938.

Upledger, J. E., Karni, Z., Retzlaff, E.: Mechanicoelectrically Recorded Physiological Patterns which Relate to Subjectively Reported Craniosacral Mechanism Phenomena. JAOA, 78: 297, Dez. 1978.

Upledger, J. E., Karni, Z.: Bioelectric and Strain Measurements During Cranial Manipulation. JAOA, 77: 476, Feb. 1978.

Upledger, J. E., Karni, Z.: Mechanoelectric Patterns During Craniosacral Diagnosis and Treatment. JAOA, 78: 782–791, Juli 1979. Ins Deutsche übersetzt: Lehrbuch der Kraniosakral-Therapie, 323–333, Haug Verlag, Heidelberg, 1991.

Upledger, J. E., Retzlaff, E. W., Vredevoogd, J. D.: Diagnosis and treatment of temporo-parietal suture head pain. Osteopathic Medicine, 78: 19–26, Juli 1978.

Upledger, J. E., Vredevoogd, J. D.: Management of Autogenic Headache. Osteopathic Annals, 7: 6, Juni 1979.

Upledger, J. E., Vredevoogd, J. D.: Craniosacral Therapy. Eastland Press, Chicago, 1983. Ins Deutsche übersetzt: Lehrbuch der Kraniosakral-Therapie. Haug Verlag, Heidelberg, 1991.

Upledger, J. E., Vredevoogd, J. D.: Craniosacral Therapy II, Beyond the Dura. Eastland Press, Seattle, Washington, 1987.

Upledger, J. E.: A Brain is Born. North Atlantic Books, Berkeley, California 1996.

Upledger, J. E.: Childhood Behavioral Problems. Journal of Applied Nutrition. 34: 111–133, Fall 1982.

Upledger, J. E.: Cranial Osteopathy, The Energy Cysts: Parts I and II. Caduceus, Issue No. 7, 1989.

Upledger, J. E.: Craniosacral Function in Brain Dysfunction. Osteopathic Annals, 11: 318–324, Juli 1983.

Upledger, J. E.: Craniosacral Therapy Slide Series. K 4662-KCOM-Library Media Center, Unity Center for Health, Education & Research, West Palm Beach, Florida.

Upledger, J. E.: Craniosacral Therapy, Somatoemotional Release, Your Inner Physician and You. UI Enterprises, Palm Beach Gardens, Florida, 1991. Ins Deutsche übersetzt: Auf den inneren Arzt hören. Sphinx Verlag, Basel, 1994.

Upledger, J. E.: Differences separate CranioSacral Therapy from Cranial Osteopathy. Massage and Bodywork, 20–22, Fall 1995.

Upledger, J. E.: Reproducibility of Craniosacral Examination Findings: A Statistical Analysis. JAOA, 76: 890–899, Aug. 1977.

Upledger, J. E.: Research and Observations Support The Existence of a Craniosacral System. UI Enterprises, 1995.

Upledger, J. E.: Somatoemotional Release and Beyond. UI Publishing, Palm Beach Gardens, Florida, 1990.

Upledger, J. E.: The Facilitated Segment. Massage Therapy Journal, Summer 1989.

Upledger, J. E.: The Relationship of craniosacral Examination Findings in Grade school children Developmental Problems. JAOA, 77: 760–776, Juni 1978. Ins Deutsche übersetzt: Lehrbuch der Kraniosakral-Therapie, 381–399, Haug Verlag, Heidelberg, 1991.

Upledger, J. E.: The Therapeutic Value of the CranioSacral System. Massage Therapy Journal, Winter 1988.

Upledger, J. E.: Thermographic View of Autism. Osteopathic Annals, 11: 356–359, 1983.

Upledger, J. E.: Scoliosis – a new contributing factor to consider. Postgraduate Medicine Vol. 68, No. 5, Nov. 1980.

Wales, A. L.: The Work of William Garner Sutherland, D. O. JAOA, 71: 788–793, Mai 1972.

Wales, A. L.: Osteopathic Techniques of W. G. Sutherland. (Set of 7 videotapes, color.) KCOM-Library Media Center. No. VC 3077–3083, 1978.

Walker, H. B.: Anesthesia and cranial technique. J. Osteopathic Cranial Assn., 44–45, 1949.

Wallace, Avant, McKinney and Thurstone at Winston Salem, North Carolina. Journal of Neurology, 1975.

Walther, D. S.: Applied kinesiology, Synopsis. Pueblo, CO, Systems DC, 1988.

Walther, D. S.: Applied kinesiology, Volumen II – Head, Neck- and Jaw Pain and Dysfunction – The Stomatognathic System. Pueblo, CO, Systems DC, 1983.

Ward, R. C., Sprafka, S.: Glossary of osteopathic terminology. JAOA, 80: 552–567, 1981.

Weaver, C., Symposium on the Plastic Basicranium other than Obstetrical. JAO, 37: 298–303, März 1938.

Weaver, C.: Cranial Vertebrae, Part I. JAOA, 35: 328, März 1936.

Weaver, C.: Cranial Vertebrae, Part II. JAOA, 35: 374–379, April 1936.

Weaver, C.: Cranial Vertebrae, Part III. JAOA, 35: 421–424, Mai 1936.

Weaver, C.: Etiological Importance of Cranial Intervertebral Articulations. JAOA, 35: 515–525, Juli 1936.

Weed, L. H.: Positional Adjustments of the Pressure of Cerebrospinal Fluid. Physiological Review, 13: 80–88, 1933.

Weed, L. S.: The Cerebrospinal Fluid. Physiological Review, 2: 171–180, 1922.

Weinbert, L. A.: Etiology, Diagnosis and Treatment of TMJ Dysfunction-Pain Syndrome. J. Prosthet. Dent., Part I Etiology 42 (6), 1979. Part II Differential 43 (1), 1980. Part III Treatment diagnosis 43 (2), 1980.

Weiselfish, S., Kain, J.: Introduction to Developmental Manual Therapy – An Integrated System Approach for Structural and Functional Rehabilitation. Physical Therapy Forum, Vol. IX, No. 6, 12.2.1990.

Weiselfish, S., Kain, J.: TOS – An Introduction to the Evaluation and Treatment of Complex Neuromuscular Dysfunction with Manual and Cranio Sacral Therapy. Physical Therapy Forum, Vol. X, No. 21, 28.6.1991.

Weiselfish, S., Shannon, A.: Pictorial Case History Presenting Cranio Sacral Therapy for Cerebral Palsy. Physical Therapie Forum.

Weiselfish, S.: An Overview of Erb's Palsy with Case History Documenting Treatment with Manual and Craniosacral Therapy. Physical Therapy Forum, Vol. IX, No. 12, 26.3.1990.

Weiselfish, S.: A Relationship between Headaches and Low Back Pain and Dysfunction. Physical Therapy Forum, Vol. XIII, 25.3.1994.

Weiss, P. A., Taylor, A. C.: Nerve has fluid drive. Medical World News, 58, Sept. 1962.

Welch, K. and Friedman, V.: The Cerebrospinal Fluid Values Brain, 83: 454–458, 1960.

White, E. C.: Symposium on the Plastic Basicranium III. Lesionability of the Plastic Basicranium. JAOA, 37: 183–189, Jan. 1938.

White, J. E., White, J. S., Baldt, G.: Relation of the Craniofacial Bones to Specific Somatic Dysfunctions: A Clinical Study of the Effects of Manipulation. JAOA, 84/85: 603ff., Sept. 1985.

Willert, H.-G., Hrsg.: Psychosomatik der Orthopädie. Huber Verlag, Bern, 1990.

Williams, B.: Simultaneous cerebral and spinal fluid pressure recordings. 2. Cerebraspinal dissociation with lesions at the foramen magnum. Acta Neurochirurgica, 58 (3/4): 167–185, 1981.

Williams, B.: Simultaneous cerebral and spinal fluid pressure recordings. 1. Technique, physiology and normal results. Acta Neurochirurgica, 59 (1/2): 123–142, 1981.

Wilson, P. T.: Cerebral palsy – a study of ninety-two cases. Year Book. Academy of Applied Osteopathy, 157–161, 1953.

Wilson, P. T., Muir, W. P.: Tic douloureux. AAO Yearbook, 47–55, 1946.

Winchell, C. S.: The Hyperkinetic Child. Greenwood Publishers, Westport CT, 1975.

Winkler, P.: Cerebrospinal fluid dynamics in infants evaluated with color Doppler US and spectral analysis: respiratory versus arterial synchronization. Radiology, 192 (2): 423–430, 1994.

Woods, D.: Treatment of Facial Sinus Dysfunction, an Osteopathic Approach. AAO Yearbook, 1973.

Woods, J. M. and R. H.: A Physical Finding Related to Psychiatric Disorders. JAOA, 60: 988–993, Aug. 1961.

Woods, R. H.: Structural Normalization in Infants and Children with Particular Reference to Disturbances of the Central Nervous System. JAOA, 72: 903–908, 1973.

Woolley, D. W., Shaw, E. N.: Evidence for the participation of serotonin in mental processes. Annals of the New York Academy of Sciences, 66: 649–665, Part 3, 14.3.1957.

Wyckoff, R. W. G.: The fine structure of connective tissues. Josiah Macy, Jr. Foundation, 3: 38–91, 1952.

Younoszi, R., Frymann, V. M., Nordell, B. E.: Effects of Temporal Manipulation of Respiration. JAOA, 80: 751ff., Juli 1981.

Sachverzeichnis

Übersicht über die osteopathischen Behandlungstechniken

Technik	Patient	Einstellung	Art der Korrektur
Strukturelle Techniken			
Mobilisation[2,3]	passiv	direkt	direkt
Manipulation	passiv	direkt	direkt
Pressing, Deep friction[4], Querfriktion	passiv	direkt	direkt
Längs-, Querdehnung[5]	passiv	direkt	direkt

[1] In der Visceralen Osteopathie werden im Gegensatz zur Beschreibung der Einstellung als direkte Techniken die Techniken bezeichnet, die direkt am zu behandelnden Organ angreifen, als indirekte Techniken solche, die über einen »Hebel« (z.B. Extremitäten), über Gewebezüge oder eine Einstellung des Patienten nicht unmittelbar am Organ angreifen. Kombinierte Techniken beinhalten beide Aspekte.

[2] Auch Disengagement als Mobilisation der Suturen.

[3] Eine Sonderform der Mobilisation ist die Molding Technique. Nach einer Flexibilitätsprüfung wird direkt oder indirekt der entsprechende Knochen verformt.

[4] Siehe auch Rolfing.

[5] Die Viscerale Osteopathie benutzt neben den weiter unten genannten Lösungstechniken (außer den Muskeltechniken) Separationstechniken von Gleitflächen, die den Dehnungstechniken, gelegentlich auch dem Pressing oder der Deep friction (evtl. in Kombination mit einer der anderen Techniken) zugeordnet werden können.

Technik	Patient	Einstellung	Art der Korrektur
Aktive Muskeltechniken			
isometrische (Mitchell)			
reziproke Inhibition[6]	aktiv	direkt	direkt
myotensive MET[7]	aktiv	direkt	indirekt
isotonische			
konzentrisch	aktiv	direkte Richtung	direkt
exzentrisch	aktiv	indirekte Richtung	indirekt
isolytische Kontraktion	aktiv	direkte Richtung	indirekt
Stereotypschulung[8]	aktiv	direkte Richtung	direkte Richtung

[6] Auch zu finden unter: NMT 3 (Neuromuskuläre Technik 3) bei Betonung des Aspektes Ausnutzung der reziproken Hemmung der Antagonisten oder auch zu finden unter: NMT 1 (Neuromuskuläre Technik 1) bei Betonung des Aspektes Mobilisation unter Ausnutzung der direkten Muskelkraft.

[7] Auch zu finden unter: NMT 2 (Neuromuskuläre Technik 2) oder postisometrische Relaxation der Antagonisten. Bei der postisometrischen Relaxation (PIR) wird meist nur ein Freiheitsgrad statt der möglichen drei behandelt. Da bei der PIR anschließend nicht nur an die neue Barriere herangestellt, sondern regelmäßig noch gedehnt wird, besteht die Gefahr, dass über die Barriere hinausgegangen wird und die Bewegung bereits mindestens ein Segment weiter ausgeführt wird. Um dieser Gefahr zu begegnen, werden Verriegelungstechniken angewendet.

[8] z.B. Janda, Laabs, Ward; auch Bobath, Brügger, Brunkow, Feldenkrais, Klapp, Klein-Vogelbach, PNF, Vojta.

Technik	Patient	Einstellung	Art der Korrektur
Myofasziale Techniken			
Verkürzung/Abschwächung	aktiv/passiv	verschiedene	Herstellung der Balance
Tight-, Looseness, fasziale Züge[4,9,10]	passiv	verschiedene	Herstellung der Balance
Triggerpunkte (Simon und Travell)	passiv	verschiedene	verschiedene
Schmerzpunkte nach Jones	aktiv/passiv	verschiedene	verschiedene
Chapman-Reflexe	passiv	keine	Reflex über Reiz
(Akupunktur, Akupressur)	(aktiv/passiv)	(keine/direkt)	(verschiedene)
Umgebungsvariable (Immunsystem, nutritiv, Psyche, endokrin, Umwelt etc.)	aktiv/passiv	keine	Herstellung der Balance
Release (siehe funktionelle Techniken und CSO, bisher nicht genannte Aspekte)			

[9] Hierzu gehören die Techniken Koordinatenkreuz, Local Listening, Vektorenbestimmung, Stacking und der unipolare Release. Der Übergang zu den funktionellen Techniken ist ...

[10] Die faszialen Lösungstechniken haben Parallelen zur Technik Support and Hold (Unterstützen/Abnehmen und Halten) der Hakomi-Methode, einer körperorientierten Psychotherapieform.